U0391253

教材编委会

顾　　问：王力伟　张建华　欧天就

主　　任：蒋海鹰　李　春

副 主 任：邱建庭　卢育红　王　航　宋　阳

主　　编：卢咏梅

副 主 编：何婉婉　李　瑜　吴小婉　谭益冰

编　　委：丁富平　江雪华　孙晓宁　向家艮　李　春
　　　　　　阮小丽　刘淑睿　刘淑君　宋　阳　吴　燕
　　　　　　吴延凌　杨　明　胡亚南　施珍妮　蚁　淳
　　　　　　高　婧　黄锦泉　黄李双　董钊扬　梅　林
　　　　　　黄子立

编写秘书：蚁　淳

本书由广州中医药大学和广东省老干部大学组织编写

中老年
家庭健康管理

主编 卢咏梅

广东高等教育出版社
Guangdong Higher Education Press
·广州·

图书在版编目（CIP）数据

中老年家庭健康管理/卢咏梅主编. —广州：广东高等教育
出版社，2023.2（2023.4 重印）

ISBN 978 - 7 - 5361 - 7344 - 6

Ⅰ. ①中… Ⅱ. ①卢… Ⅲ. ①中年人 - 保健 - 研究
②老年人 - 保健 - 研究 Ⅳ. ①R161

中国版本图书馆 CIP 数据核字（2022）第 210385 号

ZHONGLAONIAN JIATING JIANKANG GUANLI

出版发行	广东高等教育出版社	
	地址：广州市天河区林和西横路	
	邮政编码：510500　电话：（020）87551597	
	http://www.gdgjs.com.cn	
印　　刷	东莞市雅达彩印有限公司	
开　　本	787 毫米 × 1 092 毫米　1/16	
印　　张	18.75	
字　　数	296 千	
版　　次	2023 年 2 月第 1 版	
印　　次	2023 年 4 月第 2 次印刷	
定　　价	49.00 元	

序

随着人民生活水平的不断提高和医疗卫生事业的发展，我国人口迅速增长，老龄化极速加剧。2020 年，我国总人口为 14.1 亿人，其中 60 岁以上老年人口约 2.6 亿人，占比达 18.4%。预计"十四五"期间，我国老年人口将突破 3 亿人，迈入中度老龄化社会。人口老龄化问题的日益突出，使关爱老年人成为全社会的重大课题。党的二十大报告明确提出：把保障人民健康放在优先发展的战略位置，完善人民健康促进政策。

千百年来，健康长寿、青春永驻都是人们共同的愿望，但随着风雨岁月流逝，春夏秋冬更替，上了年纪的中老年人，身体的各项功能开始减退，对外界环境改变的适应能力和对有害因素的抵抗能力都明显降低，容易出现各种不适、罹患各种疾病。身体是革命的本钱，健康身体是拥有健康人生的基础。当前，中老年人自我健康管理意识空前高涨，对健康的诉求尤为突出，因此，健康管理成为中老年人主要关注的话题之一。

养生，又称摄生、道生、养性、卫生、保生、寿世。所谓生，就是生命、生存、生长；所谓养，即保养、调养、补养。养生就是根据生命的发展规律，达到保养生命、振作精神、增进智慧、延长寿命目的的科学理论和方法。养生是中华民族的瑰宝，是中华民族传统文化的一个有机组成部分，养生是我们的先民在长期的生活实践中认真总结生命经验的积累。中国人历来重视养生，重视养生学研究和著述，早在上古唐尧时代，人们就开始用舞蹈来预防关节疾病。

在先秦诸子百家的著作中，如《老子》《庄子》等，记载有许多关于养生的理论和方法。大约成书于战国时期的医典《黄帝内经》，构建了系统、完整的养生学术思想和理论体系，后世医学家和养生家在此基础上对养生学有更多的继承和发展。中医将养生的具体实践融合到生活的诸多细节当中，注重在日常的生活起居、饮食运动、待人接物中修心养德，提高体质，从而维护身心健康。《中老年家庭健康管理》运用中医养生学理论和现代医学研究成果，系统介绍了中老年人居家养生保健的基本知识和具体方法，是一本有关中老年人保健与家庭照护的科普读物。

　　愿《中老年家庭健康管理》为中老年朋友架起一座通往健康长寿的金色桥梁。愿各位中老年朋友晚年生活如满目青山，绚丽多姿；生命之树如四季松柏，郁郁葱葱。

张建华

2022 年 12 月

目 录

上 篇

下　篇

上篇

第一章
中医基础理论概述

学习目标

❀ 识记：

辨证论治、阴阳、五行、气血津液的概念。

❀ 理解：

1. 中医理论的两大基本特点，症状与证候的区别。

2. 中医整体观念、辨证论治、阴阳学说、五行学说、气血津液学说的主要内容。

3. 由上述理论而来的生活调护原则、八纲辨证调护、五脏调护，以及气血津液调护。

❀ 运用：

所学的相关知识能运用于日常养生调护。

中医学有数千年的历史，是中国人民长期与疾病做斗争的极为丰富的经验总结，是我国优秀文化的一个重要组成部分。

中医学是研究人体生理、病理、疾病诊断和防治，以及养生康复等的一门科学，有其独特的理论体系和丰富的临床经验。它的理论体系受到古代唯物主义和辩证法思想——阴阳五行学说的深刻影响，是以整体观念为主导思想，以脏腑经络的生理和病理为基础，以辨证论治（调护）为诊疗特点的医学理论体系。它来源于实践，反过来又指导实践。其中，整体观和辨证论治（调护）是中医学的两个基本特点。

整体观认为人体是一个有机的整体，并与自然界统一。而辨证，就是将望、闻、问、切所收集的资料、症状和体征，通过分析、综合，辨清疾病的原因、性质、部位，以及邪正之间的关系，概括、判断为某种性质的证。因此，"证"是机体在疾病发展过程中某一阶段的病理概括，它包括了病变的部位、原因、性质，以及邪正关系，比症状更能反映疾病的本质。只有辨证准确，才能有下一步的治疗与调护。

例如感冒，见发热、恶寒（怕冷，虽加衣被而不减）、头身疼痛等症状，但由于致病因素和机体反应性的不同，有些人会出现鼻塞流清涕、咽痒、咳嗽痰白清稀、周身酸痛、怕冷等症状，而有些人则出现鼻塞流黄涕、咽痛、咳嗽痰黄等症状，虽然两者均为感冒这个病，但很明显两者的"证"不一样，中医辨证前者为风寒感冒，后者为风热感冒。因为证不同，治护法则也不相同，前者当以辛温解表，后者当以辛凉解表。如果辨证错误则无法正确论治与调护。上述就是一种病包括不同的证，采用"同病异治"的方法。临床上也有不同的病在其发展过程中出现同一种证的情况，此时就会采用"异病同治"的方法来处理。如久痢脱肛、子宫下垂等属于不同的病，但如果均表现为中气下陷证，就都可以用升提中气的方法进行治疗。

由此可见，中医治病主要不是着眼于"病"的异同，而是着眼于"证"的区别。即所谓的"证同治（护）亦同，证异治（护）亦异"。这种针对疾病发展过程中不同质的矛盾用不同的方法去解决的法则，就是辨证论治与调护的精神实质。

本章主要介绍中医整体观与生活调护，以及中医学中的几大基本理论——阴阳学说、五行（五脏）学说、气血津液学说，以及由此衍生出来的八纲辨证、五脏特点、气血津液辨证及相应的调护。

⊙ 第一节　中医整体观与生活调护

一、中医整体观

整体就是统一性和完整性。中医学认为人体是一个有机整体，同时也认识到人体与自然环境有密切关系。这种内外环境的统一性，机体自身整体性的思想，称为整体观念。整体观念是古代唯物论和辩证法思想在中医学中的体现，它贯穿到中医生理、病理、诊法、辨证、治疗等各个方面。

（一）人体是有机的整体

中医认为，人体是以五脏为中心，通过经络系统，把六腑、五体、五官、九窍、四肢百骸等全身组织器官联系成有机的整体，并通过精、气、血、津液的作用，来完成机体统一的功能活动。所谓"有诸形于内，又形于外"，见诸于外，反观其内，中医就是通过五官、九窍、形体、色脉、舌象等外在变化，了解和判断内脏病变，从而做出正确的诊断和治疗。

例如，一女性患者，反复胸闷、咽部不适 2 个月来医院就诊。自觉咽喉似有物，咯之不出，吞之不下，常觉胸闷，喜叹息，心情不佳时尤甚，平素心情郁闷、忧思较多，经前乳房胀痛，月经血块多，体检发现甲状腺结节、子宫肌瘤、乳腺增生，舌淡红黯苔白腻，脉弦滑。虽然这个患者的症状很多，但根据中医的理论，当辨证为"肝郁气滞，痰瘀内结"，治疗上通过疏肝行气、化痰活血来对患者进行整体治疗和护理。

由于人体是一个有机的整体，故通过作用于体表或经络，同样可以起到调节脏腑的作用。这也是中医外治法与各种中医技术如拔罐、刮痧、耳穴压豆、针灸、推拿、按摩等可起到疏通经络、调理脏腑气血作用的原因。

可见，中医学在阐述人体的生理功能、病理变化，以及对疾病的诊断、治疗时，都贯穿着"人体是有机的整体"这个基本观点。

（二）人与自然界的统一

中医认为"天人相应"和"天人合一"，即人类生活在自然界中，自然界的变化可以直接或间接地影响人体，人体则相应地产生反应。

1. 季节气候对人体的影响

在四时气候变化中，自然界呈现春生、夏长、秋收、冬藏的现象，生物在这种气候变化的影响下，就会有春生、夏长、秋收、冬藏等相应的适应性变化。就儿童生长发育而言，春夏是长高最快的季节，到了秋冬，长高的速度就相对减慢，反而以长胖为主。此外，春夏阳气发泄，表现为皮肤松弛，疏泄多汗，此时血易泻，气易行；秋冬阳气收藏，表现为皮肤致密，少汗多尿，此时血凝泣而卫气沉，这也是临床上心梗、脑血栓等好发于冬季的重要原因。

2. 昼夜晨昏对人体的影响

一日四时，其阴阳变化有如一年四季的更迭，早晨、中午、黄昏、夜半，人体的阳气存在着生、长、收、藏的规律。故患病时，大多是白天病情较轻，夜晚较重，这是因为白天阳气盛，正气抵抗邪气的力量较强，故病情好转；入夜阳气下降，正不胜邪，则病情加重。

3. 地区方域对人体的影响

因地区气候的差异，地理环境和生活习惯的不同，在一定程度上，也影响着人体的生理活动。如江南多湿热，人体腠理多疏松；北方多燥寒，人体腠理多致密。生活在这样的环境中，一旦易地而处，环境突然改变，初期多感不太适应，但经过一定时间，也就逐渐地能够适应。

二、生活调护

中医学认为，人与天地相应，人们的生活起居只有适应自然界的客观变化规律才能避邪防病，保健延年。而人类不仅能主动地适应自然，更能主动地改造自然，从而提高健康水平，减少疾病。生活调护是人们在生活方面进行科学的安排与合理的照料，其目的是保养和恢复人体的正气，促进体内阴阳平衡，以预防疾病和促进康复。其要点有以下几方面。

(一) 顺应四时，平衡阴阳

四时阴阳的变化规律，直接影响万物的荣枯生死，人们如果能顺从天气的变化，就能保全"生气"，延年益寿，否则就会生病或夭折。

春夏两季，天气由寒转暖，由暖转暑，是人体阳气生长之时，故应以调养阳气为主；秋冬两季，气候逐渐变凉，是人体阳气收敛，阴精潜藏于内之时，故应以保养阴精为主。故有"春夏养阳，秋冬养阴"的养生之说。春夏养阳，即养生养长；秋冬养阴，即养收养藏。如春夏不能养阳，贪凉饮冷必损伤人体阳气，到秋冬多患腹泻；如秋冬不能养阴，纵欲过度容易伤及阴液，易致春夏多患火热之证。因此，顺应四时阴阳变化是养生调护的关键。

1. 春季调护

春季气候转暖，日照时间逐渐延长，万物复苏，自然界各种生物萌生发育，阳气向上、向外升发，因此，人们应顺应自然界春生之势，注意保护阳气，调护着眼于一个"生"字，避免束缚和慵懒。

春季人体的阳气开始趋向于表，皮肤腠理逐渐舒展，肌表气血供应增多而肢体反觉困倦，故有"春困"之说。然而，睡懒觉不利于阳气生发，故在起居方面宜晚睡早起，披散头发不戴帽子，穿稍宽松的衣服，舒展形体，在庭院或场地信步慢行，克服情志上倦懒思眠的状态，以助阳气升发。此外，春季阳气初生而未盛，乍暖乍寒，不宜过早地脱去棉衣，以防寒气乘虚而入，做到"春捂"，以保证阳气生发的体内环境，使阳气不致受到伤害。

春在五行中属木，与肝脏相应。肝主疏泄，恶抑郁而喜调达，发怒可伤肝气。故春季调护，既要力戒暴怒，更忌情怀忧郁，要做到心胸开阔，乐观愉快，尽量以鼓励、劝慰、疏导为宜，减少惩罚、批评和压制。

在饮食方面，一般来说，为适应春季阳气升发的特点，扶助阳气，应适当食用辛温升散的食品，如姜、枣、豉、花生、葱、韭菜、香菜等，而生冷、黏腻、酸收之物则应少食，以免抑制阳气升发。

此外，由于初春由寒转暖，温热毒邪开始活动，致病的微生物如细菌、病毒等随之生长繁殖，传染病多有发生、流行。预防上注意讲卫生，除害虫，消灭传染源；多开窗户，使室内空气流通；加强保健锻炼，提高机体防御能力。

2. 夏季调护

夏日炎炎，雨水充沛，是一年中阳气最盛的季节。所以，夏季调护要顺应其阳盛于外的特点，注意养护阳气，着眼于一个"长"字。

夏季作息，宜晚睡早起，以顺应自然界阳盛阴衰的变化。同时应注意外出活动，以吸收阳气。在安排户外劳动或体育锻炼时，要避开烈日炽热之时，并注意加强防护。适当增加出汗，使阳气疏泄于外，汗出使腠理宣通，但不宜过分剧烈运动，以免汗出太过，伤阴伤阳。出汗过多时，可适当饮用盐开水或绿豆盐汤，切不可饮用大量凉开水，不要立即用冷水冲头、沐浴，否则，易引起寒湿痹证、"黄汗"等多种疾病。午饭后，需安排午睡，一则避炎热之势，二则可消除疲劳。

夏日炎热，腠理开泄，易受外邪侵袭，故睡眠时不宜扇类送风，更不宜夜晚露宿。有空调的房间，也不宜室内外温差过大，室温过低容易伤及阳气。酷热盛夏，每天洗一次温水澡，是一项值得提倡的健身措施。没有条件洗温水澡时，可用温水毛巾擦身，也能起到以上作用。另外，夏日炎热汗多，衣服以透气吸汗的天然材质为宜，并注意勤洗勤换，久穿湿衣或穿刚晒过的衣服都易使人得病。

夏在五行中属火，与心相应，心在志为喜，故要重视心神的调养。夏季要神清气和，快乐欢畅，胸怀宽阔，精神饱满，培养乐观外向的性格，以利于气机的通泄。与此相反，凡懈怠厌倦、恼怒忧郁，则有碍气机，皆非所宜。

在饮食方面，夏季虽大热，但冷食不宜多吃，少则犹可，贪多定会寒伤脾胃，令人吐泻。故应少吃生冷寒凉之品，以免伤及阳气。而西瓜、绿豆汤、乌梅小豆汤，为解渴消暑之佳品，但不宜冰镇。夏季，人的消化功能较弱，饮食宜清淡不宜肥甘厚味。此外，因天气炎热，致病微生物极易繁殖，食物极易腐败、变质，应讲究饮食卫生，谨防"病从口入"。

3. 秋季调护

秋季是热与凉交替的季节，自然界阳气渐收，阴气渐长，是万物成熟收获的季节，人体的代谢也开始向阳消阴长过渡。因此，秋季调护皆以"养收"为原则。

秋季，应早睡早起。初秋，暑热未尽，不宜着衣太多，以免妨碍阳气的收敛。所以，秋天宜偏"冻"，避免穿衣过多和剧烈运动，以免身热汗出，而致阴津伤耗、阳气外泄，人们应有意识地进行防寒锻炼，逐渐增强体质，以顺应秋天阴精内蓄、阳气内守的需要。深秋时节，风大转凉，应及时增加衣服，体弱的老人和儿童尤应注意。

秋高气爽，是开展各种运动锻炼的好时期，但不可过量，以微微汗出为宜。可根据个人具体情况选择不同的锻炼项目。

秋在五行中属金，内应于肺。肺在志为忧，悲忧易伤肺。因此，秋季养生首先要培养乐观情绪，保持神志安宁，以避肃杀之气；收敛神气，以适应秋天容平之气，我国古代民间有重阳节（农历九月九日）登高赏景的习俗，也是养收之一法，登高远眺可使人心旷神怡，一切忧郁、惆怅等不良情绪顿然消散，是调解精神的良剂。

在饮食方面，秋天宜收不宜散，酸味收敛补肺，辛味发散泻肺，所以，要尽可能少食葱、姜等辛味之品，适当多食一点酸味果蔬。秋燥易伤津液，故饮食应以滋阴润肺为佳，但不宜过于寒凉之品。可适当食用如芝麻、糯米、粳米、蜂蜜、枇杷、菠萝、秋梨、乳品等柔润食物，亦可进食莲子雪耳羹等益胃生津之品，有益于健康。

4. 冬季调护

冬季是一年中气候最为寒冷的季节，草木凋零，阴气盛极，阳气潜藏，蛰虫伏藏，人体的阴阳消长代谢也处于相对缓慢的水平，成形胜于化气。因此，冬季养生之道，应着眼于一"藏"字。

冬季起居作息，不应扰动阳气，宜早睡晚起，日出而作，保证充足的睡眠时间，以利阳气潜藏，阴精积蓄。防寒保暖，要做到恰如其分。衣着过少过薄，室温过低，既耗阳气，又易感冒。反之，衣着过多过厚，室温过高，则腠理开泄，阳气不得潜藏，寒邪亦易于入侵。此外，冬季节制房事，养藏保精，对于预防春季温病具有重要意义。

"冬天动一动，少闹一场病；冬天懒一懒，多喝药一碗。"这句民谚，是以说明冬季锻炼的重要性。冬日虽寒，仍要持之以恒进行自身锻炼，以室内锻炼，微微出汗为宜，避免在大风、大寒、大雪、雾露中锻炼。

情志方面，要求精神安静，控制情志活动，养精蓄锐，有利于来春的阳气萌生。在饮食方面，应当遵循"秋冬养阴""无扰乎阳"的原则，既不宜生冷，也不宜燥热，最宜食用滋阴潜阳，热量较高的膳食，如谷类、羊肉、鳖、龟、木耳、花胶、鱼肚等食品，宜温热饮食，以保护阳气。由于冬季重于养"藏"，故在此时进补是最好的时机。为避免维生素缺乏，应摄取新鲜蔬菜。冬季阳气衰微，腠理闭塞，很少出汗，故应减少食盐摄入量，减轻肾脏的负担，增加苦味可以坚肾养心。

此外，冬寒也常诱发或加重一些慢性病，故防寒护阳，至关重要。同时，也要注意颜面、四肢的保暖，防止冻伤。

（二）调摄环境，慎避外邪

外邪致病多与季节气候、居室环境密切相关，人们应主动掌握四时气候变化的规律，做到春防风，夏防暑，长夏防湿，秋防燥，冬防寒，创造良好的生活环境。居室宜固密，空气流通，但忌强风直吹或对流袭击。对身体虚弱或已感受寒邪的患者，要在通风时注意保暖；若服用发汗解表药后，不宜汗出当风。此外，居室应保持安静整洁，温湿度要适宜，光线适中。

（三）起居有常，劳逸适度

生活规律是强身健体，延年益寿的重要原则。每日的作息和活动应有规律，注意劳逸结合并持之以恒。"生命在于运动"，适度的活动有利于通畅气血，活动筋骨，增强体质，健脑强神；必要的休息，可以消除疲劳，恢复体力和脑力，是调节身心必不可少的方法。如果人们生活作息很不规律，夜卧晨起不定时，贪图一时舒适，放纵淫欲，必然加速衰老。每日睡眠不宜过长，否则会导致患者精神倦怠，气血郁滞；亦不要睡眠不足，以免耗伤正气。

对于虚证之人，如气虚、阳虚、血虚等，运动量宜偏小，以不疲劳为度；对于实证之人，如痰湿、湿热内蕴者，运动量宜稍大，以促进气血运行，并通过出汗以祛湿。户外活动可根据个人情况选择太极拳、八段锦、散步等，以达到舒筋活络、调和气血、提神爽志、增强抗病能力的作用。

综上所述，中医理论以整体观为主导思想，认为人体是一个有机的整体，并与自然界统一。在生活调护方面，应做到天人合一，顺应四时，平衡阴阳，还要积极主动地应对大自然，调摄环境，慎避外邪，同时起居有常，劳逸适度。

◉ 第二节　阴阳学说与八纲辨证

一、阴阳学说

阴阳，是中国古代哲学的一对范畴。阴阳的最初含义很朴素，是指日光的向背，向日为阳，背日为阴，后来引申为气候的寒暖，方位的上下、左右、内外，运动状态的躁动和宁静等。

一般地说，凡是剧烈运动着的、外向的、上升的、温热的、明亮的，都属于阳；相对静止着的、内守的、下降的、寒冷的、晦暗的，都属于阴。对于人体具有推动、温煦、兴奋等作用的物质和功能，统属于阳；对于人体具有凝聚、滋润、抑制等作用的物质和功能，统属于阴。

（一）阴阳学说的基本内容

1. 阴阳的对立制约、消长平衡

阴阳学说认为，宇宙间一切事物的发生、发展和变化，都是阴和阳的对立统一矛盾运动的结果。宇宙间的任何事物，都包含着阴和阳相互对立的两个方面，如上与下，左与右，天与地，动与静，出与入，升与降，乃至昼与夜，明与暗，寒与热，水与火等。

阴和阳之间的"消长平衡"，即是指阴和阳之间的平衡，不是静止的和绝对的，而是动态的、相对的平衡。事物就是在绝对的运动和相对的静止、绝对的消长和相对的平衡之中生化不息，而得到发生和发展的。如春、夏、秋、冬四季有温、热、凉、寒的气候变化，春夏之所以温热，是因为春夏阳气上升抑制了秋冬的寒凉之气；秋冬之所以寒冷，是因为秋冬阴气上升抑制了春夏的温热之气的缘故。这种自然界阴阳相互制约、相互消长的结果，推动着事物发展变化，生生不息。

阴与阳相互制约和相互消长的结果，取得了统一，即动态平衡，称之为"阴平阳秘"。破坏了阴阳的相对平衡，形成阴或阳的偏盛或偏衰，导致阴阳的消长失调，对人体来说，也即是病理状态。没有制约和统一，阴阳的对立运动

也就终止了，当"阴阳离决"，事物便因之而消失。

2. 阴阳的互根互用

阴和阳任何一方都不能脱离另一方而单独存在。如上为阳，下为阴；没有上，就无所谓下；没有下，也就无所谓上。热为阳，寒为阴；没有热，就无所谓寒；没有寒，也就无所谓热。就人体的气血关系而言，气属阳，血属阴；气为血之统帅，血为气之载体。阴阳之间的这种互相依存关系，称为阴阳的互根互用。

3. 阴阳的相互转化

阴阳转化是指阴阳对立的双方，在一定的条件下，可以各自向其相反的方向转化，即阴可以转化为阳，阳也可以转化为阴。阴阳相互转化，一般都表现在事物变化的"物极"阶段，即"物极必反"。"极"就是促进转化的条件，在这里，条件是主要的，没有一定的条件，便不能转化。阴阳的转化，虽然也可发生突变，但大多数是有一个由量变到质变的发展过程。

从四季气候变迁来看，由春温发展到夏热之极点，就是向寒凉转化的起点；秋凉发展到冬寒之极点，就是逐渐向温热转化的起点。就生理而言，抑制和兴奋的互相转化，也是如此。

4. 阴阳的无限可分性

宇宙间的任何事物都可以概括为阴和阳两类，任何一种事物内部又可分为阴和阳两个方面，而每一事物中的阴或阳的任何一方，还可以再分阴阳。这种事物既相互对立而又相互联系的现象，在自然界是无穷无尽的，即阴阳的无限可分性。

值得重申的是，阴和阳之间的相互关系，不是孤立、静止不变的，它们之间是互相联系、互相影响、相反相成的。

（二）阴阳学说在中医学中的应用

阴阳学说贯穿在中医学理论体系的各个方面，用来说明人体的组织结构、生理功能、疾病的发生发展规律，并指导着临床诊断和治疗。

1. 说明人体的组织结构

中医认为人体是一个有机整体。就人体脏腑组织而言，上部为阳，下部为阴；体表属阳，体内属阴。就背腹四肢内外侧而言，背属阳，腹属阴；四肢外侧为阳，四肢内侧为阴。以脏腑而言，五脏属里为阴；六腑属表为阳。五脏之中，又各有阴阳所属，即心、肺居于上部属阳，肝、脾、肾位于下部属阴。如具体到每一脏腑，则又有阴阳之分。即心有心阴、心阳；肾有肾阴、肾阳等。总之，人体组织结构的上下、内外、表里、前后各部分之间，以及内脏之间，无不包含着阴阳的对立统一。

2. 说明人体的生理功能

中医学认为，阴平阳秘就是健康，具体表现为"形神合一""形与神俱""精气神旺"。如果这种动态平衡遭到破坏，即"阴阳失调"，则是疾病的形成。如果阴阳不能相互为用而分离，即"阴阳离决"，人的生命也就终止了。

3. 说明人体的病理变化

疾病的发生发展关系到正气和邪气两个方面。正气，实质上即是指整个机体对疾病的抵抗力等；邪气，泛指各种致病因素。正气和邪气，均可以阴阳来区分其属性，正气分阴阳，包括阴液和阳气两部分；邪气亦有阴邪和阳邪之分，如六淫致病因素中的寒、湿为阴邪，风、暑、火、燥为阳邪。

（1）阴阳偏盛偏衰疾病的过程，多为邪正斗争的过程，其结果则是引起机体的阴阳偏盛偏衰，所以无论疾病的病理变化如何复杂，都不外乎阴阳的偏盛偏衰。

如果简单地用火比喻成阳，水比喻成阴，大家可以想象人体就像火烧水的过程。如果火少了，就会觉得凉，火太多，则会觉得热，按照火属阳，就可引申出"阳虚则寒，阳盛则热"的道理。反之，如果水少了，会觉得热，水太多，则会觉得凉，按照水属阴，亦可引申出"阴虚则热，阴盛则寒"。

所以，尽管疾病的病理变化复杂多端，但均可用阴阳失调（偏盛偏衰）来概括说明。"阳盛则热，阴盛则寒；阳虚则寒，阴虚则热"，是中医学的病机总纲。

（2）阳损及阴，阴损及阳，根据阴阳互根的原理，机体的阴或阳任何一方虚损到一定程度，必然导致另一方的不足。阳虚至一定程度时，因阳虚不能化生阴液，而同时出现阴虚的现象，称"阳损及阴"。同样，阴虚至一定程度时，因阴虚不能化生阳气，而同时出现阳虚的现象，称"阴损及阳"。"阳损及阴"或"阴损及阳"，最终导致"阴阳两虚"。

（3）阴阳的转化所谓"重寒则热，重热则寒"，"重阴必阳，重阳必阴"。在疾病的发展过程中，由阳转阴，由阴转阳的变化，是常常可以见到的。如某些急性温热病，由于热毒极重，大量耗伤机体元气，在持续高热的情况下，可突然出现体温下降、面色苍白、四肢厥冷、脉微欲绝等阳气暴脱的危象，这种病证变化，即属于由阳证转化为阴证。从辩证唯物论的观点看，阴阳的互相转化是有条件的，上述病例中，热毒极重，阳气随津液外泄而亡脱，是促成阴阳互相转化的条件。

4. 用于疾病的诊断

由于疾病的发生发展变化的内在原因在于阴阳失调，所以，任何疾病，尽管它的临床表现错综复杂，千变万化，但都可用阴或阳来加以概括说明。

如从色泽的明暗来辨，色泽鲜明为病属于阳，色泽晦暗为病属于阴。从呼吸气息的动态及声音来辨，语声高亢洪亮，多言而躁动者，多属实、热，为阳；语声低微无力，少言而沉静者，多属虚、寒，为阴。呼吸微弱，多属于阴证；呼吸有力，声高气粗，多属于阳证。

5. 用于疾病的治疗

由于疾病发生发展的根本原因是阴阳失调，因此，调整阴阳，补其不足，泻其有余，恢复阴阳的相对平衡，就是治疗的基本原则。阴阳学说一般通过确定治疗原则与归纳药物和食物的性能来指导疾病的治疗。

（1）确定调治原则。阴阳偏盛的调治原则："损其有余""实者泻之"。偏盛就是过多，阴阳偏盛，即阴或阳的一方偏盛，为有余之证。以上述"水""火"为例，水太多就要泻水，火太多就要泻火。对于人体而言，阳盛则热属实热证，宜用寒凉药或寒凉疗法以制其阳，即"热者寒之"；阴盛则寒属实寒证，宜用辛温药或温热疗法以制其阴，即"寒者热之"。此两法为治疗阴或阳偏盛而其相对的一方并没有构成虚损时，采用的"损其有余"方法。

阴阳偏衰的调治原则是"补其不足""虚则补之"。偏衰就是不足，阴阳偏衰，即阴或阳的一方不足，或为阴虚，或为阳虚。又以"水""火"为例，水不够则加水，火不够则加火。对于人体来说，阴虚不能制阳而致阳亢者，属虚热证，须用滋阴壮水之法。若阳虚不能制阴而造成阴盛者，属虚寒证，须用温阳益火之法。此法为治疗阴或阳偏衰时，采用"补其不足"的方法。

对阴阳偏衰的治疗，张景岳根据阴阳互根的原理，提出了阴中求阳，阳中求阴的治法，他说："善补阳者，必于阴中求阳，则阳得阴助而生化无穷；善补阴者，必于阳中求阴，则阴得阳升而泉源不竭。"

总之，中医调治的基本原则是"泻其有余，补其不足"，以纠正阴阳偏胜偏衰的异常现象，恢复平衡状态。

（2）归纳药物和食物的性能。中医认为，药物和食物的性能主要靠它的气（性）、味和升降浮沉来决定，而药物的气、味和升降浮沉，又皆可用阴阳来归纳说明。

药性：主要是寒、热、温、凉四种药性，又称"四气"。其中寒凉属阴（凉次于寒），温热属阳（温次于热）。能减轻或消除热证的药物和食物，一般属于寒性或凉性，如黄芩、栀子、苦瓜等。反之，能减轻或消除寒证的药物和食物，一般属于温性或热性，如附子、干姜、韭菜、荔枝之类。

五味：就是辛、甘、酸、苦、咸五种味。有些药物和食物具有淡味或涩味，所以实际上不止五种。但是习惯上仍然称为五种。一般来说，辛、甘、淡属阳，酸、苦、咸属阴。

升降浮沉：升是上升，降是下降，浮为浮散，沉为重镇等作用。大抵具有升阳发表、祛风散寒、涌吐、开窍等功效的药物和食物，多上行向外，其性升浮，升浮者为阳；而具有泻下、清热、利尿、重镇安神、潜阳熄风、消导积滞、降逆、收敛等功效的药物和食物，多下行向内，其性皆沉降，沉降者为阴。

中医治疗疾病和调护身体，就是根据人体的阴阳偏盛偏衰情况，确定治疗调护原则，再结合药物、食物性能的阴阳属性，选择相应的药物和食物，以纠正阴阳失调状态，从而达到治愈疾病、调护身体之目的。

二、八纲辨证与调护

八纲，即阴、阳、表、里、寒、热、虚、实，是辨证论治与调护的理论基础之一。八纲辨证是通过四诊所取得的资料，用八纲加以归纳分析。寒热是分辨疾病的性质；表里是分辨疾病病位与病势的浅深；虚实是分辨邪正的盛衰；而阴阳则是区分疾病类别的总纲，它从总的方面来分辨疾病属阴属阳，为治疗、调护指明总体方向。

（一）辨阴阳

一般来说，凡是剧烈运动着的、外向的、上升的、温热的、明亮的，都属于阳；相对静止着的、内守的、下降的、寒冷的、晦暗的，都属于阴。所以，阴证和阳证可以简单鉴别，如表 1 - 1 所示。

调护原则：阴证当以阳法进行调护，阳证当以阴法进行调护。

辨阴阳就是辨疾病的类别，分辨了类别，才能明确调治的方向，但要知道疾病的性质、病位的深浅、邪正的盛衰，还须进一步辨寒热、表里和虚实。

表 1 - 1　阴证和阳证的鉴别简表

项目	阴证	阳证
望	面色苍白或黯淡，身重蜷卧，疲倦乏力，萎靡不振，舌淡胖，苔滑润	面色潮红或通红，身热喜凉，狂躁不安，口唇爆裂，舌红苔黄，或黑而生芒刺
闻	语音低微，静而少言，呼气怯弱，气短，饮食减少，口淡无味，不烦不渴，或喜热饮，大便味腥，臭味不甚，小便清	语声高亢，烦而多言，呼吸气粗，喘促痰鸣，痰黄，狂言叫骂，口干口渴，喜冷饮，大便硬或秘结，味臭，小便黄少
问	身寒足冷，腹痛喜温喜按，畏寒	身热足暖，腹痛拒按，喜冷怕热
切	脉象沉、微、细、迟、涩、弱而无力	脉浮、大、洪、数、滑、实而有力

（二）辨寒热

辨寒热就是辨疾病的性质。根据中医学的病机总纲"阴盛则寒，阳盛则热；阳虚则寒，阴虚则热"，寒证是指感受寒邪或阴盛阳虚所表现的证候；热证是感受热邪或阳盛阴虚，人体机能活动亢进的表现。

寒证特点：关键在于"冷"和"收引"。具体表现为面白肢冷，怕冷喜温，口不渴，大便稀溏，味不甚，小便清长，分泌物色白清稀，身体踡卧、疼痛或屈伸不利，舌淡苔白或薄白，脉迟（缓慢）或紧等。

热证特点：关键在于"热"和"干"。具体表现为面红身热，怕热喜凉，口干口渴，心烦，肛门灼热，大便干，味臭，小便黄短，分泌物色黄或黄稠，舌红苔黄，脉数等。

调护原则："寒者热之，热者寒之"。

（1）寒证当用温热疗法或温热药食进行调护，如居处向阳，室温偏高，多晒太阳，外出走动，饮食方面给予温性的食材和药材并趁热进食，少吃生冷寒凉的食物和药物，喝温开水等。此外，艾灸、热敷、温针等都是可以使用的调护技术。

（2）热证当用寒凉疗法或寒凉药食进行调护，如居处阴凉，室温偏低，环境安静，饮食方面给予凉性食材和药材并偏凉进食，少吃辛辣、煎炸及温性的食物和药物，喝凉开水等。此外，刮痧、拔罐、刺络放血等调护技术也可使用，但刺络放血须注意无菌操作，避免感染。

（三）辨表里

表里是辨别病位外内浅深的一对纲领。辨表里可知病位的深浅。表与里是相对的概念，狭义的表里，是指身体的皮毛、肤腠、经络为外，脏腑、骨髓为内。病发于体表属表，病发于里属里。

1. 表证

表证是六淫等外邪经皮毛、口鼻侵入肌表，正气卫外抗邪所表现的轻浅证候的概括，是外感疾病的初期，具有起病急、病情轻、病程短、外邪因素明确等特点。

（1）主症：恶寒（或恶风），发热（或无），头身痛，舌苔薄，脉浮。多兼见鼻塞流涕、打喷嚏、咽喉痒痛、咳嗽等症状。如恶寒重，发热轻，鼻塞流清涕，咽痒，咳嗽痰清稀，舌淡红苔薄白，脉浮紧者，多属风寒表证。如恶寒轻，发热重，鼻塞流黄涕，咽痛，咳嗽痰黄，舌红苔黄，脉浮数者，多属风热表证。

（2）调护原则：辛散发汗解表。外邪侵入肌表，当祛邪外出，故需打开汗孔,使邪有出路,因此需要辛散来打开汗孔,使邪气随汗液排出体外。因此,初期感冒时可以通过运动如跑步来发汗,但出汗后要立即擦干汗液,注意保暖,以免汗出当风,再度受邪。亦可泡热水澡,促进发汗。但邪气盛时,单纯发汗不一定能痊愈,这就需要根据辨证进一步调治。风热表证当辛凉解表,如薄荷、银花、菊花、桑叶、葛根、柴胡等为辛凉解表之药,可煎汤或泡茶喝。风寒表证则当辛温解表,如葱白、生姜、紫苏叶、芫荽、白芷、荆芥、防风、藿香等为辛温解表之药,可煎汤、煮粥或泡茶喝。这些药物不仅具有温性,同时还能辛散发汗,因此,不宜久煎,以免辛散之力下降,影响药效。同时,解表药宜温服,服药后静卧,药后可饮适量热汤、热粥,以助汗出。表证当以辛散解表,祛邪外出,切忌服用补药,以免闭门留寇,补了邪气,同时忌服黏腻、生冷、酸敛的食物,以免影响发散的功效。服药后 1~2 小时,重点观察出汗情况,以全身微微出汗为佳,勿过汗伤正。如汗出热退,表解身凉,可不必再进解表药。发热者,应注意忌用冷敷法和酒精擦浴法进行降温,以免寒凉闭汗,邪遏于里不得外达。生活起居方面,居处宜通风,保持空气清新,但忌汗出当风,汗湿衣服应及时更换。对感受传染性疾病者,应注意呼吸道隔离,减少与他人接触。此外,刮痧、推拿等也是可以使用的调护技术。

2. 里证

里证是泛指病变部位在内,由脏腑、气血、骨髓等受病所反映的证候。里证与表证相对而言,可以说凡不是表证(及半表半里证)的特定证候,一般都可属于里证的范围,即所谓"非表即里"。里证的成因,大致有三种情况:一是外邪袭表,表证不解,病邪传里,形成里证;二是外邪直接入里,侵犯脏腑等部位,即所谓"直中"为病;三是情志内伤、饮食劳倦等因素直接损伤脏腑,或脏腑气机失调,气血津液等受病而出现的种种证候。

(1)主症:由于里证的范围极为广泛,涉及寒热虚实及脏腑,为此所表现的证候也不同。

(2)调护原则:可用"和里"概括。根据寒、热、虚、实等具体病证的不同,分别通过温里、清热、补虚、泻实等方法来进行调护。

表证和里证在临床护理上会互相转化,或表里同病,或邪正搏于表里之间的半表半里证。因此，临床上应正确掌握其演变规律，施以调护措施。

知识链接

半表半里证

半表半里证是指外邪由表内传，尚未入于里，或里邪透表，尚未至于表，邪正相搏于表里之间，称为半表半里证。

主症：寒热往来，胸胁胀满，心烦喜呕，默默不欲饮食，口苦咽干，脉弦等。

调护原则：可用"和解"法调治。

（四）辨虚实

虚实是辨别邪正盛衰的两个纲领。虚指正气不足，实指邪气盛实。病证既有虚实之分，而虚实又与表里寒热相联系，故其证候的出现亦较复杂。在疾病发展的过程中，虚实既可互相转化，又可出现虚实错杂的证候。

通过虚实辨证，可以掌握邪正盛衰的情况，为调治提供依据。实证宜攻，虚证宜补，只有辨证准确才能攻补适宜。

1. 虚证

虚证是对人体正气虚弱的各种临床表现的病理概括。虚证的形成，有先天不足和后天失调两个方面，但以后天失调为主。如饮食失调，伤及脾胃；七情劳倦，内伤脏腑气血；房事过度，耗伤肾脏元真之气；久病失治误治，损伤正气等，均可成为虚证。虚证病程较长，包括阴、阳、气、血、精、津，以及脏腑各种不同的虚损。气血津液的虚证将在后面第四节具体讲述，在此，仅介绍虚证中两大类常见的表现。

（1）阳虚主症：特点为阳气功能下降和"畏寒"，具体表现为形寒肢冷，畏寒（怕冷，增添衣被则可缓解），面色㿠白，精神萎靡，神疲乏力，心慌，说话气短，白天易出汗，喜温喜按，大便烂，味不臭，小便清长或失禁，舌淡胖，脉虚或沉迟无力。

（2）阴虚主症：特点在阴液不足的"干"与"虚热"。具体表现为形体消瘦，心烦、手足心烦热，面部和双侧颧骨潮红，口咽干燥，盗汗（睡时汗出，醒后即止），午后或傍晚自觉面红发热（体温多正常或轻微升高），大便干，舌红少苔，脉细数无力。

（3）调护原则：虚则补之。阳虚者宜温补阳气，阴虚者宜滋养阴液，适应四时变化"春夏养阳""秋冬养阴"。虚证一般病程较长，故服药调理时间亦较长。中药适当久煎、浓煎。阳虚者居处应阳光充足，注意避风、保暖，以防复感外邪。适当参加体育锻炼，以增强体质，饮食方面选用温补阳气之食材和药材，如人参、黄芪、党参、杜仲、冬虫草、核桃、桑寄生、蛤蚧、肉苁蓉、巴戟天、续断、补骨脂、骨碎补、益智仁等，还可选用艾灸、热敷等温热疗法调护。阴虚者，居处应偏凉，湿润，注意避免过于干燥，饮食方面选用滋阴之中药和食材，如沙参、麦冬、玉竹、石斛、黄精、百合、枸杞子、桑椹、龟板、鳖甲、黑芝麻、女贞子等。虚证病程长，容易引起抑郁、悲观等负面情绪，应多自我开导、与家人朋友沟通，积极治疗和调护。

2. 实证

实证是对人体感受外邪，或体内病理产物蓄积而产生的各种临床表现的病理概括。实证的成因有两个方面：一是外邪侵入人体，二是由于内脏功能失调，以致痰饮、水湿、瘀血等病理产物停留在体内所致。实证以邪气充盛、停积为主，但正气尚未虚衰，有充分的抗邪能力，故邪正斗争一般较为剧烈，而表现为有余、强烈、停聚的特点。随着外邪性质的差异，致病之病理产物的不同，而有各自不同的证候表现。

（1）主症：由于致病邪气的性质及所在部位的不同，实证的表现亦极不一致，可有实热证、实寒证、寒湿证、湿热证、痰饮证、气滞证、血瘀证等，各有不同的症状。例如，实热证常见的主要临床表现为发热，腹胀痛拒按，胸闷烦躁，大便秘结，或腹泻，大便味臭，小便黄少，或淋沥涩痛，严重者甚至神志不清、胡言乱语，呼吸气粗，痰涎壅盛，舌红苔黄，脉有力。湿证表现为头身困重，胸腹痞闷，口中黏腻，甚至喉中有痰，舌苔厚腻，脉滑等。气滞表现为胸闷腹胀，甚至胀痛，喜叹息，嗳气矢气较多等。血瘀证表现为面色、唇色晦暗，或见皮肤瘀点瘀斑，如身体有疼痛，则痛处固定，夜间更严重，舌黯有瘀点或瘀斑，舌下静脉曲张，女性月经血块多等。

（2）调护原则：实则泻之。实热者清热泻火，实寒者温中散寒，气滞者行气，水湿者祛湿，血瘀者活血，痰饮者化痰逐饮，腑实便秘者泻下通便，等等。实证者居处应安静，烦躁者要慎防坠床。饮食宜清淡、易消化，忌辛辣、肥甘厚腻、补益滋腻之品。实证者服药应及时，多于饭后服药，加强药后观察，中病即止。如攻下通便药，宜清晨空腹凉服。此外，拔罐、刮痧、推拿按摩等都是可以使用的中医护理技术，如实寒腹痛可隔姜灸神阙，实热证之高热、便秘，可参照热证的调护并顺时针摩腹促进排便。

　　八纲辨证，并不意味着把各种证候截然划分为八个区域，它们是互相联系而不可分割的。如表里与寒热虚实相联系，寒热与虚实表里相联系，虚实又与寒热表里相联系。由于疾病的变化，往往不是单纯的，而是经常会出现表里、寒热、虚实交织在一起的夹杂情况，如表里同病，虚实夹杂，寒热错杂等，甚至出现阴阳转化等情况。作为民众，主要掌握各种证候的特点以及调护原则，用于日常调护。寒热错杂或虚实夹杂时，注意在日常饮食与调理中，寒热偏性不要太过，如清热不宜苦寒；补虚要注意调和阴阳，补而不燥，滋而不腻。表证、实证明显时，当急则治标，以解表祛实为要务，暂不宜进补。注意观察调护前后症状的变化，复杂的情况应及时到医院诊治与咨询。

◎ 第三节　五行学说与五脏特点

　　五行，即木、火、土、金、水五种物质的运动。我国古代人民在长期的生活和生产实践中，认识到木、火、土、金、水是不可缺少的最基本物质，故五行最初称作"五材"。

　　五行学说，是在"五材"说的基础上，进一步引申为世界上的一切事物，都是由木、火、土、金、水五种基本物质之间的运动变化而生成的。同时，还以五行之间的生克关系来阐释事物之间的相互联系，认为任何事物都不是孤立、静止的，而是在不断相生、相克的运动之中维持着协调平衡的。

　　中医学理论体系在其形成过程中，受到五行学说的深刻影响，它与阴阳学说一样，已成为中医学独特理论体系的组成部分。

一、五行学说的基本内容

(一) 五行的特性

五行的特性，是古人在长期的生活和生产实践中，对木、火、土、金、水五种物质的朴素认识基础上，进行抽象提炼而逐渐形成的理论概念，用以分析各种事物的五行属性和研究事物之间相互联系的基本法则。

木的特性：古人称"木曰曲直"。"曲直"，实际上是指树木的生长形态，都是枝干曲直，向上向外周舒展。因而引申为具有生长、升发、条达舒畅等作用或性质的事物，均归属于木。

火的特性：古人称"火曰炎上"。"炎上"，是指火具有温热、上升的特性。因而引申为具有温热、升腾作用的事物，均归属于火。

土的特性：古人称"土爰稼穑"。"稼穑"，是指土有播种和收获农作物的作用。因而引申为具有生化、承载、受纳作用的事物，均归属于土。

金的特性：古人称"金曰从革"。"从革"，是指"变革"的意思。因而引申为具有清洁、肃降、收敛等作用的事物，均归属于金。

水的特性：古人称"水曰润下"。是指水具有滋润和向下的特性。因而引申为具有寒凉、滋润、向下运行的事物，均归属于水。

(二) 事物的五行属性、推演和归类

五行学说是以五行的特性来推演和归类事物的五行属性的，所以事物的五行属性，并不等同于木、火、土、金、水本身，而是将事物的性质和作用与五行的特性相类比，而得出事物的五行属性。例如：

以方位配属五行，则由于日出东方，与木的升发特性相类，故东方归属于木；南方炎热，与火的炎上特性相类，故归属于火；日落于西，与金的肃降特性相类，故归属于金；北方寒冷，与水的特性相类，故归属于水。

以五脏配属五行，则由于肝主升而归属于木，心阳主温煦而归属于火，脾主运化而归属于土，肺主降而归属于金，肾主水而归属于水。

事物的五行属性，除了可用上述方法进行取象类比之外，还有间接的推演

络绎的方法。如肝属木，则肝主筋和肝开窍于目的"筋""目"亦属于木；心属火，则"脉""舌"亦属于火；脾属土，则"肉""口"亦属于土；肺属金，则"皮毛""鼻"亦属于金；肾属水，则"骨""耳""二阴"亦属于水。

此外，五行学说还认为属于同一五行属性的事物，都存在着相关的联系。如《素问·阴阳应象大论》所说的"东方生风，风生木，木生酸，酸生肝，肝生筋……"即是说方位的东和自然界的风、木以及酸味的物质都与肝相关。因而也有人认为五行学说是说明人与自然环境统一的基础。现将自然界和人体的五行属性，列简表如表1-2所示。

事物以五行的特性来分析、归类和推演络绎，把自然界千变万化的事物，归结为木、火、土、金、水的五行系统。对人体来说，也即是将人体的各种组织和功能，归结为以五脏为中心的五个生理、病理系统。

表1-2　自然界与人体的五行属性

自然界							五行	人体						
五音	五味	五色	五化	五气	五方	五季		五脏	六腑	五官	形体	情志	五声	变动
角	酸	青	生	风	东	春	木	肝	胆	目	筋	怒	呼	握
徵	苦	赤	长	暑	南	夏	火	心	小肠	舌	脉	喜	笑	忧
宫	甘	黄	化	湿	中	长夏	土	脾	胃	口	肉	思	歌	哕
商	辛	白	收	燥	西	秋	金	肺	大肠	鼻	皮毛	悲	哭	咳
羽	咸	黑	藏	寒	北	冬	水	肾	膀胱	耳	骨	恐	呻	栗

（三）五行的生克乘侮

五行学说并不是静止、孤立地将事物归属于五行，而是以五行之间的相生和相克联系来探索和阐释事物之间相互联系、相互协调平衡的整体性和统一性。同时，还以五行之间的相乘和相侮，来探索和阐释事物之间的协调平衡被破坏后的相互影响，这即是五行生克乘侮的主要意义。

1. 生克和制化

相生，是指这一事物对另一事物具有促进、助长和资生的作用；相克，是指这一事物对另一事物的生长和功能具有抑制和制约的作用。相生和相克，在五行学说中认为是自然界的正常现象；对人体生理来说，也是属于正常生理现象。正因为事物之间存在着相生和相克的联系，才能在自然界维持生态平衡，在人体维持生理平衡，故说"制则生化"。五行之间的生克规律如图 1-1 所示。

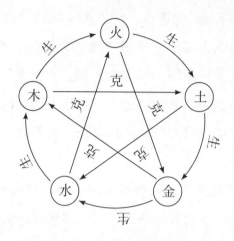

图 1-1 五行相生相克规律

可见，五行中的相生相克，如环无端，生化不息，维持着事物之间的动态平衡。从五行中的任何"一行"来说，都存在着"生我""我生"和"克我""我克"四个方面的联系。

"生我""我生"虽是五行中的相生，但生中有制。如木的"生我"为水，木的"我生"为火，而水又能制火。"克我"和"我克"虽是五行中的相克，但克中有生。如木的"克我"为金，木的"我克"为土，而土又生金。

五行学说就是以五行之间这种错综复杂的联系，来说明任何一个事物都是受到整体的调节，防止其太过或不及，维持着相对的平衡。以此来阐释自然，即能说明自然气候的正常变迁和自然界的生态平衡；以此来阐释人体，即是机体的生理平衡。

2. **乘侮**

五行之间的相乘、相侮，是指五行之间的生克制化遭到破坏后出现的不正常相克现象。

（1）相乘：乘，即是以强凌弱的意思。五行中的相乘，是指五行中某"一行"对被克的"一行"克制太过，从而引起一系列的异常相克反应。引起相乘的原因，不外乎两个方面：

第一，五行中的某"一行"本身过于强盛，因而造成对被克制的"一行"

克制太过，促使被克的"一行"虚弱，从而引起五行之间的生克制化异常。例如：木过于强盛，则克土太过，造成土的不足，即称为"木乘土"。如日常生活中，有些脾气暴躁、容易发火的人常有肠胃的问题，或者发火时不想吃东西。这些都是典型的肝木乘脾土。

第二，五行中的某"一行"本身的虚弱，因而对它"克我"一行的相克就显得相对增强，而其本身就更衰弱。例如：木不过于强盛，其克制土的力量也仍在正常范围，但由于土本身的不足，因而形成了木克土的力量相对增强，使土更加不足，即称为"土虚木乘"。临床上，在消化科经常可看到消化不良、腹泻等脾胃虚弱的慢性病人，往往伴有心情抑郁或容易发怒的情况，这就是脾土虚，导致肝木相对强盛，而表现为心情不畅或容易发怒。

（2）相侮：侮，在这里是指"反侮"。五行中的相侮，是指由于五行中的某"一行"过于强盛，对原来"克我"的一行进行反侮，所以反侮亦称反克。例如：本来是金克木，但在木特别强盛时，不仅不受金的克制，反而对金进行反侮（即反克），称作"木侮金"，这是发生反侮的一个方面。如日常生活中经常看到人在盛怒时出现咳嗽，这就是中医所说的肝火犯肺，即"木侮金"也。另一方面，也可能因为金本身的十分虚弱，不仅不能对木进行克制，反而受到木的反侮，称作"金虚木侮"。

相乘和相侮，都是不正常的相克现象，两者之间是既有区别又有联系的。相乘与相侮的主要区别是：前者是按五行的相克次序发生过强的克制，后者是与五行相克次序发生相反方向的克制现象，而形成五行间的生克制化异常。

二、五脏的特点与调护

五行学说在中医学中的应用，主要是以五行的特性、生克制化、乘侮来分析研究机体的脏腑、经络等组织器官的五行属性、功能特点及相互联系与影响，具有指导临床的实际意义。下面我们主要介绍五脏的特点与调护。

（一）心的特点与调护

1. 五行特性

心居于胸腔，膈膜之上，有心包卫护于外。中医认为心在五脏六腑中属

"君主之官"，起着主宰生命活动的作用。心具有温煦、推动的作用，故在五行属火。

2. 心的主要生理功能

（1）主血脉。全身的血，都在脉中运行，依赖于心脏的搏动而输送到全身，发挥其濡养的作用。心脏的正常搏动，中医认为主要依赖于心气。心气充沛，血液充盈和脉道通利是血液正常运行最基本的前提条件。如果心气不足，血液亏虚，脉道不利，势必形成血流不畅。

（2）主神志。神有广义和狭义之分。广义的神，也就是通常所说的"神气"。狭义的神，是指人的精神、意识、思维活动。心主神明的生理功能正常，则精神振奋，神志清晰，思考敏捷，对外界信息的反应灵敏和正常。如功能异常，即可出现精神意识思维的异常，如出现失眠、多梦、神志不宁，甚至谵狂、胡言乱语；或出现反应迟钝、健忘、精神委顿，甚则昏迷、不省人事等临床表现。

3. 心的在志、在液、在体和在窍

（1）心在志为喜。心的生理功能和精神情志的"喜"有关。中医认为，人对外界信息引起情志变化，是由五脏的生理功能所化生，故把喜、怒、忧、思、恐称作五志，分属于五脏。五志之中，喜为心之志，喜乐过度或喜乐过少（即悲伤），均可使心神受伤。

（2）心在液为汗。汗液是由津液通过阳气的蒸腾气化后，从汗孔排出之液体。由于汗为津液所化生，血与津液又同出一源，因此有"血汗同源"之说。而血又为心所主，故有"汗为心之液"之称。

（3）心在体合脉，其华在面。心合脉，即是指全身的血脉都属于心。华，是光彩的意思。其华在面，即心的生理功能状态可通过面部的色泽变化来反映。头面部的血脉极为丰富，所以心气旺盛，血脉充盈，面部红润有光泽；心气不足，则可见面色㿠白、晦滞；血虚则面色淡白或萎黄；血瘀则面色青紫等。

（4）在窍为舌。心开窍于舌，故又称舌为"心之苗"。舌的功能是主司味觉和表达语言。舌的味觉功能和正确地表达语言，有赖于心的生理功能，如果功能异常，可导致味觉的改变和舌强语謇等病理现象。

4．心的调护

根据心的主要生理功能，养心贵在保持血脉通利、心气充沛，养心血安心神，勿过喜过悲。注意做到：①饮食清淡多样、营养丰富，提倡低盐、低脂、高蛋白、高维生素饮食，晚餐不宜过量。切忌一次喝大量的水或饮品，会迅速增加血容量，增加心脏负担，对于年高或心脏功能欠佳者，尤当注意。②体重过重也会加重心脏负担，肥胖者应适量减肥。③经常参加运动锻炼，可以增强冠状动脉的血流量，使心气充沛，对心脏大有益处。具体运动项目应根据各自的实际情况辨证施练，以不过于疲劳为度。太极拳、导引、气功、散步、跑步、体操、爬山、游泳等，都是适用于心脏的保健锻炼。中老年人不宜参加过于激烈的竞技运动，以免心脏负荷量太大，产生不利影响。若有严重心脏病或心脏病急性期则应卧床休息。④保持心情平和，乐观开朗，避免过度的喜怒、悲伤等不良情绪。⑤起居有常，生活有规律，顺应四时，保证充足的睡眠时间，以养心血安心神。⑥注意观察心慌、胸闷、心痛、心烦、失眠、多梦、健忘、神昏、神志错乱等症状，以及神气、面色、汗液、心率、心律、舌的变化。心脏不适时应及时到医院检查诊治。

（二）肺的特点与调护

1．五行特性

肺位于胸腔，左右各一。因肺叶娇嫩，不耐寒热，易被邪侵，如感冒多首先犯肺，故又称"娇藏"。因其具有肃降的作用，故在五行中属金。

2．肺的主要生理功能

（1）主气、司呼吸。肺的主气功能主要体现在宗气的生成与对全身气机的调节两方面。宗气的生成，主要依靠肺吸入的清气与脾胃运化的水谷精气相结合而成。而肺有节律地呼吸运动，即是气的升降出入运动，对全身之气机起着重要的调节作用。因此，肺的呼吸功能健全与否，直接影响着宗气的生成，也影响着全身之气的生成与运动。

（2）主宣发和肃降。所谓"宣发"，即是宣发和布散，也就是肺气向上的升宣和向外周的布散。体现在：一是能排出体内的浊气；二是将脾所转输的津液和水谷精微，布散到全身，外达于皮毛；三是宣发卫气，调节汗孔之开合，将代谢后的津液化为汗液，排出体外。如果肺失于宣散，即可出现呼气不利，胸闷，咳喘，以及鼻塞、喷嚏和无汗等病理现象。

所谓"肃降"，也就是肺气向下的通降和使呼吸道保持洁净的作用。体现在：一是吸入自然界的清气；二是肺将吸入的清气和由脾转输至肺的津液和水谷精微向下布散；三是肃清肺和呼吸道内的异物，以保持呼吸道的洁净。如果肺失于肃降，即可出现呼吸短促或表浅、咳痰、咯血等病理现象。

肺的宣发和肃降，是相反相成的矛盾运动，共同维持气体与营养物质代谢的升降出入平衡。如果二者的功能失去协调，就会发生"肺气失宣"或"肺失肃降"的病变，而出现喘、咳、肺气上逆之证。

（3）通调水道。肺的通调水道，是指肺的宣发肃降对体内水液的输布、运行和排泄起着疏通和调节的作用。如上所述，肺主司腠理汗孔的开合，调节汗液的排泄；而且也将体内的水液不断地向下输送，而成为尿液生成之源，经肾和膀胱的气化作用，生成尿液而排出体外。如果肺的通调水道功能减退，就可发生水液停聚而生痰、成饮，甚则水泛为肿等病变。

（4）朝百脉、主治节。肺朝百脉，是指全身的血液，都通过经脉而聚会于肺，通过肺的呼吸，进行气体交换，然后再输布到全身。血的运行，依赖于气的推动，亦有赖于肺气的敷布和调节。

肺的治节作用，主要体现在：一是维持人体有节奏地一呼一吸；二是治理和调节着全身的气机，即气的升降出入；三是辅助心脏，推动和调节血液的运行；四是治理和调节津液的输布、运行和排泄。

3. 肺的在志、在液、在体和在窍

（1）肺在志为忧。中医认为，忧和悲的情志变化，同属肺志。忧愁和悲伤，均属于非良性刺激的情绪反映，它们对于人体的主要影响，是使气不断地消耗。由于肺主气，所以悲忧易于伤肺。反之，在肺虚时，机体对外来非良性刺激的耐受性就会下降，而易于产生悲的情绪变化。

（2）肺在液为涕。涕是由鼻黏膜分泌的黏液，并有润泽鼻窍的功能。鼻为肺窍，在正常情况下，鼻涕润泽鼻窍而不外流。若肺寒，则鼻流清涕；肺热，则涕黄浊；肺燥，则鼻干。

（3）肺在体合皮、其华在毛。皮毛，包括皮肤、汗腺、毫毛等，是一身之表。肺的生理功能正常，则皮肤致密，毫毛光泽，抵御外邪侵袭的能力亦较强；反之，肺气虚，抵御外邪侵袭的能力就低下，可出现多汗和易于感冒，或皮毛憔悴枯槁等现象。

（4）肺在窍为鼻。中医认为"鼻为肺之窍""喉为肺之门户"。鼻的嗅觉与喉部的发音，都是肺气的作用。所以肺气和、呼吸利，则嗅觉灵敏，声音能彰。外邪袭肺，多从鼻喉而入；肺的病变，也多见鼻、喉的证候，如鼻塞、流涕、喷嚏、喉痒、音哑和失音等。

4. 肺的调护

根据肺的生理功能，养肺贵在调畅呼吸，减少感冒咳嗽，锻炼肺功能，呼吸新鲜空气，勿悲忧过度。肺在呼吸过程中，与外界直接相通，外界的冷暖变化和各种致病微生物、灰尘等有害因素，都时刻影响着肺脏，因此，肺的调护注意做到：①尽量避免吸入空气中的杂质和有毒气体，包括一手烟和二手烟，要积极预防和控制空气污染，多呼吸新鲜空气。②积极参加运动锻炼，避免久卧伤气。如早上到空气清新的地方散步、做广播体操、做呼吸操、打太极拳、练八段锦、练气功、唱歌等，可有效地增强体质，改善心肺功能。同时，经常训练腹式呼吸以代替胸式呼吸，每次持续 5～10 分钟，可以增强膈肌、腹肌和下胸肌活动，加深呼吸幅度，增大通气量，减少残气量，从而改善肺功能。③注意防寒保暖，应随气温变化而随时增减衣服，不宜直接吹风，尤其汗出之时要避风。胸宜常护，背宜常暖，暖则肺气不伤。④注意饮食宜忌，少吃辛辣厚味及刺激性食物，宜淡食少盐忌咸，饮食切勿过寒过热，尤其是贪凉饮冷。痰热者，可食白萝卜、梨、荸荠等清热化痰生津之品；痰湿者，可食薏仁粥、茯苓山药汤、橘皮茶等；寒痰者，宜食杏子、生姜、佛手、陈皮、紫苏等，忌食生冷水果及饮品；阴虚肺热者，可食百合、莲子、酸梅汤等；肺热壅盛者，可多食西瓜、梨、菊花茶，烦热不适时可予果汁及清凉饮品；肺气虚者，宜常食红枣糯米粥、猪肺汤等以补肺气，同时注意培土生金，可食莲子、黄芪、山药以健脾益肺。⑤保持心情舒畅，勿悲伤过度，以免伤肺气。⑥注意观察上呼吸道、肺部等相关的症状，根据肺的表里寒热虚实之证进行辨证调护。如症状未见好转应及时就医。

（三）肝的特点与调护

1. 五行特性

肝位于腹部，横膈之下，右胁之内。肝为魂之处，血之藏，筋之宗。肝主动，主升，在五行中属木。

2. 肝的主要生理功能

（1）主疏泄。肝的疏泄功能可调畅全身气机，推动血和津液运行。主要表现在以下几方面：

一是调畅气机，即调节气的升降出入运动。肝的疏泄功能正常，则气机调畅，气血和调，经络通利，脏腑、器官等的活动也就正常和调。如果肝的疏泄功能异常，可表现为肝失疏泄和肝升太过两种情况。肝失疏泄，则气机不畅，出现胸胁、两乳或少腹等某些局部的胀闷或胀痛不适等气滞表现；如肝升发太过，则肝气上逆，出现头目胀痛、面红目赤、易怒等表现，严重时血随气逆，可导致吐血、咯血等血从上溢的现象发生，甚则可以导致猝然昏不知人等表现。气机的郁结，会进一步导致血液和津液的运行和输布代谢障碍，前者形成血瘀，或为癥积、肿块，在妇女则可导致经行不畅、痛经、闭经等；后者可致痰、水等病理产物，或为痰阻经络而成痰核，或为水停而成鼓胀。

二是促进脾胃的运化功能。肝失疏泄，不仅能影响脾的升清功能，出现眩晕、泄泻等症状；而且还能影响胃的降浊功能，在上则为呕逆嗳气，在中则为脘腹胀满疼痛，在下则为便秘。前者称作肝气犯脾，后者称作肝气犯胃，二者可统称为"木旺乘土"。此外，肝的疏泄，还体现在胆汁的分泌与排泄上。肝气郁结，可出现胁下胀满、疼痛、口苦、纳食不化，甚则黄疸等症。

三是调畅情志。情志活动，属于心主神明的生理功能，但亦与肝的疏泄功能密切相关。因为正常的情志活动，主要依赖于气血的正常运行，情志异常对机体生理活动的重要影响，也在于干扰正常的气血运行。

此外，妇女的排卵和月经来潮、男子的排精，与肝的疏泄功能也有密切的关系。

（2）主藏血。肝藏血是指肝有贮藏血液和调节血量的生理功能。主要体现在：①肝内必须储存一定的血量，以制约肝的阳气升腾，以维护肝的疏泄功能。②有防止出血的作用。③调节人体各部分血量的分配，特别是对外周血量的调节起着主要的作用。当机体活动剧烈或情绪激动时，肝脏就把所储存的血液向机体的外周输布；当人体在安静休息及情绪稳定时，机体外周的血液需要量相对减少，部分血液便藏之于肝。

此外，中医认为"心藏神""肝藏魂"。魂和神一样，都是以血为其主要物质基础的，肝的藏血功能正常，则魂有所舍。若肝血不足，心血亏损，则魂不守舍，可见惊骇多梦、卧寐不安、梦游、出现幻觉等症。

3. 肝的在志、在液、在体和在窍

（1）肝在志为怒。怒是人们在情绪激动时的一种不良情志变化，可使气血上逆，阳气升泄。大怒，势必造成肝的阳气升发太过，故又说"怒伤肝"。反之，肝的阴血不足，阳气升泄太过，则稍有刺激即易发怒。

（2）肝在液为泪。肝开窍于目，泪从目出，泪有濡润眼睛，保护眼睛的功能。如肝的阴血不足则两目干涩；而在风火赤眼，肝经湿热等情况下，可见眼屎增多，吹风流泪等症。

（3）在体合筋，其华在爪。筋即筋膜，附着于骨而聚于关节，是联结关节、肌肉的一种组织。筋和肌肉的收缩和弛张，能引起肢体、关节运动的屈伸或转侧。筋膜有赖于肝血的滋养。肝的血液充盈，才能养筋；筋得其所养，才能运动有力而灵活。如果肝的气血衰少，筋膜失养，则表现为筋力不健，运动不利，还会出现手足震颤、肢体麻木、屈伸不利等症。

爪，包括指甲和趾甲，乃筋之延续。肝血的盛衰，可影响爪甲的荣枯。肝血充足，则爪甲坚韧明亮，红润光泽。若肝血不足，则爪甲软薄，枯而色夭，甚则变形脆裂。

（4）在窍为目。肝的经脉上联于目系，故眼睛的视力，有赖于肝气之疏泄和肝血之营养。由于肝与目的关系非常密切，因而肝的功能是否正常，往往可以从目上反映出来。如肝之阴血不足，则两目干涩，视物不清或夜盲；肝经风热，则可见目赤痒痛；肝火上炎，则可见目赤生翳；肝阳上亢，则头目眩晕；肝风内动，则可见目斜上视等。

4. 肝的调护

根据肝的生理功能，养肝贵在心情舒畅，多休息，勿熬夜和发怒。在肝的调护中注意做到：①保持环境安静、温湿度适宜，起居有常，尤其要保证休息和睡眠。肝阴（血）虚、肝阳上亢、肝火上炎的病人多喜凉爽，故居处环境温度宜偏低，并宜节制房事，以免耗阴动火。寒滞肝脉的患者室温适当偏高，可在局部适当热敷。②劳逸得当，避免久视久行，因为"肝开窍于目""肝受血而能视"，所以久视伤血；避免久行，因久行能使膝关节过度疲倦，而膝为筋之府，所以说久行伤筋。调护肝脏合适的运动是动作舒展、流畅、缓慢，符合肝气生发、畅达的特点，可选太极拳、八段锦、易筋经、气功、导引等，运动以不疲劳为度。③饮食调护：肝的疏泄功能直接影响脾胃的运化，郁怒之时不宜进食，以免气食交阻。宜多食萝卜、海带等蔬菜，少食易引起气滞的食物，如土豆、糯米、红薯、芋头等。肝气郁结者，宜常食金橘饼、玫瑰花茶等；肝火上炎者，宜食夏枯草煲瘦肉汤、饮决明子茶等，戒酒；肝风内动者，宜多饮钩藤菊花茶；肝血不足者，多食红枣、枸杞及动物肝脏等血肉有情之品；肝胆湿热者，多食绵茵陈、鸡骨草、芹菜、茄子、黄瓜、泥鳅等；肝肾阴虚者，多食百合莲子粥、生熟地炖瘦肉汤、石斛瘦肉汤或煮水代茶等。④肝脏为解毒器官，应精减药物并避免长期大量服用损害肝脏的药物和食物，含人工色素、农药、激素、添加剂，以及腌制、不新鲜的食物应少吃，不乱吃保健品，少喝酒，以免增加肝脏负担，损伤肝脏。⑤情志调护：肝喜条达舒畅，忌抑郁恼怒。应该学会自我疏解情绪，但不是压制情感，鼓励把不高兴的事情温和地说出来，做开心的事情，多与家人、朋友聊天，发展自己的兴趣爱好等。⑥预防传染性肝炎是保护肝脏的一项积极、主动措施。其有效的方法是搞好清洁卫生，把好饮食卫生关和血液制品关，同时配合疫苗注射进行防治。⑦注意观察抑郁、烦躁、胸胁少腹痛、双侧头痛、头顶痛、眩晕、肢体震颤、手足抽搐、关节屈伸不利、眼睛不适、月经失调、睾丸痛等症状及指甲等情况，根据肝的寒热虚实进行辨证调护，改善不明显时应及时就医。

（四）脾的特点与调护

1. 五行特性

脾位于中焦，在膈之下。它的主要生理功能是主运化、升清和统摄血液。机体的消化运动，主要依赖于脾和胃的生理功能。两者一脏一腑，互为表里。因其具有承载、化物的特点，故在五行中属土。

2. 脾的主要生理功能

（1）主运化。即转运输送和消化吸收。脾主运化，是指脾具有把水谷（饮食物）化为精微，并将精微物质转输至全身的生理功能。脾的运化功能，可分为运化水谷和运化水液两个方面。

运化水谷，即是对饮食物的消化和吸收。中医认为必须依赖脾的运化功能，才能将水谷化为精微，而通过脾的转输和散精功能，才能把水谷精微"灌溉四旁"和布散至全身。脾的运化水谷精微功能旺盛，才能为化生精、气、血、津液提供足够的养料，使全身组织得到充分的营养，所以说："脾胃为后天之本，气血生化之源。"若脾失健运，则机体的消化吸收功能因之而失常，而出现腹胀、便溏、食欲不振，以至倦怠、消瘦和气血生化不足等病变。

运化水液，也有人称作"运化水湿"，是指对水液的吸收、转输和布散作用，是脾主运化的一个组成部分。脾对被吸收的水谷精微中多余水分，能及时地转输至肺和肾，通过肺、肾的气化功能，化为汗和尿排出体外。因此，脾的运化水液功能健旺，就能防止水液在体内发生不正常停滞。反之，必然导致水液在体内的停滞，而产生湿、痰、饮等病理产物，甚则导致水肿。这也就是脾虚生湿，脾为生痰之源和脾虚水肿的发生机理。

（2）脾主升清。脾气的运动特点，以上升为主，故又说"脾气主升"。脾主升清是指脾能将水谷精微等营养物质吸收和上输于心、肺、头目，通过心肺的作用化生气血，以营养全身。同时，由于脾气的升发，才能使机体内脏不致下垂。若脾气不能升清，则水谷不能运化，气血生化无源，可出现神疲乏力、头目眩晕、腹胀、泄泻等症；脾气（中气）下陷，则可见久泄脱肛，甚或内脏下垂等病症。脾的升清，是和胃的降浊相对而言，脏腑之间的一升一降，为气机升降之枢纽，两者协调平衡是维持人体内脏相对恒定于一定位置的重要因素。

（3）脾主统血。即是指脾有统摄血液在经脉之中流行，防止逸出脉外的功能。脾统血的主要机理，实际上是气的固摄作用。脾之所以能统血，与脾为气血生化之源密切相关。脾的运化功能健旺，则气血充盈，血液不会溢出脉外而致出血；反之，气血生化无源，气的固摄功能减退，则导致出血。

3. 脾的在志、在液、在体和在窍

（1）在志为思。正常的思考问题，对机体的生理活动并无不良的影响，但在思虑过度、所思不遂等情况下，最主要的是影响气的正常运动，导致气滞和气结。从影响脏腑生理功能来说，首先影响的是脾的运化功能，因为脾胃为气机升降之枢纽，气结于中，则影响了脾的升清，所以思虑过度，常能导致不思饮食，脘腹胀闷，头目眩晕等症。

（2）在液为涎。涎为口津，唾液中较清稀的称作涎。它具有保护口腔黏膜，润泽口腔的作用，在进食时分泌较多，有助于食物的吞咽和消化。在正常情况下，涎液上行于口，但不溢于口外。若脾胃不和，则往往导致涎液分泌急剧增加，而发生口涎自出、睡时流涎等现象。

（3）在体合肌肉、主四肢。由于脾胃为气血生化之源，全身的肌肉和四肢，都需要依靠脾胃所运化的水谷精微来营养，才能使肌肉发达丰满和健壮，四肢活动轻劲有力。如脾胃的运化功能障碍，必致肌肉瘦削，软弱无力，甚至萎弱不用。因此，临床上用大补脾气的方法治疗重症肌无力。

（4）在窍为口，其华在唇。饮食口味与脾运化功能有密切关系，脾胃健运，则口味正常，食欲较好。若脾失健运，则可出现口淡无味、口甜、口腻、口苦等口味异常的感觉，从而影响食欲。口唇的色泽，与全身的气血是否充盈有关。由于脾为气血生化之源，所以口唇的色泽是否红润，也是脾胃运化水谷精微的功能状态的反映。

4. 脾的调护

根据脾的生理功能，养脾贵在饮食有节，心情舒畅，顺气，忌生冷、滋腻、硬固、伤胃之品，勿思虑过度。在脾的调护中注意做到：①生活起居：脾喜燥不喜湿，故室温宜略高而干燥。患者宜起居有节，动静结合。不宜久坐，"久坐伤肉""动则不衰"，长时间久坐，周身气血运行缓慢，可使肌肉松弛无力。中

气不足及脾阳虚衰病人宜多休息，避免劳累，适当运动。居处宜朝阳，光线充足。寒湿困脾者注意保暖，尤其是脐周保暖。②饮食调护："饮食自倍，肠胃乃伤"，脾胃病患者进食一定要定时、定量、有节制，不可暴饮暴食，饮食宜少食多餐，以清淡素食为宜，以软、烂、热、易消化为宜，七八成饱，纠正不良的饮食习惯。常用食材与药材中健脾的有党参、太子参、人参、北芪、五指毛桃、淮山、芡实、莲子等；祛湿的有茯苓、薏苡仁、砂仁、白扁豆、赤小豆、陈皮、藿香、佩兰等；清热利湿的有木棉花、鸡蛋花、扁豆花、绵茵陈等；温化寒湿的可在藿香等祛湿药基础上加用生姜、干姜、肉桂、荜茇等温里药。由于脾胃为气机升降的枢纽，故行气很重要，常用的行气药有陈皮、砂仁、佛手、苏梗、柿蒂等，在日常食疗时可适当加入，胃胀时使用尤佳。③情志调护："忧思伤脾"。"思则气结"，故日常调护应减少思虑，对"苦思难释"者应注意转移其注意力。脑力劳动者适当减少工作量，多运动。④避免使用损伤脾胃的食物或药物，如酸辣刺激、硬固、壅滞气机的食物，包括浓茶、咖啡、酒，容易损伤胃黏膜的药物，如阿司匹林、消炎痛、保泰松等非甾体类抗炎药和红霉素、利血平、激素类药物，均宜少用或慎用，必须要用时宜饭后服或与胃药同服。⑤注意观察有无腹胀腹痛、纳食减少、呕吐、大便烂、肢体困重、内脏下垂、白带增多、慢性出血以及口唇、口味、流涎、肌肉等情况，根据脾的寒热虚实进行辨证调护。⑥日常脾胃保健可以摩腹（顺时针为泻，逆时针为补，先顺时针摩腹 50 次，再逆时针摩腹 50 次，为平补平泻），亦可艾灸或按摩足三里、中脘、脾俞、胃俞等穴位；呕吐较轻需服药者，可浓煎药液，少量多次频服，或于药液中加入姜汁数滴，以减少呕吐的机会。

（五）肾的特点与调护

1. **五行特性**

肾位于腰部，脊柱两旁，左右各一，故有"腰为肾之府"之说。由于肾藏有"先天之精"，为脏腑阴阳之本，生命之源，故肾为"先天之本"。肾有封藏的作用，在五行中属水。

2. **肾的主要生理功能**

（1）藏精，主生长、发育与生殖。藏精，是指肾对于精气具有闭藏的作用，不使精气无故流失。精气是构成人体的基本物质，也是人体生长发育、生殖及各种功能活动的物质基础。肾所藏的精气包括"先天之精"和"后天之精"。"先天之精"是禀受于父母的生殖之精。"后天之精"是指出生以后，来源于摄入的饮食物，通过脾胃运化功能而生成的水谷精气，以及脏腑生理活动中化生的精气通过代谢平衡后的剩余部分，藏之于肾。

"先天之精"有赖于"后天之精"的不断培育和充养，才能充分发挥其生理效应；"后天之精"的化生，又依赖于"先天之精"的活力资助。二者相辅相成，在肾中密切结合而组成肾中精气。肾中精气的主要生理效应是促进机体的生长、发育和逐步具备生殖能力。

肾中精气可概括为肾阴和肾阳两个方面，又称元阴和元阳、真阴和真阳，是机体各脏阴阳的根本。如这种相对平衡遭到破坏而又不能自行恢复时，即能形成肾阴虚或肾阳虚，肾阴虚可出现内热、眩晕、耳鸣、腰膝酸软、遗精、舌红少津等证候，肾阳虚可出现疲惫乏力、形寒肢冷、腰膝冷痛和萎弱、小便清长或不利或遗尿失禁、性功能减退、水肿、舌质淡等证候。

由于肾阴和肾阳是各脏阴阳之本，故肾的阴阳失调时，会导致其他各脏的阴阳失调。反之，其他各脏的阴阳失调，日久也必累及于肾，损耗肾中精气，导致肾的阴阳失调，这即是"久病及肾"的理论依据。

此外，还需加以说明的是，肾中精气亏损的表现形式是多种多样的，在一定条件下，肾中精气虽已亏损，但其阴阳失调的状况，却又不很明显，因而称作肾中精气亏损，或可分别称为肾精不足和肾气虚。

（2）肾主水。肾中精气的气化功能，对于体内津液的输布和排泄，维持体内津液代谢平衡，起着极为重要的调节作用。正常生理情况下，津液的代谢，是通过胃的摄入、脾的运化和转输、肺的宣散和肃降、肾的蒸腾气化，以三焦为通道，输送到全身；经过代谢后的津液，则化为汗液、尿液和气排出体外。肾中精气的蒸腾气化，实际上是主宰着整个津液代谢，特别是尿液的生成和排泄，故说肾主水。如果肾中精气的蒸腾气化失常，则可引起关门不利，小便代谢障碍而发生尿少、水肿等病理现象。

（3）肾主纳气。人体的呼吸功能，虽为肺所主，肺的呼吸要保持一定的深度，但必须依赖于肾的纳气功能。肾的纳气功能正常，则呼吸均匀和调。若肾的纳气功能减退，摄纳无权，呼吸就表浅，可出现动则气喘、呼多吸少等病理现象。此即称为"肾不纳气"。

3. 肾的在志、在液、在体和在窍

（1）在志为恐。恐是人们对事物惧怕的一种精神状态。恐与惊相似，但惊为不自知，事出突然而受惊；恐为自知，俗称胆怯。惊或恐，对机体的生理活动来说，是一种不良的刺激。惊恐属肾，恐为肾之志。人在恐惧的状态中，上焦的气机闭塞不畅，气迫于下焦，则下焦胀满，甚至遗尿，称为"恐则气下"。而"惊则气乱"，是指机体的正常生理活动，遭到一时性的扰乱，出现心神不定，手足无措的现象。过度惊恐均能伤肾。

（2）在液为唾。唾为口津，唾液中较稠厚的称作唾。唾为肾精所化，咽而不吐，有滋养肾中精气的作用。若多唾或久唾，则易耗损肾中精气。所以古代导引家以舌抵上腭，待津唾满口后，咽之以养肾精。

（3）在体为骨、主骨生髓，其华在发。肾主骨、生髓的生理功能，实际上是肾中精气具有促进机体生长发育功能的一个重要组成部分。骨的生长发育，有赖于骨髓的充盈及其所提供的营养。肾中精气充盈，才能充养骨髓。小儿囟门迟闭，骨软无力，以及老年人的骨质脆弱、易于骨折等，都与肾中精气不足、骨髓空虚有关。

髓，有骨髓、脊髓和脑髓之分，这三者均属于肾中精气所化生。因此，肾中精气的盛衰，不仅是影响骨的生长和发育，而且也影响脊髓和脑髓的充盈和发育。肾中精气充盈，则髓海得养，脑的发育就健全；反之，肾中精气不足，则髓海失养，就会出现髓海不足的病理变化。

"齿为骨之余。"齿与骨同出一源，牙齿的生长与脱落，与肾中精气的盛衰密切相关。肾中精气充沛，则牙齿坚固而不易脱落；肾中精气不足，则牙齿易于松动，甚至早期脱落。当然，由于手足阳明经均进入齿中，因此，牙齿的某些病变，也与手足阳明经，即肠与胃的生理功能失调有关。

毛发的生长，全赖于精和血。肾藏精，精血同源，毛发的生长与脱落、润泽与枯槁，依赖于肾中精气之充养和血液的濡养。青壮年时，由于精血充盈，则发长而光泽；老年人的精血多虚衰，毛发变白而脱落，一般来说，这是正常规律。但临床所见未老先衰，头发枯萎，早脱早白者，大多与肾中精气不足和血虚有关。

（4）在窍为耳及二阴。耳是听觉器官，听觉的灵敏与否，与肾中精气的盈亏有密切关系。肾中精气充盈，髓海得养，则听觉灵敏，分辨力较高。反之，肾中精气虚衰，则髓海失养，可见听力减退，或见耳鸣，甚则耳聋。人到老年，肾中精气多见衰退，听力每多减退。

二阴，即前阴和后阴。前阴是排尿和生殖的器官，后阴是排泄粪便的通道。尿液的排泄虽在膀胱，但须依赖肾的气化才能完成。因此，尿频、遗尿、尿失禁、尿少或尿闭，均与肾的气化功能失常有关。至于人的生殖功能，亦为肾所主。粪便的排泄，本是大肠的传化糟粕功能，但亦与肾的气化有关，如肾阴不足时，可致肠液枯涸而便秘；肾阳虚损时，则气化无权而致阳虚便秘或阳虚泄泻；肾的封藏失司时，则可见久泄滑脱。

4. **肾的调护**

根据肾的生理功能，养肾贵在保精全神，避免耗损过度，房劳多产，勿受惊恐。具体调护注意做到：①生活起居：肾主骨生髓，久立伤骨及腰肾，故应注意休息，避免久立和劳累，节制房事，以免进一步损伤真元。病室应注意卫生洁净，通风，冷暖适宜。肾阳虚者居处向阳，光线充足，尤其注意腰部和双膝盖的保暖。②饮食调护：肾病病人应以营养丰富的食物为主，或以血肉有情之品补养为佳。"过咸伤肾"，故饮食咸淡适中。对于脾虚湿盛者可适当食用健脾渗湿利水的食物，如赤小豆、薏苡仁、扁豆、茯苓等。脾肾阳虚者，宜适当食用温补之品，如牛肉、羊肉、猪腰、桂皮、桑寄生、杜仲、巴戟天、核桃、补骨脂、蛤蚧等以温补脾肾。阴虚阳亢者，宜进食清淡及滋养肾阴之品，如女贞子、桑椹、黄精、龟板、鳖甲、燕窝、雪蛤、黑芝麻等，忌食辛辣刺激食物如花椒、香葱、大蒜等。③慎用损害肾脏的药物如氯化汞、四氯化碳、巴比妥类、磺胺制剂、多黏菌素、卡那霉素、新霉素、灰黄霉素、链霉素等。非用不可时，应采取短期使用或适当配伍，以免损伤肾功能。如已患肾病者，应积极防治，忌用上述药物。④运动保健：积极参加各项运动锻炼，对强肾健身颇为有益。同时，还需结合对肾脏有特殊作用的按摩保健。如腰部按摩法，腰部热敷等方法亦可采用。腰部按摩法可按摩腰部肾俞、命门、腰阳关等穴位。腰部热敷法：取仰卧位，用热水袋垫于腰部，仰卧 30～40 分钟，使腰部有温热感。此法可放松腰部肌肉，温养肾脏，增加肾血流量，每日可做 1～2 次。⑤情志调护：惊恐伤肾，遇事应沉着冷静，不要大惊小怪，避免受惊吓的情况发生，如患有肾病，病情多缠绵，应建立信心与耐心，积极治疗与调护。⑥注意观察有无腰膝酸软或疼痛、耳鸣耳聋、齿摇发脱、阳痿遗精、水肿等，有无精少不育或经闭不孕、呼吸气短而喘、二便异常等症状。平时应根据具体情况进行辨证调护，必要时及时就医。

本节主要讲述了五行学说的基本内容、藏象学说中五脏的生理特点、病理变化，以及五脏日常调护要点，希望大家能把这些理论运用到日常生活当中，当身体出现一些变化时能意识到五脏中可能哪个脏器出现问题，大致属于什么问题，进而进行及时调护。

知识链接

藏象学说

藏象学说，是以脏腑为基础。脏腑，是内脏的总称。按照脏腑的生理功能特点，可分为脏、腑、奇恒之腑三类：脏，即心、肺、脾、肝、肾，合称为"五脏"；腑，即胆、胃、小肠、大肠、膀胱、三焦，合称为"六腑"；奇恒之腑，即脑、髓、骨、脉、胆、女子胞（子宫）。

五脏的共同生理特点，是化生和贮藏精气；六腑的共同生理特点，是受盛和传化水谷；奇恒之腑，即是指这一类腑的形态及其生理功能均有异于"六腑"，不与水谷直接接触，而是一个相对密闭的组织器官，而且还具有类似于脏的贮藏精气的作用，因而称为奇恒之腑。

藏象学说的主要特点，是以五脏为中心的整体观。主要体现在：以脏腑分阴阳，一阴一阳相为表里，脏与腑是一个整体。如心与小肠、肺与大肠、脾与胃、肝与胆、肾与膀胱以及心包与三焦相为表里。一脏一腑相为表里的主要依据是：经络循行路线的阴阳相对和相互络属；某一脏与某一腑之间在生理功能上的紧密联系。

五脏藏精气，精气能满溢，故满而不实；六腑则不藏精气，但受水谷，水谷在里故充实但不能满溢，故实而不能满。因此，六腑"以通为用""以降为顺"，通降对于胆、胃、小肠、大肠、膀胱、三焦都是非常重要的，六腑的调护目标也主要在维护其通降功能上。脏与腑的这些区别，并不仅仅是说明其生理上的功能特点，而且也具有指导临床实践的意义。如脏病多虚，腑病多实，脏实者可泻其腑，腑虚者可补其脏等，至今仍不失为指导临床的准则。

◉ 第四节 气血津液学说及其辨证

气、血、津液，是构成人体的基本物质，是脏腑、经络等组织器官进行生理活动的物质基础。

气，是不断运动着的具有很强活力的精微物质；血，基本上是指血液；津液，是机体一切正常水液的总称。从其相对属性来分阴阳，则气具有推动、温煦等作用，属于阳；血和津液，都为液态物质，具有濡养、滋润等作用，属于阴。

机体的脏腑、经络等组织器官，进行生理活动所需要的能量，来源于气、血、津液。它的生成和代谢，又依赖于脏腑、经络等组织器官的正常生理活动。因此，无论在生理还是病理方面，气、血、津液和脏腑、经络等组织器官之间，始终存在着互为因果的密切关系。

此外，构成人体的基本物质，在中医学中还有"精"。"精"在中医学理论上的基本含义，有狭义与广义之分：狭义之"精"，即是通常所说的生殖之精；广义之"精"，泛指一切精微物质，包括气、血、津液和从饮食物中摄取的营养物质，故称作"精气"。生殖之精，与肾的关系最为密切，在上节已有论述。本节将介绍气血津液学说的相关内容以及出现失调或病变时的辨证与调护。

一、气与气病的辨证

（一）气

1. 气的基本概念

中医认为，气是构成人体和维持人体生命活动的最基本物质，具有活力很强且不断运动着的特性，就像蒸汽发动机一样，对人体生命活动有推动和温煦等作用，因而中医学中以气的运动变化来阐释人体生命活动。所谓"气聚则形成，气散则形亡"。

2. 气的生成

人体的气，来源于禀受父母的先天之精气、饮食物中的营养物质（即水谷之精气，简称"谷气"）和存在于自然界的清气。通过肺、脾胃和肾等脏器生理功能的综合作用，将三者结合起来而生成。肾、脾胃、肺等生理功能正常并保持平衡，人体的气才能充沛；反之，肾、脾胃、肺等生理功能的任何环节的异常或失去协调平衡，均能影响气的生成，或影响气的正常生理效应，从而形成气虚等病理变化。

在气的生成过程中，脾胃的运化功能尤其重要。因人在出生以后，必须依赖饮食的营养以维持生命活动，这又完全依赖脾胃的受纳和运化功能，把其中营养物质化为水谷精气。先天之精气，也必须依赖于水谷精气的充养，才能发挥其生理效应。因此，脾胃又称为"后天之本""气血生化之源"。

3. 气的生理功能

气，是维持人体生命活动的最基本物质，它对于人体具有十分重要的生理功能，主要有 5 个方面。

（1）推动作用。气是活力很强的精微物质，它对于人体的生长发育，各脏腑、经络等组织器官的生理活动，血的生成和运行，津液的生成、输布和排泄等，均起着推动作用和激发其运动的作用。如果气的推动不足，均能影响机体的生长、发育，或出现早衰，或使脏腑、经络等组织器官的生理活动减弱，或使血和津液的生成不足和运行迟缓，从而引起血虚、血液运行不利和水液停滞等病理变化。

（2）温煦作用。气是人体热量的来源，人体的体温，各脏腑、经络、血和津液的正常生理活动，均需依靠气的温煦作用来维持。如果气的温煦作用失常，不仅出现畏寒喜热、四肢不温、体温低下、血和津液运行迟缓等寒象，还可因某些原因，引起气聚而不散，气郁而化热，比如心情不好，一旦时间久了也会有化火的迹象，出现烦躁易怒、口腔溃疡、口干舌燥、怕热喜冷、发热等情况，这就是中医常说的"气有余便是火"。

（3）防御作用。气的防御作用，主要体现于护卫全身的肌表，防御外邪的入侵。中医认为"邪之所凑，其气必虚"，当气的防御作用减弱，则全身的抗病能力必然随之而下降，机体也易患病。

（4）固摄作用。气的固摄作用，主要是对血、津液等液态物质具有防止其无故流失的作用。如气不摄血，可导致各种出血；气不摄津，可导致汗多、多尿或小便失禁、流涎、泛吐清水、泄泻；气不固精，可出现遗精、滑精和早泄等。

气的固摄作用与推动作用是相反相成的两个方面。由于这两个方面作用的相互协调，构成了气对体内液态物质的正常运行、分泌、排泄的调节和控制，这是维持人体正常的血液循行和水液代谢的重要环节。

（5）气化作用。气化，是指通过气的运动而产生的各种变化。具体地说，是指精、气、血、津液各自的新陈代谢及其相互转化。如果气化功能失常，即能影响到气、血、津液的新陈代谢，饮食物的消化吸收，汗液、尿液和粪便等的排泄，从而形成各种代谢异常的病变，如高尿酸、高血脂等情况。

气的五个功能，虽然各不相同，但都是人体生命活动中不可或缺的，它们密切地协调配合，相互为用。

4. 气的运动和运动形式

人体的气流行于全身的组织器官之中，无处不有，时刻推动和激发着人体的各种生理活动。气的运动，称作"气机"。气的运动形式，虽是多种多样，但在理论上可以将它们归纳为升、降、出、入四种基本运动形式。例如：肺的呼吸功能，体现着呼气是出，吸气是入；宣发是升，肃降是降。脾胃和肠的消化功能，以脾主升清，胃主降浊来概括整个机体对饮食物的消化、吸收、输布和排泄的全过程。机体的水液代谢，是以肺的宣发肃降，脾胃的运化转输，肾的蒸腾气化和吸清排浊，来概括水液代谢的全过程。所以，机体的各种生理活动，实质上都是气的升降出入的具体体现。

气的升降出入运动，是人体生命活动的根本；气的升降出入运动一旦止息，也就意味着生命活动的终止。气的升和降、出和入，是对立统一的矛盾运动。

从局部来看，并不是每一种生理活动，都必须具备升降出入，而是各有所侧重，如肝、脾主升，肺、胃主降等。从整个机体的生理活动来看，则升和降、出和入之间必须协调平衡，才能维持正常的生理活动。

气的升降出入运动之间的协调平衡，称作"气机调畅"；升降出入的平衡失调，即是"气机失调"的病理状态。

（二）气病的辨证与调护

气的病证很多，"百病生于气"指出了气病的广泛性。但气病临床常见证候，可概括为气虚证、气陷证、气滞证、气逆证四种。

1. 气虚证

气虚证是指脏腑组织机能减退所表现的证候。常由久病体虚，劳累过度，年老体弱等因素引起。

临床表现：气短，神疲乏力，头晕眼花，自汗，动则汗出，易感冒，活动时诸症加剧，休息后好转，舌淡苔白，脉虚无力。

调护原则：居室宜温暖干燥，活动和运动强度适中，以微出汗、不疲劳为度。平时可常用人参、党参、黄芪、五指毛桃等补气的药材泡水代茶喝或煲汤。气阴两虚，疲倦气短但容易上火者，可用西洋参代替人参。忌吃生冷寒凉、滋腻的食物。可艾灸中脘、足三里、气海、关元等保健穴位。

2. 气陷证

气陷证是指气虚无力升举而反下陷所表现的证候。多见于气虚证的进一步发展，或劳累用力过度，损伤某一脏气而致。

临床表现：头晕眼花，气短，神疲乏力，喜睡，大便次数多，质烂，腹部有坠胀感，内脏下垂如脱肛、子宫脱垂、胃下垂、疝气等，舌淡苔白，脉弱。

调护原则：与气虚者相同，因气陷是气虚的进一步发展，因此更加要注意，尤其不能劳累，不要提重物，胃下垂者饭后宜半卧位休息，不宜马上直立身体。运动宜缓慢不激烈者，如太极拳、八段锦等。饮食方面要大补元气，可服用大剂量的黄芪、人参等补气之品，忌吃生冷、寒凉、破气的事物。可艾灸中脘、足三里、气海、关元、神阙、百会等穴位。

3. 气滞证

气滞证是指人体某一脏腑、某一部位气机阻滞、运行不畅所表现的证候。引起气滞的因素很多，凡是病邪内阻、七情郁结，以及阳气虚弱、温运无力等，均能导致气机郁滞。

临床表现：以胀闷，疼痛为特征。随着病变部位的不同而有限于局部的胀痛，或疼痛游走不定的不同表现，故常称"胀痛""窜痛""攻痛"，为气滞疼痛的特征。人体气机以通顺为贵，一有郁滞，轻则胀闷，重则疼痛，无论脏腑、经络、肌肉、关节，皆能反映这一现象。

调护原则：居室宜通风、不憋闷，环境安静、不嘈杂。运动方面宜适当增强，让身体动起来，气血才能更好地运行，如跑步、游泳、唱歌、太极拳、瑜伽、八段锦等都是很好的运气运动，宜多种运动结合。平素注意情绪调节，减少发怒和压制，学会疏解，多与朋友聊天，敞开心扉，及时排解心中的郁闷。发展多种兴趣爱好如学乐器、书法等，陶冶性情。发怒时暂缓进食，可用陈皮、玫瑰花、素馨花、合欢花等泡水代茶喝，或服用白萝卜、佛手、芹菜、香菜、砂仁等有助行气的食物和药物。少吃番薯、土豆、芋头等产气食物，以及糯米、肥肉等滋腻黏滞之品。

4. 气逆证

气逆证是指气机升降失常，逆而向上所表现的证候。临床以肺胃之气上逆和肝气升发太过的病变为多见。

临床表现：肺气上逆，见咳嗽喘息；胃气上逆，见呃逆，嗳气，恶心，呕吐；肝气上逆，见头痛，眩晕，昏厥，呕血等。

调护原则：同气滞者调护，但气逆是气滞的进一步发展，气逆而向上的表现，因此，当加重降气的调护。具体可以做深呼吸，调节气机，喝点偏凉的开水，进食白萝卜、青皮、佛手、柿蒂、旋覆花等降气的食物和药物，肝气上逆者可用夏枯草、郁金、决明子等煮水代茶饮，决明子微炒泡茶既可清肝明目，又能润肠通便，可用于日常调护。对于胃气上逆者，可以按压或针灸合谷、内关、中脘等穴位；对于肝气上逆导致昏厥者，可按压人中和十宣穴。此外，根据五行的相生相克，对于气逆者可给予适度惊吓，所谓惊则气下，可以使上逆之气下降。

二、血与血病的辨证

（一）血

1. 血的基本概念

血，是红色的液态样物质，是构成人体和维持人体生命活动的基本物质之一，具有很高的营养和滋润作用。

血必须在脉中运行，才能发挥它的生理效应。如因某些原因而溢出于脉外，即为出血，又称为"离经之血"。脉，具有阻遏血液溢出的功能，故有"血府"之称。

2. 血的生成

血，主要由营气和津液所组成。营气和津液，都来自所摄入的饮食物经脾和胃的消化吸收而生成的水谷精微，所以说脾和胃是气血生化之源。至于血液的生成过程，则又要通过营气和肺的作用，方能化生为血。

营气和津液，都是生成血的主要物质基础。由于营气和津液都来源于水谷精气，所以饮食营养的优劣和脾胃运化功能的强弱，直接影响着血液的化生。饮食营养的长期摄入不足，或脾胃运化功能的长期失调，均可导致血液的生成不足，而形成血虚。

此外，精和血之间还存在着相互资生和转化的关系。精藏于肾，血藏于肝。肾中精气充盈，则肝有所养，血有所充；肝的藏血量充盛，则肾有所藏，精有所资。故有"精血同源"之说。

3. 血的功能

血，具有营养和滋润全身的生理功能。血在脉中循行，内至脏腑，外达皮肉筋骨，如环无端，运行不息，不断地对全身各脏腑组织器官起着充分的营养和滋润作用，以维持正常的生理活动。

血的营养和滋润作用，具体体现在精力充沛、神志清晰、面色的红润、肌肉的丰满和壮实、皮肤和毛发的润泽有华、感觉和运动的灵活自如等方面。如果血的生成不足或持久地过度耗损，或血的营养和滋润作用减弱，均可引起全身或局部血虚的病理变化，出现头昏眼花、面色不华或萎黄、毛发干枯、肌肤干燥、肢体或肢端麻木、精神衰退、健忘、多梦、失眠、心悸、烦躁，甚则可见神志恍惚、惊恐不安，以及谵狂、昏迷等神志失常的临床表现。

4. 血的运行

血液的正常运行，决定于气的推动作用和固摄作用之间的协调平衡，并与心、肺、肝、脾等脏器生理功能的协调平衡密切相关。此外，脉道是否通利，血的或寒或热等，更是直接影响着血液运行的或慢或快。

（二）血病的辨证调护

血行脉中，内流脏腑，外至肌肤，无处不到。若外邪干扰，脏腑失调，使血的生理功能失常，就可出现寒热虚实的病候。下面介绍血虚证、血瘀证、血热证、血寒证四种临床血病常见证候。

1. 血虚证

血虚证，是指血液亏虚，脏腑百脉失养，全身虚弱所表现的证候。血虚证的形成，有禀赋不足；或脾胃虚弱，生化乏源；或各种急慢性出血；或久病不愈；或思虑过度，暗耗阴血；或瘀血阻络，新血不生；或肠寄生虫等。

临床表现：以"淡"和"虚"为特点，表现为面白无华或萎黄，唇色淡白，指甲苍白，头晕眼花，心悸失眠，手足发麻，妇女经血量少色淡，月经推迟甚或闭经，舌淡苔白，脉细无力。

调护原则：以养血为重点。居室宜温暖，湿度适宜，不宜过于干燥，注意早睡。平时饮食方面，多吃红色、黑色的食物，如红枣、车厘子、桑椹子、苹果、红米、黑芝麻、黑糯米、羊肉、牛肉等；药材方面，熟地、川芎、当归、阿胶、黄精等是补血的药材。因气能生血，故在上述补血食材基础上加入党参、北芪、五指毛桃等补气之品效果更佳，比如生姜当归羊肉汤、党参黄精炖瘦肉汤等。

2. 血瘀证

凡离经之血不能及时排出和消散，停留于体内，或血行不畅，壅遏于经脉之内，及瘀积于脏腑组织器官的，均称"瘀血"。由瘀血内阻而引起的病变，称为"血瘀证"。引起瘀血的常见因素，有寒凝、气滞、气虚、外伤等。

临床表现：特点是"紫黯"，表现为面色晦暗，口唇爪甲紫暗，皮下瘀斑、青筋暴露、静脉曲张，或出血反复，色泽紫黯，体内有包块或肿块，女性闭经或月经有血块，子宫肌瘤等。由于不通则痛，故患者多有疼痛，特点是痛如针刺刀割，痛处固定，拒按，常在夜间加剧，女性可有痛经。舌质紫暗，或见瘀斑瘀点，或舌下静脉曲张，脉象细涩。

调护原则：以活血为重点。居室宜温暖，适当补充多点水分，多运动，避免受凉。平时保持心情舒畅，切忌压抑情感、闷闷不乐，注意情志的疏解。饮食方面，多吃行气活血的食物和药物，如黑木耳、白萝卜、丹参、田七、当归、川芎等，因气能行血，故配合疏肝行气之品，如郁金、陈皮、玫瑰花、素馨花等效果更佳。忌吃生冷、滋腻的食物。

3. 血热证

血热证，是指脏腑火热炽盛，热迫血分所表现的证候。本证多因烦劳，嗜酒，恼怒伤肝，房事过度等因素引起。

临床表现：咯血、吐血、尿血、便血、鼻血、皮下出血等出血表现，血色鲜红质稠，舌红绛，脉弦数。

调护原则：以清热凉血为主。居室宜偏凉爽，多喝偏凉的开水。饮食方面，多吃清热凉血的食物或药物，如芹菜、凉瓜、青瓜、猕猴桃、香蕉等寒性蔬菜、瓜果，以及生地、玄参、麦冬、牡丹皮、水牛角、土茯苓等清热凉血的药材，龟苓膏、凉粉草也是不错的选择。但要注意中病即止，切勿过于寒凉，同时不宜进食辛辣刺激、温补类药物或食物。

4. 血寒证

血寒证，是指局部脉络寒凝气滞，血行不畅所表现的证候。常由感受寒邪引起。

临床表现：特点是"冷"和"黯"。多见于手足肤色紫暗发凉，喜暖恶寒，得温痛减，或两侧下腹疼痛，形寒肢冷，月经推迟，经色紫暗，夹有血块，舌淡暗苔白，脉沉迟涩。

调护原则：以温经养血为原则。居室宜温暖，可用热水袋等热敷局部或艾灸中脘、足三里、三阴交、血海等穴位。饮食方面，以温性食材为宜，如生姜、红枣、大枣、干姜、当归、熟地、乌药等温经养血的食材或药材，勿吃生冷寒凉的食物。

三、津液与津液病的辨证

（一）津液

1. 津液的基本概念

津液，是机体一切正常水液的总称，包括各脏腑组织器官的内在体液及其正常的分泌物，如胃液、肠液、涕、泪等。津液，同气和血一样，是构成人体和维持人体生命活动的基本物质。

津和液，同属于水液，都来源于饮食，有赖于脾和胃的运化功能而生成。一般地说，性质较清稀，流动性较大，布散于体表皮肤、肌肉和孔窍，并能渗注于血脉，起滋润作用的，称为津；性质较稠厚，流动性较小，灌注于骨节、脏腑、脑、髓等组织，起濡养作用的，称为液。津和液之间可以相互转化，所以常同时并称。

2. 津液的生成、输布和排泄

津液的生成、输布和排泄，是一个复杂的生理过程，涉及多个脏腑的一系列生理功能。它来源于饮食水谷，其生成是通过胃对饮食物的"游溢精气"和小肠的"分清别浊"上输于脾而生成。津液的输布和排泄，主要是通过脾的转输、肺的宣降和肾的蒸腾气化，以三焦为通道输布于全身。

脾对津液的输布作用，即将津液灌溉四旁和全身，并将津液"上输于肺"，此为脾的"散精"功能。肺对津液的输布和排泄作用，又称作"通调水道"。主要通过肺的宣发，将津液输布于全身体表，通过代谢化为汗液而排出体外，同时，肺在呼气中也排出了大量的水分，津液还通过肺的肃降作用，向下输送到肾和膀胱，最后化为尿液而排出体外。而肾对津液起主宰作用，全身的津液，最后都要通过肾的蒸腾气化，升清降浊，使"清者"蒸腾上升，向全身布散，使"浊者"下降化为尿液，注入膀胱。

可见津液的生成、输布、排泄及其维持代谢平衡，依赖于气和许多脏腑一系列生理功能的协调平衡，其中尤以肺、脾、肾三脏起着主要的作用。所以，不论是气的病变还是脏腑的病变，均可影响津液的生成、输布、排泄，破坏津液的代谢平衡，从而形成伤津、脱液等津液不足的病理变化，或内生水、湿、痰、饮等津液环流障碍，水液停滞积聚的病理变化。

（二）津液病的辨证

津液病变，一般可概括为津液不足和水湿停聚的两个方面。

1. **津液不足证**

津液不足，又称津亏、津伤。是指由于津液亏少，全身或某些脏腑组织器官失其濡润滋养所表现的证候，属内燥证。津液不足的产生，原因有生成不足与丧失过多两方面。

临床表现：以"干"为特征，表现为口燥咽干，唇燥而裂，皮肤干枯无泽，小便短少，大便干结，舌红少津，脉细数。

调护原则：以养阴生津为重点。居室宜湿度偏高，多喝水，适当运动，但不宜出汗过多。饮食方面宜进食水分较多、有滋润作用的食物，如猕猴桃、西瓜、莲雾、雪梨、香蕉、木瓜、青瓜、雪耳、蜂蜜、酸梅汤、雪蛤、燕窝等食物，药材方面可进食生地、沙参、玉竹、百合、麦冬、桑椹子、白芍等养阴的药物。如冰糖炖雪梨、木瓜炖雪蛤、雪耳莲子糖水、西洋参石斛茶等都是很好的选择，但要注意糖尿病患者不宜服用糖水。

2. **水湿停聚**

凡外感六淫，内伤七情，影响肺、脾、肾输布排泄水液功能者，皆能成为水湿停聚的病证。本节着重论述常见的湿浊与痰证。

（1）湿浊。湿浊分"外湿"和"内湿"，外湿多由气候潮湿，或涉水淋雨，居处潮湿等外在湿邪侵袭人体所致。内湿的产生，多因素体肥胖，痰湿过盛；或喜吃生冷，过食肥腻甜食，内伤脾胃，导致脾失健运不能运化水湿所致。水液不化，聚而成湿，停而为痰，留而为饮，积而成水，说明湿、痰、饮、水是一个递进的过程。外湿和内湿虽有不同，但在发病过程中常相互影响。伤于外湿，湿邪困脾，健运失职则易形成湿浊内生；而脾阳虚损，水湿不化，亦易招致外湿的侵袭。湿邪的性质重浊、黏滞，易阻遏气机，损伤阳气，同时湿性趋下，下部的症状多见。

临床表现：头身困重，头重如裹，肢体困乏，胸闷，腹部痞满不舒，大便烂，黏滞不爽，尿少，排出物、分泌物如痰液、鼻涕、白带等较多，或皮肤长湿疹，舌苔厚腻，病程较长或反复发作，湿邪郁而化热时可有轻微发热。

调护要点：以祛湿为重点。居室宜干燥，不要潮湿阴冷。避免涉水、淋雨。饮食宜清淡，选择有营养、易消化的食物，喝水可适当减少，口渴想喝时再喝。宜进食具有祛湿作用的食物，如藿香、佩兰、赤小豆、冬瓜（连皮）、薏苡仁、茯苓、炒扁豆、玉米须、淡竹叶、绵茵陈、鸡骨草、火炭母等。如绵茵陈煲瘦肉汤、赤小豆鲫鱼汤、冬瓜薏米汤、鸡骨草煲猪横脷汤等都是很好的选择。脾虚者宜加入五指毛桃、太子参等健运脾胃，根据气行则水行的道理，应酌加陈皮等行气化湿之品，等等。切忌进食生冷瓜果、肥腻黏滞的食物，少吃产气之品，如番薯、芋头、牛奶、豆类等。保持心情舒畅，适当运动，多出汗以助祛湿，但不能过度。

（2）痰证。痰证是水液凝结，质地稠厚，停聚于脏腑、经络、组织之间所表现的病证。常由外感六淫，内伤七情，导致脏腑功能失调而产生。

临床表现：咳喘咯痰，胸腹痞闷，纳呆恶心，呕吐痰涎，头晕目眩，神昏癫狂，喉中痰鸣，肢体麻木，半身不遂，或瘰疬（颈淋巴结结核）、气瘿（甲状腺肿）、痰核（如脂肪瘤）、乳腺增生、乳腺结节，喉中异物感，舌苔白腻或黄腻，脉滑等。

调护原则：以行气化痰散结、健运脾胃为重点。居室宜干燥，不宜潮湿阴冷。饮食宜清淡，适当进食蔬菜水果，少吃生冷、肥腻、甜甘酸收之食物。可选择陈皮、法半夏、茯苓、牡蛎、白芥子、浙贝、川贝、杏仁、白术、海藻、昆布、苏叶、猫爪草、厚朴、莱菔子、鳖甲等行气化痰散结的药材和食材，同时适当加入五指毛桃、黄芪、太子参等健运脾胃的药物。如有甲亢患者，应避免进食昆布、海藻等海产品。保持心情舒畅，适当运动。

如进一步发展为水肿或积液者，应及时到医院检查以明确诊断与规范治疗。

水肿患者，居家调护应以利水祛湿为重点，同时要及时增减衣服，避免感冒，宜适当抬高水肿的部位，注意皮肤护理，保持清洁干爽，避免用力摩擦，以防皮肤破损。饮食宜清淡、有营养、低盐或无盐饮食，限制喝水量。宜进食具有利水祛湿作用的食物和药物，如赤小豆、冬瓜（连皮）、薏苡仁、鲫鱼、白茅根、茯苓、玉米须、冬瓜皮、车前子、车前草等，而赤小豆鲤鱼汤、赤小豆鲫鱼汤、薏仁粥、冬瓜薏米汤、玉米须煎汤泡水喝等都是很好的选择。如湿毒或湿热明显，宜食赤小豆、绿豆、西瓜、冬瓜等；脾阳虚或肾阳虚者，饮食宜温热，如黑豆鲤鱼汤等。切忌进食生冷瓜果、肥腻黏滞的食物，少吃产气之品，如番薯、牛奶、豆类等。情志方面避免过于担忧，担忧郁闷容易导致气的运行受阻，水液进一步积聚，故应建立信心。同时注意观察并记录尿量、体重、血压，腹胀者测腹围。

四、气、血、津液的相互关系

气、血、津液的性状及其功能，均有其各自的特点。但是，这三者又均是构成人体和维持人体生命活动的最基本物质。三者的组成，均离不开脾胃运化而生成的水谷精气。三者的生理功能，又存在着相互依存、相互制约和相互为用的关系。无论在生理或病理情况下，气、血、津液之间均存在着极为密切的相互关系。

1. 气和血的关系

气和血之间，存在着"气为血之帅""血为气之母"的密切关系。具体地说，即是存在着气能生血、行血、摄血和血为气之母（即血为气的载体）四个方面的关系。

（1）气能生血。是指血的组成及其生成过程中，均离不开气和气的气化功能。营气和津液，是血的主要组成部分，它们来自脾胃所运化的水谷精气，故说气能生血。临床治疗血虚的病证时，常常配合应用补气的药物以提高疗效，这是气能生血理论指导临床的实际应用。

（2）气能行血。血有赖于气的推动，气行则血行。血液的循行，有赖于心气的推动，肺气的宣发布散，肝气的疏泄条达。气虚、气滞则血瘀。气机逆乱，血行亦随气的升降出入异常而逆乱。如血随气升，可见面红、目赤、头痛，甚则吐血；血随气陷，可见脘腹坠胀，甚则下血、崩漏等。临床治疗血行失常的病证时，常分别配合应用补气、行气、降气等药物，才能获得较好的效果。

（3）气能摄血。血在脉中循行而不溢出脉外，主要依赖于气对血的固摄作用。如果气虚而固摄血液的作用减弱，可导致各种出血的病证，即"气不摄血"。治疗时，必须用补气摄血的方法，才能达到止血的目的。

以上三个方面气对血的作用，可概括为"气为血帅"。

（4）血为气之母。血是气的载体，并给气以充分的营养。由于气的活力很强，易于逸脱，所以气必须依附于血和津液，而存在于体内。如果气失去依附，则浮散无根而发生气脱。所以，血虚者，气亦易衰；血脱者，气亦逸脱。在治疗大出血时，往往多用益气固脱之法，其机理亦在于此。

2. 气和津液的关系

气和津液的关系，与气和血的关系极其雷同。津液的生成、输布和排泄，全赖于气的升降出入和气的气化、温煦、推动和固摄作用；而气在体内的存在，不仅依附于血，亦依附于津液，故津液亦是气的载体。

（1）气能生津。津液的生成，来源于摄入的饮食物，有赖于胃的"游溢精气"和脾运化的水谷精气。所以，脾胃之气健旺，则化生的津液就充盛；脾胃之气虚衰，则影响津液的生成，而致津液不足。因此，在临床上亦常可见气津两伤之证。

（2）气能行（化）津。津液的输布及其化为汗、尿等排出体外，全赖于气的升降出入运动。气的升降出入运动不利时，津液的输布和排泄亦随之而受阻；由于某种原因，津液的输布和排泄受阻而发生停聚时，则气的升降出入运动亦随之而不利。因此，气虚、气滞可致津液停滞，称作气不行（化）水。津液停聚而致气机不利，则称作水停气滞（阻）。二者互为因果，从而形成内生之水湿、痰、饮，甚则形成水泛为肿的病理变化。临床治疗时，行气与利水之法须并用，才能取得较好的效果。

（3）气能摄津、津能载气。津液的排泄，有赖于气的推动和气化作用。维持津液代谢的正常平衡，有赖于气的固摄作用。因此，在气虚或气的固摄作用减弱时，势必导致体内津液的无故流失，发生多汗、漏汗、多尿、遗尿、泄泻等病理现象。反之，由于津液能载气，故在多汗、多尿和吐泻等大量津液流失的情况下，亦可出现"气随津脱"的病证。

3．血和津液的关系

血和津液，都是液态样的物质，也都有滋润和濡养的作用，与气相对而言，二者都属于阴。血和津液之间存在着极其密切的关系，它们的生成都来源于水谷精气，由水谷精气所化生，故有"津血同源"之说。津液渗注于脉中，即成为血液的组成部分。

在病理情况下，血和津液也多互相影响。如失血过多时，脉外之津液可渗注于脉中，以补偿脉内血液容量的不足；与此同时，由于脉外之津液大量渗注于脉内，则又可形成津液的不足，出现口渴、尿少、皮肤干燥等病理现象。反之，在津液大量损耗时，不仅渗入脉内之津液不足，甚至脉内之津液亦可身处于脉外，形成血脉空虚、津枯血燥等病变。因此，对于失血的患者，临床上不宜用发汗的方法；对于多汗夺津或津液大亏的患者，亦不可轻用破血、逐血之峻剂。在治疗与调护上，血虚时，补血基础上加以生津；在津伤严重时，生津基础上酌加养血润燥之品，往往可以起到更好的作用。

综上所述，气、血、津液，是构成人体的基本物质，是脏腑、经络等组织器官进行生理活动的物质基础。三者之间相互作用并与脏腑、经络等组织器官密切联系。因此，在辨证调护的过程中要注意平衡三者之间的关系，则可收到事半功倍的效果。

【思考题】

1．请结合自身情况，思考自己的生活起居应如何调护？哪些习惯值得坚持，哪些习惯需要改变？

2．如果出现发热恶寒，伴鼻塞流清涕、咽喉痒、怕风、打喷嚏、头痛，你觉得应该属于风寒感冒还是风热感冒呢，应如何进行调护？

3．五行学说认为世界由哪五种物质构成？脾为什么成为后天之本，平时应如何调护？

4．如平时经常气短，神疲乏力，少气懒言，常感气力不够，出汗多，白天稍一活动就出汗，活动时诸症加剧，休息后好转，舌淡苔白，用气血津液辨证，当属什么证型？日常调护中要注意什么，可以多吃什么食物？

【参考文献】

[1] 印会河. 中医基础理论［M］. 上海：上海科学技术出版社，1984.

[2] 邓铁涛. 中医诊断学［M］. 上海：上海科学技术出版社，1984.

[3] 陈佩仪. 中医护理学基础［M］. 2 版. 北京：人民卫生出版社，2017.

[4] 王玉川. 中医养生学［M］. 上海：上海科学技术出版社，1992.

第二章
经络腧穴与养生

学习目标

❀ 识记：

1. 十二经脉、奇经八脉的概念。

2. 常用养生腧穴的定位、功能主治。

❀ 理解：

1. 十二经脉的组成。

2. 经络腧穴与养生的关联。

3. 腧穴的取穴法。

❀ 运用：

能运用常用的腧穴开展养生保健。

第一节　中医的经络系统与养生

一、人体主要经络系统的组成

（一）十二经脉（命名；分布、走向、交接、流注规律）

经络系统由经脉和络脉组成，其中经脉包括十二经脉、奇经八脉，及附属于十二经脉的十二经别、十二经筋和十二皮部，络脉包括十五络脉和难以计数的孙络、浮络等，见图2-1。

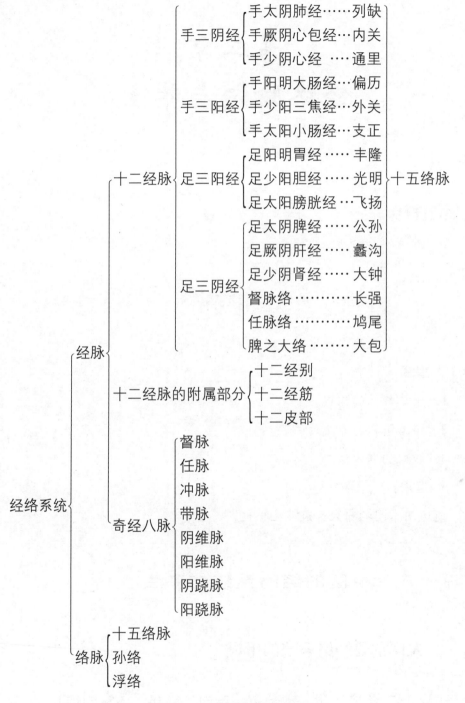

图 2-1 经络系统的组成

十二经脉又称为"十二正经"，在体内属络于脏腑，在体表左右对称地分布于头面、躯干和四肢，纵贯全身，它们是经络系统的主体。

（1）十二经脉的名称。十二经脉的名称由手足、阴阳和脏腑三部分组成。手足，表示经脉的外行路线分别分布于手或足，如手太阴经表示该经脉分布于手。脏腑，表示经脉的内行路线分别属于哪一个脏腑，如肺经表示该经脉属肺脏。阴阳，表示经脉的阴阳属性及阴阳消长变化，一阴一阳衍化为三阴三阳：阴气最盛为太阴，其次为少阴，再次为厥阴；阳气最盛为阳明，其次为太阳，再次为少阳。十二经脉的名称分别为手太阴肺经、手阳明大肠经、足阳明胃经、足太阴脾经、手少阴心经、手太阳小肠经、足太阳膀胱经、足少阴肾经、手厥阴心包经、手少阳三焦经、足少阳胆经和足厥阴肝经。

（2）十二经脉的体表分布规律。十二经脉在体表左右对称地分布于头面、躯干和四肢。阴经分布于四肢内侧和胸腹，上肢内侧为手三阴经，下肢内侧为足三阴经；阳经分布于四肢外侧和头面、躯干，上肢外侧为手三阳经，下肢外侧为足三阳经。

按立正姿势，大指在前，小指在后的体位，将上下肢的内外侧分成前、中、后3条区线，十二经脉在四肢的排列是：手足阳经为阳明在前、少阳在中、太阳在后，手足阴经为太阴在前、厥阴在中、少阴在后。其中足三阴经在足内踝上8寸以下为厥阴在前、太阴在中、少阴在后，至内踝上8寸以上，太阴交出于厥阴之前。

（3）十二经脉属络表里关系。十二经脉在体内属络于脏腑，其中阴经属脏络腑为里，阳经属腑络脏为表，互为表里的阴经与阳经在体内互相属络。如手太阴肺经属肺络大肠为里，手阳明大肠经属大肠络肺为表。互为表里的经脉在生理上密切联系，病变时相互影响，治疗上相互为用。

（4）十二经脉与脏腑器官的联络。十二经脉除了与属络的脏腑有特定的配属关系外，还与其经脉循行分布部位的组织器官有着密切的联络，见表2-1。

表 2-1　十二经脉与脏腑器官联络表

经脉名称	属络的脏腑	联络的器官
手太阴肺经	属肺，络大肠，环循胃口	喉咙
手阳明大肠经	属大肠，络肺	入下齿中，挟口、鼻
足阳明胃经	属胃，络脾	起于鼻，入上齿，环口挟唇，循喉咙
足太阴脾经	属脾，络胃，流注心中	挟咽，连舌本，散舌下
手少阴心经	属心，络小肠，上肺	挟咽，系目系
手太阳小肠经	属小肠，络心，抵胃	循咽，至目内外眦，入耳中，抵鼻
足太阳膀胱经	属膀胱，络肾	起于目内眦，至耳上角，入络脑
足少阴肾经	属肾，络膀胱，上贯肝，入肺中，络心	循喉咙，挟舌本
手厥阴心包经	属心包，络三焦	模膈
手少阳三焦经	属三焦，络心包	系耳后，出耳上角，入耳中，至目锐眦
足少阳胆经	属胆，络肝	起于目锐眦，下耳后，入耳中，出耳前
足厥阴肝经	属肝，络胆，挟胃，注肺	过阴器，连目系，环唇内

（5）十二经脉的循行走向与交接规律及气血循环流注次序。

十二经脉的循行走向规律：手三阴经从胸走手，手三阳经从手走头，足三阳经从头走足，足三阴经从足走腹胸。

十二经脉的交接规律：相表里经的阴经与阳经在手足末端交接，如手太阴肺经与手阳明大肠经交接于食指端；同名的阳经与阳经在头面部交接，如手阳明大肠经和足阳明胃经交接于鼻旁；相互衔接的阴经与阴经在胸中交接，如足太阴脾经与手少阴心经交接于心中。

十二经脉的气血循环流注次序：十二经脉的气血运行始于手太阴肺经，逐经流注到肝经，自肝经再上注肺，重新开始循环。十二经脉之间由此连贯起来，构成"如环无端"的气血循环流注系统。见图 2-2。

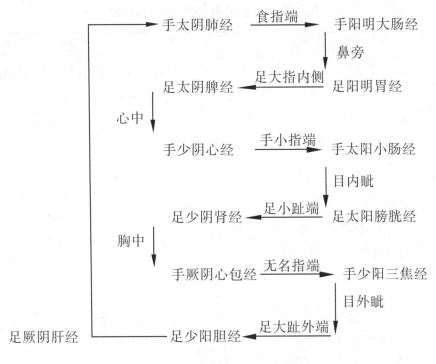

图2-2　十二经脉衔接、流注表

(二) 奇经八脉

奇经八脉既不属络脏腑，又无表里配合关系，无对称性分布，是别道奇行分布的 8 条经脉，包括督脉、任脉、冲脉、带脉、阴维脉、阳维脉、阴跷脉、阳跷脉。奇经八脉中的督脉、任脉、冲脉皆起于胞中，同出于会阴，而分别循行于人体的前后正中线和腹部两侧，称为"一源三歧"。督脉调节全身阳经经气，又称"阳脉之海"；任脉调节全身阴经经气，又称"阴脉之海"；冲脉涵蓄十二经脉气血，又称"十二经脉之海""血海"。

奇经八脉纵横交错地循行分布于十二经脉之间，沟通了十二经脉之间的联系，起到统摄有关经脉气血，协调阴阳的作用，对十二经脉气血有着蓄积和渗灌的调节作用。当十二经脉和脏腑之气旺盛时，奇经则加以储蓄；当十二经脉生理功能需要时，则奇经又能渗灌和供应，见表2-2。

任、督二脉各有本经所属穴位，故与十二经相提并论，合称为"十四经"。十四经均有一定的循行路线和所属穴位，是经络系统中的主要部分。

表 2-2　奇经八脉循行分布和功能

脉名	循行分布概况	功能
任脉	腹、胸、颏下正中	总任六阴经，调节全身阴经经气，故称"阴脉之海"
督脉	腰、背、头面正中	总督六阳经，调节全身阳经经气，故称"阳脉之海"
带脉	起于胁下，环腰一周，状如束带	约束纵行躯干的诸条经脉
冲脉	与足少阴经相并上行，环绕口唇，且与任、督、足阳明等有联系	涵蓄十二经气血，故称"十二经之海"
阴维脉	小腿内侧，并足太阴、厥阴上行至咽喉合于任脉	调节六阴经经气
阳维脉	足跗外侧，并足少阳经上行，至颈后会合于督脉	调节六阳经经气
阴跷脉	足跟内侧，伴足少阴等经上行，至目内眦与阳跷脉会合	调节肢体运动，司眼睑开合
阳跷脉	足跟外侧，伴足太阳等经上行，至目内眦与阴跷脉会合	调节肢体运动，司眼睑开合

（三）十五络脉

十二经脉和任、督二脉各自在经脉别出一络，加上脾之大络，总计15条，称十五络脉。分别以其发出之处的腧穴命名。十二经脉的络脉分别在本经四肢肘膝关节以下的络穴分出，均走向相表里的经脉，即阴经的络脉络于阳经，阳经的络脉络于阴经。任脉的络脉从络穴鸠尾分出以后散布于腹部；督脉的络脉从络穴长强分出以后散布于头；脾之大络从大络穴大包分出以后散布于胸胁。

十二经脉的络脉加强了十二经脉中表里两经的联系，沟通了表里两经的经气；躯干部的任脉络、督脉络和脾之大络，分别沟通了腹、背和胸胁经气。此外，从络脉分出的浮行于浅表部位的细小络脉称浮络和孙络，它们遍布全身，难以计数，从而输布气血以濡养全身组织。

（四）十二经别

十二经别是十二正经离、入、出、合的别行部分，是正经别行深入体腔的支脉。十二经别多从四肢肘膝关节以上的正经别出（离），经过躯干深入体腔与相关的脏腑联系（入），再浅出于体表上行头项部（出），在头项部阳经经别合于本经的经脉，阴经的经别合于其表里的阳经经脉（合）。十二经别按阴阳表里关系汇合成6组，称为"六合"。

十二经别离、入、出、合于表里之间的特点，加强了十二经脉的内外联系，更加强了经脉所属络的脏腑在体腔深部的联系。由于阴经经别合于阳经后都上达头面部，加强了阴经经脉同头面部的联系。

（五）十二经筋

十二经筋是十二经脉之气濡养筋肉骨节的体系，是附属于十二经脉的筋肉系统。其循行分布均起始于四肢末端，结聚于关节骨骼部，而走向躯干头面，行于体表，不入内脏。十二经筋有刚（阳）筋、柔（阴）筋之分，刚筋分布于项背和四肢外侧，以手足阳经经筋为主；柔筋分布于胸腹和四肢内侧，以手足阴经经筋为主。

经筋具有约束骨骼、屈伸关节、维持人体正常运动功能的作用，经筋病候都属于筋肉方面的疾病和运动功能的异常。

（六）十二皮部

十二皮部是十二经脉功能活动反映于体表的部位，也是络脉之气散布之所在。十二皮部的分布区域是以十二经脉在体表的分布范围，即以十二经脉在皮肤上的分属部分为依据进行划分。

十二皮部居于人体最外层，与络脉气血相通，是机体的卫外屏障，具有抗御外邪、保卫机体和反映病候、协助诊断的作用。通过观察皮部的病变征象，如皮肤上的丘疹，切诊皮肤的寒热、皮肤的感觉差异等，可协助诊断。皮部也是针灸临床上重要的治疗部位，如皮肤针、刮痧法、敷贴等都是皮部理论的具体运用。

二、经络的生理功能

1. 联系脏腑，沟通内外

经络系统中的经脉、经别、经筋、皮部、奇经八脉与十五络脉、浮络、孙络等，纵横交错，通上达下，入里出表，联系了人体各脏腑器官和筋肉皮肤，沟通了人体的五脏六腑、四肢百骸、五官九窍、皮肉筋骨等组织器官，使人体构成一个有机的整体，保持协调统一。

2. 运行气血，营养全身

经络是人体气血运行的通路，气血是人体生命活动的物质基础。全身各组织器官只有得到气血的濡润，才能完成正常的生理功能。经络将气血运行输布到全身各组织脏器，和调于五脏，洒陈于六腑，从而濡养周身。

3. 抗御病邪，保卫机体

人体的营气行于脉中，卫气行于脉外，充实于络脉。经络系统中的浮络、孙络分布广而浅表，散布于全身、密布于皮部，是机体的卫外屏障。当外邪侵犯机体时，卫气首当其冲，发挥其抗御外邪、保卫机体的屏障作用。

三、经络与养生的关联

1. 说明病理变化

经络是人体内外通达的一个通道，也是病邪由表及里的传注途径，具有反映病候的特点。在某些疾病的病程中，常常在经络循行通路上出现明显的压痛或结节等反应物，以及相应的部位出现皮肤色泽、形态、温度、电阻等的变化。通过望色、循经触摸反应物和按压等，可推断疾病的病理变化。

2. 指导辨证归经

经络有一定的循行分布路线及所属络的脏腑，经脉、络脉、经筋、皮部因为循行分布路线及所属络的脏腑各不相同，主病也各有特点。临床上可根据患者的病位，结合经络循行部位及所联系的脏腑，确定病变所在的经络，即为辨证归经。如头痛一证，痛在前额者多与阳明经有关，痛在两侧者多与少阳经有关，痛在后项者多与太阳经有关，痛在巅顶者多与督脉、足厥阴经有关。

3. 指导针灸治疗

针灸治病是通过针刺和艾灸等刺激体表腧穴，以疏通经气，调节人体脏腑气血功能，从而达到治疗疾病的目的。通常根据经脉循行和主治特点进行循经取穴，如《四总穴歌》记载"肚腹三里留，腰背委中求，头项寻列缺，面口合谷收"，就是循经取穴的体现。由于皮部与经络、脏腑有着密切的联系，所以在临床上也常用皮肤针叩刺法，或将皮内针埋藏于皮内来治疗脏腑、经脉的病证。

◎ 第二节 腧穴与保健养生

一、腧穴的分类

人体的腧穴大体上可归纳为十四经穴、奇穴、阿是穴 3 类。

十四经穴简称"经穴"，是指归属于十二经和任脉、督脉循行线上的腧穴，有固定的名称、固定的位置和归经，且有主治本经病证的共同作用，是腧穴的主要部分。

奇穴又称"经外奇穴"，是指既有一定的名称，又有明确的位置，但尚未列入或不便归入十四经系统的腧穴。这类腧穴的主治范围比较单纯，多数对某些病证有特殊疗效，如定喘治哮喘等。有的奇穴并不是指一个穴位，而是多个穴位的组合，如四缝、十宣、八邪、八风、华佗夹脊等。

阿是穴又称"天应穴""不定穴""压痛点"等，即指既无固定名称，亦无固定位置，而是以压痛点或其他反应点作为针灸施术部位的一类腧穴。

二、腧穴的作用

腧穴是脏腑经络之气输注于体表的特殊部位，当人体生理功能失调时，腧穴是疾病的反映点，在防治疾病时腧穴又是针灸的刺激点。针灸临床通过针刺、艾灸等对腧穴的刺激以通其经脉、调其气血，使阴阳平衡、脏腑和调，从而达到扶正祛邪的目的。

1. 腧穴的主治特点

腧穴的主治特点主要表现在近治作用、远治作用和特殊作用 3 个方面。

（1）近治作用。所有腧穴均能治疗其所在部位局部与邻近组织、脏器的病证，这是腧穴主治作用所具有的共同特点。如耳区的听宫、听会、翳风诸穴，均能治耳病；眼区及其周围的睛明、承泣、攒竹、瞳子髎等穴位均能治疗眼疾；膝关节及其周围的鹤顶、膝眼、梁丘、阳陵泉等穴位均能治疗膝关节疼痛。

（2）远治作用。腧穴具有治疗本经循行所过之处经脉的病证及远隔部位的组织、脏器病证的作用。这是十四经腧穴主治作用的基本特点，在十四经所属腧穴中尤其是十二经脉在四肢肘膝关节以下的腧穴，不仅能治疗局部病证，而且还能治疗本经循行所过之处的远隔部位的脏腑、组织器官病证。如合谷穴不仅能治疗手部的局部病证，还能治疗本经经脉所过之处的颈部和头面部病证。

（3）特殊作用。某些腧穴具有双向性的良性调整作用和相对特异性的治疗作用。腧穴的双向性的良性调整作用是指机体在不同的病理状态下，同一腧穴体现出两种相反的治疗作用。如腹泻时针灸天枢穴可止泻，便秘时针灸天枢穴可以通便；心动过速时针刺内关能减慢心率，心动过缓时针刺则可加快心率。某些腧穴的治疗作用还具有相对的特异性，如针刺大椎穴退热、灸至阴穴矫正胎位等。

2. 腧穴的主治规律

每个腧穴都有广泛的主治范围，这与其所属经络和所在部位的不同有直接关系。无论腧穴的远部治疗作用，还是近部治疗作用，都以经络理论为依据。腧穴的主治规律，主要有分经主治、分部主治两方面，四肢部经穴以分经主治为主，头身部经穴以分部主治为主。

（1）分经主治规律。某一经脉所属的经穴均可治疗该经脉循行部位及其相应脏腑的病证。十四经穴的主治作用，归纳起来是：本经腧穴能治疗本经病，表里经穴能治互为表里的经脉、脏腑病。根据腧穴的分经主治规律，后世在针灸治疗上发展为"宁失其穴，勿失其经"。

各经腧穴的主治既有其特殊性，又有共同性。如手三阴经穴各有其特殊作用，即手太阴肺经穴治肺、喉病及上肢内侧前缘痹痛；手厥阴心包经穴治心、胃病及上肢内侧中间痹痛；手少阴心经穴治心痛及上肢内侧后缘痹痛。但它们又有共同主治特点，即均能治胸部病。

（2）分部主治规律。位于身体某一部位的腧穴均可治疗该部位及某类病证，即腧穴的分部主治与腧穴的位置特点相关。如位于头面、颈项部的腧穴，以治疗头面五官及颈项部病证为主，后头区及项区穴又可治疗神志病；胸、腹与背腰部前后对应，"脏腑腹背，气相通应"，这是分部主治的规律，体现经脉在纵行分经的基础上又有横行分部的关系。

三、腧穴的定位方法

针灸临床中，强调取穴准确，因为治疗效果与取穴是否准确有着密切的联系。《灵枢·邪气藏府病形篇》记载："刺此者，必中气穴，无中肉节。"《备急千金要方·灸例》记载："灸时孔穴不正，无益于事，徒破皮肉耳。"取穴准确必须掌握好腧穴的定位方法。腧穴的定位方法有骨度分寸定位法、体表解剖标志定位法、手指同身寸定位法、简便定位法4种。

1. 体表解剖标志定位法

体表解剖标志定位法是以人体解剖学的各种体表标志为依据来确定穴位位置的方法，又称自然标志定位法。体表标志，主要指分布于全身体表的骨性标志和肌性标志，又可分固定标志和活动标志两类。

（1）固定标志。固定标志定位是指利用骨节凹凸、肌肉隆起及五官、毛发、爪甲、乳头、肚脐等固定标志来取穴的方法。比较明显的标志，如两眉中间取印堂；两乳中间取膻中；腓骨小头前下缘取阳陵泉等。此外，肩胛冈平第三胸椎棘突，肩胛骨下角平第七胸椎棘突，髂嵴平第四腰椎棘突，这些可作为背腰部穴的取穴标志。

（2）活动标志。活动标志定位是指利用关节、肌肉、皮肤随活动而出现的孔隙、凹陷、皱纹等活动标志来取穴的方法。如张口取听宫；闭口取下关；外展上臂时肩峰前下方的凹陷中取肩髃；正坐屈肘，掌心向胸，当尺骨小头桡侧骨缝中取养老。

2. 骨度分寸定位法

骨度分寸定位法古称"骨度法",即以骨节为标志,以患者本人的身材为依据,不论男女老幼,肥瘦高矮,将两骨节之间的长度折量为一定的等分,每一等分为一寸,分部折寸,测量身体各部的长度,并依其尺寸作为定穴的标准。常用骨度分寸,见表2-3。

表2-3 常用骨度分寸表

部位	起止点	折量寸	度量法	说明
头部	前发际至后发际	12寸	直寸	如前发际不明,从眉心至大椎穴作18寸,眉心至前发际3寸,大椎穴至后发际3寸
	前额两发角之间	9寸	横寸	用于确定头前部经穴的横向距离
	耳后两完骨(乳突)之间	9寸	横寸	用于确定头后部经穴的横向距离
胸腹部	天突至歧骨(胸剑联合)	9寸	直寸	用于确定胸部任脉经穴的纵向距离
	歧骨至脐中	8寸	直寸	用于确定上腹部经穴的纵向距离
	脐中至横骨上廉(耻骨联合上缘)	5寸	直寸	用于确定下腹部经穴的纵向距离
	两乳头之间	8寸	横寸	胸腹部取穴横寸,可根据两乳头间的距离折量,女性可用锁骨中线代替
	腋窝顶点至第11肋游离端(章门)	12寸	直寸	用于确定胁肋部经穴的纵向距离
背腰部	大椎以下至尾骶	21椎	直寸	背腰部腧穴以脊椎棘突为定位标志
	肩胛骨内缘(近脊柱侧点)至后正中线	3寸	横寸	用于确定背腰部经穴的横向距离
	肩峰缘至后正中线	8寸	横寸	用于确定肩背部经穴的横向距离

续上表

部位	起止点	折量寸	度量法	说明
上肢部	腋前、后纹头至肘横纹（平肘尖）	9 寸	直寸	用于确定上臂部经穴的纵向距离
	肘横纹（平肘尖）至腕掌（背）侧横纹	12 寸	直寸	用于确定前臂部经穴的纵向距离
下肢部	耻骨联合上缘至股骨内上髁上缘	18 寸	直寸	用于确定下肢内侧足三阴经穴的纵向距离
	胫骨内侧髁下方至内踝尖	13 寸	直寸	
	股骨大转子至腘横纹	19 寸	直寸	用于确定下肢外后侧足三阳经穴的纵向距离
	腘横纹至外踝尖	16 寸	直寸	

3. 手指同身寸定位法

手指同身寸定位法是以患者本人的手指为尺寸折量标准来量取穴位的定位方法，又称"指寸法"。常用的有中指同身寸、拇指同身寸和横指同身寸 3 种。

（1）中指同身寸。以患者中指屈曲时中节桡侧两端纹头之间的距离为 1 寸。

（2）拇指同身寸。以患者的拇指指间关节之宽度为 1 寸。

（3）横指同身寸。又称"一夫法"。当患者食指、中指、无名指和小指并拢时，以中指近侧指间关节横纹水平为标准，四指宽度为 3 寸。

4. 简便定位法

简便定位法是一种简便易行的腧穴定位方法。常用的简便定位方法有：两手虎口交叉，当食指端压在另一手腕后高骨处取列缺；半握拳，当中指端所指处取劳宫；两手自然下垂，于中指端触及下肢处取风市；两耳尖直上连线中点取百会等。

此法是一种辅助取穴方法，为了定穴准确，最好结合体表解剖标志或"骨度"分寸定位等方法取穴。

四、与保健养生相关联的常用腧穴

1. **中府**

【定位】在胸前壁的外上方，云门下 1 寸，平第一肋间隙，距前正中线 6 寸。

【主治】①咳嗽，气喘，胸闷，胸痛；②肩背痛。

2. **尺泽**

【定位】在肘横纹中，肱二头肌腱桡侧凹陷处。

【主治】①咳嗽，气喘，咯血；②咽喉肿痛，发热；③急性吐泻；④小儿惊风；⑤肘臂挛痛。

3. **孔最**

【定位】在前臂掌面桡侧，当尺泽与太渊连线上，腕横纹上 7 寸。

【主治】①咯血，咳嗽，气喘；②鼻衄，咽喉肿痛；③痔血；④肘臂挛痛。

4. **列缺**

【定位】桡骨茎突上方，腕横纹上 1.5 寸，当肱桡肌与拇长展肌腱之间。

【主治】①咳嗽，气喘；②头痛，项强，齿痛，咽喉肿痛，口眼㖞斜；③手腕痛。

5. **太渊**

【定位】在腕掌侧横纹桡侧，桡动脉搏动处。

【主治】①咳嗽，气喘，咯血，胸痛；②咽喉肿痛；③无脉症；④手腕痛。

6. **鱼际**

【定位】第一掌骨中点桡侧，赤白肉际处。

【主治】①咳嗽，气喘，咯血；②咽喉肿痛，失音；③发热。

7. **少商**

【定位】在拇指末节桡侧，距指甲角0.1寸。

【主治】①咽喉肿痛，鼻衄；②高热，昏迷，癫狂；③咳嗽；④手臂麻木。

8. **合谷**

【定位】手背，第一、第二掌骨间，当第二掌骨桡侧中点处。

【主治】①头痛，齿痛，口眼㖞斜，目赤肿痛，鼻衄，耳聋；②发热恶寒，多汗，无汗；③经闭，滞产；④皮肤瘙痒，瘾疹；⑤上肢痿痹，手指挛痛。

9. 手三里

【定位】在阳溪与曲池连线上，肘横纹下2寸。

【主治】①上肢不遂，肘臂痛；②齿痛，颊肿，瘰疬；③腹痛，吐泻。

10. 曲池

【定位】屈肘，肘横纹外侧端，当尺泽与肱骨外上髁连线中点。

【主治】①咽喉肿痛，目赤痛，齿痛；②热病，心烦；③风疹，湿疹；④高血压；⑤腹痛，吐泻；⑥癫狂，瘛疭；⑦上肢不遂，肘臂疼痛无力。

11. 臂臑

【定位】在曲池与肩髃连线上，曲池上7寸，三角肌止点处。

【主治】①肩臂痛，上肢不遂；②瘰疬；③目疾。

12. 肩髃

【定位】在肩部三角肌下，臂外展或向前平伸时肩峰前下方凹陷中。

【主治】①肩臂痛，上肢不遂；②瘰疬。

13. 迎香

【定位】鼻翼外缘中点旁，当鼻唇沟中。

【主治】①鼻衄，鼻塞，鼻渊；②口㖞，面痒，面肿；③胆道蛔虫症。

14. 承泣

【定位】目正视，瞳孔直下，眼球与眶下缘之间。

【主治】①目赤肿痛，迎风流泪，夜盲，视物不明；②眼睑瞤动，口眼㖞斜。

15. 四白

【定位】目正视，瞳孔直下，当眶下孔凹陷中。

【主治】①目赤肿痛，迎风流泪，目翳，视物不明；②口眼㖞斜，眼睑瞤动，面痛、面痒；③眩晕。

16. 地仓

【定位】目正视，瞳孔直下，平口角处。

【主治】口眼㖞斜，流涎，齿痛，面痛，面肌眴动。

17. 颊车

【定位】下颌角前上方约一横指，当咀嚼时咬肌隆起高点处。

【主治】口眼㖞斜，齿痛，面痛，面肌眴动，颊肿。

18. 头维

【定位】额角发际上0.5寸，头正中线旁开4.5寸。

【主治】①头痛，眩晕；②目痛，迎风流泪；③眼睑眴动。

19. 天枢

【定位】脐中旁开2寸，前正中线旁开2寸。

【主治】①腹痛，腹胀，泄泻，便秘，痢疾，肠痈；②月经不调，痛经；③水肿。

20. 归来

【定位】脐中下4寸，前正中线旁开2寸。

【主治】①经闭，痛经，带下，月经不调，阴挺；②小腹痛，疝气。

21. 犊鼻

【定位】屈膝，在膝部髌骨与髌韧带外侧凹陷中。

【主治】膝肿痛，脚气。

22. 足三里

【定位】犊鼻穴下3寸，胫骨前缘外一横指（中指）。

【主治】①胃痛，呕吐，腹痛，腹胀，泄泻，便秘，痢疾，肠痈；②虚劳赢瘦，心悸气短，头晕；③下肢痿痹，水肿，脚气；④癫、狂、痫。

23. 丰隆

【定位】外踝尖上8寸，距胫骨前缘外二横指（中指）。

【主治】①咳嗽痰多；②头痛，眩晕，癫狂痫；③下肢痿痹。

24. 隐白

【定位】足大趾内侧，距趾甲角0.1寸。

【主治】①崩漏，月经过多，便血，尿血；②腹胀，腹痛；③癫狂，多梦，惊风。

25. **三阴交**

【定位】内踝尖上 3 寸，胫骨内侧面后缘。

【主治】①腹痛，肠鸣，便秘，泄泻；②月经不调，经闭，痛经，带下，阴挺，滞产，不孕，不育，阳痿，遗精；③小便不利，遗尿，水肿；④失眠，眩晕；⑤下肢痿痹，脚气。

26. **阴陵泉**

【定位】胫骨内侧髁后下方凹陷中。

【主治】①腹胀，泄泻，黄疸；②小便不利，水肿；③带下，遗精，阴痛；④肿痛。

27. **血海**

【定位】屈膝，髌底内侧端上 2 寸，股四头肌内侧头的隆起处。

【主治】①月经不调，经闭，崩漏；②湿疹，瘾疹，丹毒；③膝肿痛。

28. **极泉**

【定位】上臂外展，在腋窝顶点，腋动脉搏动处。

【主治】①心痛，心悸；②胸闷、胁肋疼痛；③肩臂疼痛，上肢不遂；④瘰疬。

29. **少海**

【定位】屈肘，在肘横纹内侧端与肱骨内上髁连线的中点处。

【主治】①心痛；②腋胁痛，肘臂麻痛；③瘰疬。

30. **神门**

【定位】在腕部，腕掌侧横纹尺侧端，尺侧腕屈肌腱的桡侧凹陷处。

【主治】①失眠，健忘，呆痴，癫狂痫；②心痛，心悸。

31. **少冲**

【定位】在手小指末节桡侧，距指甲角 0.1 寸。

【主治】①心痛，心悸；②癫狂，昏迷；③热病。

32. **养老**

【定位】在前臂背面尺侧，当尺骨小头近端桡侧凹陷中。

【主治】①目视不明；②项强，急性腰痛，肩背肘臂痛麻。

33. 听宫

【定位】在面部，耳屏前，下颌骨髁状突的后方，张口时呈凹陷处。

【主治】①耳鸣，耳聋，齿痛；②癫狂痫。

34. 攒竹

【定位】在面部，眉头陷中，眶上切迹处。

【主治】①头痛，眉棱骨痛；②目视不明，目赤肿痛，眼睑𝄟动，眼睑下垂，口眼歪斜，迎风流泪；③呃逆。

35. 风门

【定位】在背部，第二胸椎棘突下，旁开1.5寸。

【主治】①伤风，鼻塞流涕，咳嗽，发热头痛；②项强，胸背痛。

36. 肺俞

【定位】在背部，第三胸椎棘突下，旁开1.5寸。

【主治】①咳嗽，气喘，鼻塞，咯血；②骨蒸潮热，盗汗；③皮肤瘙痒，瘾疹。

37. 心俞

【定位】在背部，第五胸椎棘突下，旁开1.5寸。

【主治】①心痛，心烦，惊悸，失眠，健忘，梦遗，癫狂痫；②咳嗽，吐血。

38. 肝俞

【定位】在背部，第九胸椎棘突下，旁开1.5寸。

【主治】①黄疸，胁痛，脊背痛；②目赤，目视不明，夜盲，迎风流泪；③癫狂痫，眩晕。

39. 肾俞

【定位】在腰部，第二腰椎棘突下，旁开1.5寸。

【主治】①遗尿，小便不利，水肿，阳痿，遗精，月经不调，带下；②耳鸣，耳聋；③腰痛。

40. 大肠俞

【定位】在腰部，第四腰椎棘突下，旁开1.5寸。

【主治】①腹胀，腹泻，便秘，痢疾，痔疾；②腰痛。

41. 关元俞

【定位】在腰部，第五腰椎棘突下，旁开1.5寸。

【主治】①腹胀，腹泻，小便频数或不利，遗尿；②腰骶痛。

42. 小肠俞

【定位】在骶部，第一骶椎棘突下，旁开1.5寸，约平第一骶后孔。

【主治】①遗精，遗尿，尿血，带下，疝气；②腹痛，腹泻，痢疾；③腰骶痛。

43. 膀胱俞

【定位】在骶部，第二骶椎棘突下，旁开1.5寸，约平第二骶后孔。

【主治】①尿频，小便不利，遗尿，遗精；②腹泻，便秘；③腰骶痛。

44. 委中

【定位】在腘横纹中点，当股二头肌腱与半腱肌肌腱的中间。

【主治】①腰背痛，下肢痿痹；②遗尿，小便不利；③丹毒，瘾疹，皮肤瘙痒。

45. 承山

【定位】在小腿后面正中，委中与昆仑之间，当伸直小腿或足跟上提时，腓肠肌肌腹下出现尖角凹陷处。

【主治】①腰腿拘急疼痛；②痔疾，便秘。

46. 昆仑

【定位】在足部外踝后方，外踝尖与跟腱之间的凹陷处。

【主治】①头痛，项强，目眩，鼻衄；②腰痛，足跟肿痛；③滞产；④癫痫。

47. 至阴

【定位】在足小趾末节外侧，距趾甲角0.1寸。

【主治】①胎位不正，滞产；②头痛，目痛，鼻塞，鼻衄。

48. 涌泉

【定位】在足底部，卷足时足前部凹陷处，约当第2、3趾趾缝纹头端与足跟连线的前 1/3 与后 2/3 交点上。

【主治】①头顶痛，头晕，目眩；②咽喉肿痛，舌干，失音；③癫狂，小儿惊风，失眠；④便秘，小便不利；⑤足心热。

49. **内关**

【定位】在前臂掌侧，当曲泽与大陵连线上，腕横纹上2寸，掌长肌腱与桡侧腕屈肌腱之间。

【主治】①心痛，心悸，胸闷；②眩晕，癫痫，失眠，郁证；③胃痛，呕吐，呃逆；④肘臂挛痛。

50. **劳宫**

【定位】在手掌心，第二、第三掌骨之间偏于第三掌骨，握拳屈指时中指尖4处。

【主治】①口疮，口臭；②心痛，心悸；③呕吐；④癫狂痫，中风昏迷，中暑。

51. **肩髎**

【定位】在肩部，肩髃后方，当臂外展时，于肩峰后下方呈现凹陷处。

【主治】肩臂痛。

52. **翳风**

【定位】在耳垂后方，当乳突与下颌角之间的凹陷处。

【主治】①口眼歪斜，牙关紧闭，齿痛，颊肿；②耳鸣，耳聋；③瘰疬。

53. **丝竹空**

【定位】在面部，当眉梢凹陷处。

【主治】①头痛，目赤肿痛，眼睑瞤动；②癫狂痫。

54. **瞳子髎**

【定位】在面部，目外眦旁，当眶外侧缘凹陷处。

【主治】①目赤肿痛，目翳，青盲；②偏头痛，口眼歪斜。

55. **听会**

【定位】在面部，当耳屏间切迹的前方，下颌骨髁突的后缘，张口有凹陷处。

【主治】①耳鸣，耳聋，聤耳；②面痛，齿痛，口眼歪斜。

56．风池

【定位】在项部，胸锁乳突肌与斜方肌上端之间的凹陷中，平风府穴。

【主治】①头痛，眩晕；②目赤肿痛，视物不明，鼻衄，鼻塞，鼻渊，耳鸣，咽喉肿痛；③颈项强痛；④热病，感冒；⑤中风，不寐，癫痫。

57．肩井

【定位】在肩上，当大椎与肩峰端连线的中点上，前直对乳中。

【主治】①肩背痹痛，颈项强痛；②乳痈，乳汁少，滞产，瘰疬。

58．环跳

【定位】在股外侧部，侧卧屈股，当股骨大转子最凸点与骶管裂孔连线的外1/3与中1/3交点处。

【主治】腰腿痛，半身不遂，下肢痿痹。

59．阳陵泉

【定位】在小腿外侧，当腓骨小头前下方凹陷处。

【主治】①口苦，呕吐，黄疸，胁肋痛；②下肢痿痹，膝膑肿痛；③小儿惊风。

60．光明

【定位】在小腿外侧，当外踝尖上5寸，腓骨前缘。

【主治】①目痛，夜盲，视物不明；②乳胀痛，乳汁少；③下肢痿痹。

61．行间

【定位】在足背侧，第1、2趾间趾蹼缘的后方赤白肉际处。

【主治】①中风，癫痫，头痛，目眩，目赤肿痛，青盲，口㖞；②月经不调，崩漏，痛经，带下，遗尿，癃闭，疝气；③胁肋疼痛。

62．太冲

【定位】在足背侧，第1、2跖骨结合部之前凹陷处。

【主治】①头痛，眩晕，目赤肿痛，口㖞，青盲，耳鸣，耳聋；②癫痫，小儿惊风，中风；③黄疸，胁痛；④月经不调，痛经，经闭，带下，遗尿，癃闭；⑤下肢痿痹。

63. 腰俞

【定位】后正中线上，适对骶管裂孔处。

【主治】①腰脊强痛，下肢痿痹；②肛肠病如痔疮、脱肛、腹泻、便血等；③月经不调；④癫痫。

64. 腰阳关

【定位】后正中线上，第四腰椎棘突下凹陷中。

【主治】①腰骶疼痛，下肢痿痹；②妇科病如月经不调、赤白带下等；③男科病如遗精、阳痿等。

65. 命门

【定位】后正中线上，第二腰椎棘突下凹陷中。

【主治】①腰脊强痛，下肢痿痹；②妇科病如月经不调、赤白带下、痛经、经闭、不孕等；③肾阳不足病证如遗精、阳痿、遗尿、尿频、泄泻、小腹冷痛等。

66. 大椎

【定位】后正中线上，第七颈椎棘突下凹陷中。

【主治】①热病，疟疾，骨蒸潮热；②感冒，咳喘；③头项强痛，脊痛；④癫狂痫证，小儿惊风；⑤风疹，痤疮。

67. 百会

【定位】前发际正中直上5寸，或头部正中线与两耳尖连线的交点处。

【主治】①头病、神志病，如头痛、眩晕、失眠、健忘、痴呆、中风、癫痫、癔病等；②气虚下陷病证如脱肛、泄泻、阴挺、脏器下垂等。

68. 神庭

【定位】前发际正中直上0.5寸。

【主治】①神志病如癫狂痫、失眠、惊悸；②头面五官病如头痛、目眩、鼻渊、鼻衄等。

69. 水沟

【定位】人中沟的上1/3与下2/3交点处。

【主治】①急危重症如昏迷、晕厥、中风、中暑等；②神志病如癔病、癫狂痫、急慢惊风等；③面部病证如面肿、口歪、牙关紧闭等；④闪挫腰痛。

70. 关元

【定位】前正中线上，脐中下 3 寸。

【主治】①元气虚损病证如中风脱证、虚劳羸瘦等；②泌尿生殖系病如尿闭、尿频、遗尿、遗精、阳痿、早泄等；③妇科病如月经不调、痛经、经闭、崩漏、带下、阴挺、不孕等。④少腹疼痛，疝气；⑤肠病如腹泻、痢疾、脱肛、便血等。

71. 气海

【定位】前正中线上，脐中下 1.5 寸。

【主治】①气虚病证如虚劳羸瘦、中风脱证等；②肠腑病如腹痛、腹泻、便秘等；③泌尿生殖系病如小便不利、遗尿、遗精、阳痿等；④妇科病如月经不调、痛经、经闭、崩漏、带下、阴挺等。

72. 神阙

【定位】在脐中央。

【主治】①虚脱证；②肠腑病如脐腹痛胀、泄泻、痢疾、脱肛等；③水肿，小便不利。

73. 中脘

【定位】前正中线上，脐中上 4 寸。

【主治】①胃病如胃痛、腹胀、纳呆、呕吐、吞酸、呃逆等；②黄疸；③神志病如癫狂，失眠。

【思考题】

1. 请结合您自己的保健体会，谈谈经络腧穴与养生的关联主要表现在哪些方面？

2. 阐述常用保健腧穴的定位及功能主治。

【参考文献】

[1] 刘明军. 针灸推拿与护理：中医特色 [M]. 北京：人民卫生出版社，2012.

[2] 刘明军. 针灸推拿与护理：中医特色 [M]. 2 版. 北京：人民卫生出版社，2017.

第三章
岭南地方特色与养生

学习目标

❀ **识记：**

岭南饮食文化的特点。

❀ **理解：**

1. 岭南的地理气候特点。

2. 岭南饮食文化与养生的内容。

❀ **运用：**

能运用所学的相关知识，针对不同病证选择合适的食疗方。

◎ 第一节　岭南地理气候特点与养生

一、岭南的地理环境

岭南是指中国南方的五岭之南的地区，相当于现在广东、广西、海南全境，以及湖南、江西等省的部分地区。但现在提及"岭南"一词时，特指广东、广西和海南三省区。

岭南背靠五岭，面向南海，既有大山峻岭，又有长达 3 368 公里的海岸线，以及辽阔的珠江三角洲和韩江三角洲的水网地带；中部有北回归线穿过，故气候温和，日照时间长，雨量充沛，十分有利于农业、养殖业的发展。

二、岭南的气候特点

岭南具有热带、亚热带季风海洋性气候特点，北回归线横穿岭南中部，高温多雨为主要气候特征，因此常年温度高、湿度高。大部分地区夏长冬短，终年不见霜雪。太阳辐射量较多，日照时间较长。全年气温较高，雨水充沛，所以林木茂盛，四季常青，百花争艳，各种果实终年不绝。

三、岭南的物产特点

岭南饮食文化正是在岭南的农业文化与海洋文化的交融中产生和发展的。

特有的地理气候条件，使岭南农作物一般可以两造以至三造。距今约 7 000 年前，长江下游的河姆渡人从野生稻中培植出籼稻，此后水稻开始在南中国繁殖。距今约 5 000 年前，中国的广大地区开始由采集游猎而转入农业生产，岭南也不例外。在古代，岭南的农业以生产稻谷为主。由于得天独厚的地理环境，岭南粮食生产发展很快，据汉代《异物志》记载，岭南"夏冬又熟"，稻谷生产已是一年两熟。清代《粤东闻见录》称"海南地气更暖，腊月可以插秧，固有一岁三熟者，他郡则不能"。

中原移民给岭南带来北方的农业耕作技术，特别是南宋时从江浙一带南迁的移民，不仅参与了珠江、韩江出海口的围海造田，开发了岭南两个三角洲，而且带来了水田耕作技术，大大加快了岭南农业发展。宋代，广东稻米不仅可以自给，还有储余和输出，开始粤米北运，"闽中土狭民稠，岁俭则籴于广"；宋代庄绰《鸡肋篇》称，唐代岭南始引种小麦；明代以后，广东已成为多米之省。故岭南人以大米为主食，以大米制作的点心与各种副食，也与北方不同，形成岭南自身特有的饮食格局。

岭南自古是多元经济，百姓除"以农为本"，又重经济作物，常在山前屋后种果。早在汉代，岭南水果如荔枝、龙眼、香蕉、椰子、甘蔗、柚子、柑橘，已闻名全国，故汉武帝在京都长安建"扶荔宫"，尝试引种岭南佳果，当时引种的果树就有荔枝、龙眼、柑橘、橄榄、槟榔等，但均没有成功。"岭南佳果"不仅是岭南人的"口福"，而且曾是富有岭南特色的"贡品"。《后汉书和帝纪》记述："旧南海献龙眼、荔枝，十里一置（驿），五里一堠（瞭望堡），奔腾阻险，死者继路。"《三国志·吴书·士燮传》记述：三国时交趾太守士燮给孙权的贡品中即有"蕉、邪（椰子）、龙眼之属"。在明末清初广东的"果基鱼塘"出现之后，水果种植更多，品尝岭南佳果是岭南饮食文化独有的内容。

岭南产甘蔗，甘蔗既是水果，又是制糖业的原料。岭南在汉代已有制糖的手工业，东汉杨孚《异物志》记述了岭南制糖的流程："榨取汁如饴饧，名之曰糖，益复珍也。又煎而曝之，既凝而冰，破如砖，其食之入口消释，时人谓之石蜜也。"甘蔗的种植和制糖的发明与发展，无疑为"北咸南甜"饮食风格的形成，岭南饮食的嗜甜口味，提供了必备的条件。

人类从远古时代开始，就懂得了养殖和捕捞。岭南沿海，捕捞业早在旧石器时代就已开始。广东阳春独石仔遗址，出土有青鱼、鲤鱼的遗骨和田螺、蚌、蚬等遗壳。新石器中后期，岭南的多处遗址中出土家畜家禽的遗骨，如牛、羊、猪、狗、鸡等，说明养殖业的发展；出土大量的鱼、蚌、螺、贝、蛤、鳖等的骨壳，说明岭南的捕捞业已有相当的发展，而漫长的海岸线则是捕捞业发展的基础，故岭南多河鲜、海鲜，与内地山区所不同的食料，使岭南饮食文化特别是菜肴文化散发独特的光芒。

广药又称"南药"，系指广东、广西南部及海南、台湾等地出产的优质药材。著名的"四大南药"有砂仁、巴戟、益智、槟榔。珠江流域出产著名的广藿香、高良姜、广防己、化橘红等。广东砂仁年产量占全国80%，阳春砂仁，量大质优；益智则以阳东县大八镇的最为著名；广藿香年产量占全国92%，石牌藿香主茎矮，叶大柔软，气清香；化州橘红历史上曾列为贡品，还有广东新会的广陈皮，德庆的何首乌等。

四、岭南地理气候特点与疾病

岭南地区是典型的亚热带气候，夏季炎热漫长，常年多雨潮湿，暑邪盛行。

清代《医偏》中记载："火在天为热气、暑气，在地为五行之火，在人身为君相之火。"《内经·阴阳应象大论》中指出："南方生热，热生火。"我国宋代官修方书《太平圣惠方》云："夫岭南土地卑湿气温不同，夏则炎热郁蒸，冬则湿热无雪，风湿之气易于伤人。"因此，岭南地区的先民为了清热祛湿和解暑发明了凉茶这种特色茶饮。它是传统的清凉饮料，成为岭南人度过炎炎夏日必不可少的解暑神器。清代何梦瑶《医碥·中湿》曰："岭南地卑土薄，土薄则阳气易泄，人居其地，腠理汗出，气多上壅。地卑则潮湿特盛，晨夕昏雾，春夏淫雨，人多中湿，肢体重倦，病多上脘郁闷，胸中虚烦，腰膝疼痛，腿足寒厥。"

◉ 第二节　岭南饮食文化与养生

一、岭南饮食文化的发展历史

岭南饮食文化是中国饮食文化中的绚丽之花。它是岭南人，包括外地移民、侨居者在岭南有关饮食实践活动中展开的各种社会生活的总和，它涵盖了与岭南饮食有关的物质文化和精神文化的成果，是具有独特的内涵特征和外延影响的一种文化体系。它由岭南特有的地理气候环境所孕育和培植，又得到中外饮食文化养分的滋润，随着岭南的社会经济文化的发展而形成，具有浓重的地方特色。

火的运用带来熟食，拉开了人类饮食文化史的序幕。从考古资料看，岭南饮食文化的产生较中原晚，但同样在火烹时代开始。其发展的基本过程大致是，在没有外来因素的影响下，岭南饮食文化的原生期经历了漫长的岁月。至秦汉，岭南开始被"开发"，岭南饮食文化接受中原的影响而处于交融期；唐宋时，岭南文化开始形成与北方不同的特点与格局，具有比较鲜明的地方特色，此为成型期；明清至民国时期，由于经济的发展以及西方饮食文化的渗入，岭南饮食文化有长足的发展，出现"食在广州"的美誉，此为全盛期。

岭南饮食文化涵括岭南本土的饮食、海外华侨以及西方国家的饮食，博采众长，形成当今独具特色的岭南饮食。从战国至今，岭南饮食文化发展了两千多年，赖于优越的气候——亚热带季风气候，以及优越的地理位置——临海。优越的气候使得岭南饮食的取材丰富并且新鲜，优越的地理位置造就岭南饮食的包容性及易于传播。

可见广州饮食在古时已经享誉全中国。到了明清尤其是晚清的时候，广州饮食更是引领中国饮食的潮流。因为在明清的时候，广州是中国唯一开放的城市，中国内地的所有贸易级中外文化的交流都通过广州流入或流出，由此广州形成了开放的风气，吸收国外好的文化，取长补短，饮食文化也自然在这种文化交流的洪流中不自觉地发生变化。

二、岭南饮食文化代表之粤菜

（一）起源及发展

粤菜是较早形成的"鲁、川、苏、粤"四大名菜系之一，与稍后形成的"湘、闽、徽、浙"一同组成了八大菜系，而现代著名画家张大千先生把中国菜系划分为三种，其中之一就是粤菜系，可见粤菜的影响非同一般。粤菜长期受海外文化的影响和滋润，看重传承，又不固于传统，在统一中显出灵活、清新和年轻，是我国饮食体系中最富于改革和创新的角色。它吸取西餐面点和外来饮食中的许多优点，积极借鉴、吸纳，消化外来饮食文化的先进方面，进而融会贯通于民族饮食文化之中。

（二）特点

粤菜包括珠江三角洲和肇庆、韶关、湛江等地名食在内。粤菜覆盖地域广，用料广泛，选料精细，技艺精良，善于变化，品种多样。广东菜的主要特点在烹调上以炒、烩、煎烤、焗为主，讲究鲜、嫩、爽、滑，口味上以生、脆、鲜、淡为主。曾有"五滋"（香、松、臭、肥、浓），"六味"（酸、甜、苦、咸、辣、鲜）之说。粤菜用料十分广泛，不仅主料丰富，而且配料和调料亦十分丰富。为了显出主料的风味，粤菜选择配料和调料十分讲究，配料不会杂，调料是为调出主料的原味，两者均以清新为本。讲求色、香、味、型，且以味鲜为主体。

粤菜选料广博奇异，品种花样繁多，令人眼花缭乱。天上飞的，地上爬的，水中游的，几乎都能上席，而且一经厨师之手，顿时就变成美味佳肴，每令食者击节赞赏，叹为"异品奇珍"。

粤菜的另一突出特点是用量精而细，配料多而巧，装饰美而艳，且善于在模仿中创新，品种繁多。1965 年"广州名菜美点展览会"介绍的就有5 457种之多。

粤菜的第三个特点是，注重质和味，口味比较清淡，力求清中求鲜、淡中求美。而且随季节时令的变化而变化，夏秋偏重清淡，冬春偏重浓郁，追求色、香、味、型。食味讲究清、鲜、嫩、爽、滑、香，调味遍及酸、甜、苦、辣、咸，此即所谓五滋六味。

（三）粤菜的代表菜

1. 传统粤菜

传统粤菜是相对于新派粤菜而言，指取材于岭南地区的传统食材，采用传统的做法烹制而成的。

粤菜的传统代表菜有：广州文昌鸡、梅菜扣肉、酿豆腐、白灼基围虾、花生焖猪手、耗油鸡翅、菠萝咕噜肉、鲫鱼豆腐汤、豉汁茄子煲、盐焗排骨、佛跳墙、椒丝炒田螺、蚝皇凤爪、炸子鸡、白切贵妃鸡等。

2. 新派粤菜

所谓"新派粤菜"，主要是指香港厨师在继承传统粤菜的基础上，以鲜、爽、嫩、滑为特色，撷取东西南北烹饪技艺之众长（但因香港受外来文化的影响，做法上颇多吸收了各地西餐的做法，采用西餐调味尤其明显），以及丰富多彩的物料和调料而创制出来的粤式菜肴。它糅合了南北风味，中西风格，并集菜肴、点心、小食于一身，具体有三方面的表现：一是大量使用新兴食品原料，如美国的牛仔肉、龙蛇果、西兰花、西洋菜，澳洲的鲍鱼，东南亚的时鲜瓜果等；二是吸收中外多样调味汁，如 OK 酱、怪味酱、黑椒汁、南洋汁、鱼香汁等；三是挖掘粗杂原料，制作精美食品，如普通的苋菜、香花菜、番薯叶等蔬菜，鸡鹅鸭脚、牛肚、猪血等下脚杂料，在大厨的精心烹饪下都可登上大雅之堂，成为意想不到的美味佳肴。正是如此，"新派粤菜"打破了传统粤菜贵族化的"黄金圈"，菜肴的价格从低到高，向全民化发展，满足不同消费层次顾客需求。此外，"新派粤菜"在用料搭配、烹制方法甚至在器皿上台等方面均不拘一格，富于新意。在广州，"新派粤菜"之所以称为"新"，是相对于传统粤菜而言的，但"新"并不是摒弃"旧"，相反，新派是在把传统粤菜精华掌握纯熟后，添加一些新的元素，创造出新的组合，形成新的变化。现在最常见的便是吸收世界各地的食物材料与烹饪方式，使粤菜的内容更丰富、更新颖。

新派粤菜的代表：雪莲菌鲜鲍炖羊胎盘、红腰豆小麦煮野辽参、鱼籽三文鱼、烧汁薄荷肋眼王、南瓜焗元贝、鹅肝脆皮鸡、鲍汁绣球、山泉水浸天粤鸭。

今天的粤菜已经变得更加精彩了，因为其在"新派粤菜"与"传统粤菜"的双重衬托下，形式更加完美，风格更加突出。

三、岭南饮食文化代表之茶楼

茶楼文化是岭南饮食文化的分支之一，广州的茶楼文化，只有一百多年的历史。1780 年茶叶籽从广州运往印度，广州人的饮茶习惯大抵从此逐渐形成。早年的茶舍和外省的茶馆、茶坊、茶室、茶亭差不多，多是简陋的路头铺，广州人称为二厘馆，即茶价只收二厘钱，投钱可饮，点心也"抵食夹大件"，以解饥渴为目的。直到清代中叶，外国商人蜂拥而至，在现今十三行街一带聚居，那里成为当时广州的外贸中心。广州的第一座现代化茶楼"三元楼"就是在十三行街诞生的。这座三层的建筑在当时颇为豪华，陈设典雅富丽，从低矮的茶寮中脱颖而出，人们称之为高楼馆以区别于过去的"二厘馆"。此后建起的还有现海珠南路的怡香楼和大新路的福如楼，稍后便是陶陶居、天然居、陆羽居、惠如楼等，因多有一个居字，所以广州人又把茶楼叫作"茶居"。20 世纪初崛起的四大茶楼，即文园、谟觞、南园、西园，其规模亦相当可观。随后，大三元异军突起，设置了升降机（电梯），并大肆宣扬，这一新鲜玩意吸引了不少顾客。大三元一时领导潮流数十春秋，当时的有钱人和华侨来广州，都以在大三元摆酒为荣，至今广州俗话中还留下"请你去大三元一席酒"。

时至今日，广州茶楼包括专业茶楼和宾馆茶楼，数以千计。饮茶有普通式的自斟自饮，也有潮汕式工夫茶，配有专人侍候，精美点心款式，品种少则五六十，多则上百种。饮茶已是广州平民百姓生活中不可缺少的一部分。老人休闲到茶楼饮早茶，"一盅两件"再加报纸一份，物质和精神生活双享受。广州茶楼素有浓厚文化氛围，而成为名人雅士聚会之地，如在陶陶居，书画名家定期展出新作，其中有刘海粟、岑学恭、林墉、秦咢生、卢有光、陈景舒、黄子厚、李曲斋、黎雄才等名家作品。广州人的朋友约会、亲戚聚会、情人约会、家庭团聚、文人论稿、商务洽谈等经常都是在茶楼完成的。现代广州茶楼不仅是商业服务场所和社交场所，还是文化活动场所、家庭自娱场所。广州茶楼社会功能之多，远非其他地方所能企及，广州茶楼文化是岭南文化的特色之一。

四、岭南饮食文化代表之凉茶

作为广东饮食文化中重要的一环，独特的凉茶文化是广东文化中的奇葩。它以中医理论为指导，结合民间验方而形成、发展、成熟、壮大，为广大人民的健康生活做出了巨大的贡献。在 2003 年的 SARS 疫情中，凉茶发挥了巨大的预防、控制效用。2006 年 2 月 17 日，粤、港、澳三地政府文化部门共同向世界公布，共同承认凉茶为粤、港、澳三地的饮食文化遗产。

在广州话中，"凉"既指体质虚寒，也指散热解暑。凉茶，顾名思义，因其药性寒凉，故能起到清热降火的药效。

凉茶文化，作为广东饮食文化中的一朵奇葩，拥有悠久的历史积蕴和民俗内涵。广东凉茶的前身可追溯到魏晋时期广泛流行的道教"符水"。东晋著名医学家、炼丹家和道教理论家葛洪，在其著作《肘后备急方》卷二"治瘴气疫疠温毒诸方第十五"中记载了很多治疗岭南热毒上火及传染病的考究地方文献。有关广东凉茶的记载，最早出自元代释继洪撰修的《岭南卫生方》，当时将这种清热解毒的汤药称为"凉药"。"凉茶"之称约出现在清代何梦瑶的《医碥》一书。按此推算，广东至少在公元 1751 年之前就有了凉茶。

广东主要是地处岭南地带，整个夏天的时间比较长，同时比较潮湿，这需要清热、解毒、祛湿。广东的凉茶的确是县县皆有，镇镇不同，比如说石岐凉茶、湛江感冒茶、汕头的汽布袋茶等，星罗棋布。

　　传统的凉茶都是选用一些性寒凉的中药，包括比较多的地道的南方药材，最大的特点就是清热、解毒、祛湿，就是针对南方炎热而又潮湿的天气。

　　随着人们生活条件的改善，饮食习惯的变化，人的体质发生了很大的改变。现在很多人坐在办公室面对着电脑，劳动强度减少了，户外的活动也减少了，阳气推动的功能得不到锻炼，同时空调对人体季节性的影响，造成了现代人的体质阳虚为多，正因为如此，人体不能承受大量寒凉物质的刺激，加上现代人生活条件好了，进食了高脂肪的食物，以及日益严重的环境污染，还有熬夜加班和喝酒应酬，毒素在体内的积存带来一系列的身体问题，传统凉茶偏重于去火功效，基本上没有排毒的功效，无法帮人体排出毒素。在这种情况下，现代凉茶应运而生。

　　现代凉茶的特点是，性味比较平和，以养生防病和不损胃气为主，而且具有清热排毒和平衡养生的功效，这种现代凉茶又以邓老凉茶和白云山凉茶为代表。寒凉的中药比较少用，用白茅根之类的比较多。气味没有过去的那么苦，凉的作用没那么厉害，药性比较平和。

　　2006 年，广东凉茶走出了凉茶铺，以现代流行的易拉罐包装走向全国市场，凉茶饮料不仅在 2007 年销售总量突破了 500 万吨，而且还取代了可口可乐成为中国销量第一的软饮料。

　　随着中医药发展成熟，治疗暑湿验方的逐步形成，同时商业经济逐渐发展到一定水平，凉茶逐步成为一种商品，而在它身上，所被承载的凉茶文化也得到更深、更广的发展。

　　拥有 170 多年历史的老字号"王老吉"系列凉茶制品，"黄振龍"连锁店，它们以深厚的历史积淀，新颖的营销思维，共同促成了广东凉茶文化的发展。

五、岭南人的生活习惯

　　受岭南湿热气候的影响，岭南地区人们有冲凉洗澡的习惯，喜食生冷冻物、鱼虾海鲜等多湿滋腻之品。同时，岭南地区居民还养成了"下午茶""夜茶"和应用中草药来煲凉茶、煲汤等生活习惯。

六、岭南饮食文化的特点

1. 食生与以石烙物

唐宋以后，鱼生仍风靡岭南，成为岭南著名的风味菜肴。《岭表录异》中记载了岭南人保留原始人以石烙肉的传统和以石烙肉的烹调方法，逐渐演化为火直接烤肉，岭南风味的烧腊即是对这些饮食传统的继承。

2. 食杂

宋代岭南人食杂，既承前又启后，是岭南饮食文化地方特色成型化的体现。

3. 以河鲜、海鲜见长

岭南地区海岸线长，并拥有水网地区，这特定的地理环境，为岭南饮食提供了更丰富的水产，以河鲜、海鲜见长并讲究烹调技艺必然成为岭南饮食文化的突出特点。

4. 讲究烹调技艺

运用多种烹调方法，如煮、炙、炸、缶（蒸）、甑、炒、脍、烧、煎、拌等；巧妙使用各种调味料，如五味酱料、生姜、葱、韭、椒、桂等。

5. 浓羹与"先羹后菜"的饮食格局

岭南地区，天气炎热且夏长冬短，人们在气温较高的日子里，胃纳不佳，胃口不开，但流汗又使身体的消耗极大，必须补充大量的水分与营养。汤或羹是把肉类或水产类等固体食物的养分溶解在水分之中，使人易于食用和吸收。出于营养的需要，岭南的汤（羹）要浓，且要在饭前先饮，这种饮食习惯和格局，唐代开始一直流传下来。

6. 风味多样

岭南地区地大物博，各地气候、物产、风俗习惯都存在着差异，长期以来，在饮食上也就形成了许多风味。

7. 四季有别

一年四季，按季节而吃。自古以来，一直按季节变化来调味、配菜，冬天味醇浓厚，夏天清淡凉爽；冬天多炖焖煨，夏天多凉拌冷冻。

8. 讲究美感

岭南的烹饪，不仅技术精湛，而且有讲究菜肴美感的传统，注意食物的色、香、味、形、器的协调一致。

9. 注重情趣

岭南烹饪很早就注重品味情趣，不仅对饭菜点心的色、香、味有严格的要求，而且对它们的命名、品味的方式、进餐时的节奏、娱乐的穿插等都有一定的要求。菜肴的名称可以说出神入化、雅俗共赏。菜肴名称既有根据主、辅、调料及烹调方法的写实命名，也有根据历史掌故、神话传说、名人食趣、菜肴形象来命名的，如"全家福""将军过桥""狮子头""叫化鸡""龙凤呈祥""鸿门宴""东坡肉"……

10. 食医结合

岭南的烹饪技术，与医疗保健有密切的联系，在几千年前有"医食同源"和"药膳同功"的说法，利用食物原料的药用价值，做成各种美味佳肴，达到对某些疾病防治的目的。

七、岭南饮食文化与养生

岭南饮食文化的内涵十分丰富，尤其是药膳，同源思想和注重养生保健的特色在维护岭南人们的身体健康方面取得了光辉的成就。

岭南气候潮湿闷热，常年酷暑使人们特别关注通过饮食祛暑除湿、扶正祛邪获得健康强健的体魄。东汉时的马援征交趾时就懂得常食薏苡仁、芡实使身轻利水以战胜瘴气。自古以来，岭南各种凉茶更是饮品与药疗相结合的产物，同时岭南人最爱喝汤，饭前饭后不离汤水，并以春夏秋冬不同的汤水调节养生，这是一种最典型的顺时而食的食疗方法。在汤料之中大量采用药材，像芡实、薏苡仁、红枣、沙参、白术、玉竹、淮山、党参、北芪等做汤料，这种汤水保健食疗方法对中国饮食文化有极大影响。岭南饮食文化中兼容并包的养生态度、药膳食疗的养生方法和务实创新的养生宗旨体现了独具特色的养生智慧。

岭南人自古就十分重视饮食养生，提出"杂合以养，不鲜不食"的养生观点。孙思邈在《备急千金要方》指出"食能排邪而安脏腑，悦神爽志以资气血"。岭南地区的人们"讲饮、讲食"的生活习俗可见一斑。《素问·藏气法时论篇》曰："五谷为养，五果为助，五畜为益，五菜为充，气味合而服之，以补精益气。"这里的"五"涵盖了自然界赐予人类的一切，如谷物、果品、牲畜、蔬菜等，食之能够强身健体，"合而服之"是指"食五味，不可偏嗜"以杂合各类食物为营养维护健康。这也就是中医食疗"杂合以养"的理论，即现代所言之平衡膳食。岭南饮食文化中的"取材广泛"正说明了这一点。岭南居民烹饪菜肴时有"不时不食""不鲜不食"的原则，讲究味道"清、鲜、嫩、滑、爽、香"，追求原材料的本味，崇尚清淡鲜嫩饮食，只用少量姜、葱、蒜、香菜等提味，而少用辣椒等辛辣佐料，也喜重口味的"大咸大甜"，这种追求清淡、追求鲜嫩、追求本味的特色，既符合岭南的气候特点又符合现代营养学的要求，是一种科学的饮食态度。

"药食同源"，以药膳食疗的方式保养身体是岭南饮食文化的特色。著名学者冼玉清教授曾有诗云："烹调味尽东南美，最是工夫茶与汤"。老火靓汤又叫作"广府汤"不仅味道鲜美而且在岭南文化中极具特色和代表性。岭南气候又湿又热，湿热容易入侵人体引发疾病，为了祛除湿热，药膳汤羹是岭南最常见的药膳菜肴之一。汤羹便于制作，营养成分不流失，药效易于发挥还利于人体脾胃的消化吸收，是岭南饮食文化的重要形式之一。岭南人除了善于煲制药膳汤羹，还会根据个体体质和"二十四节气"煲出有针对性的汤羹来调理体质。譬如"橄榄炖猪肺""冬瓜荷叶炖水鸭""玉竹百合鹌鹑汤"等，都是常见汤品。药膳和食疗是岭南饮食文化中的重要元素。岭南地区有很多特色肴馔巧妙地利用了本土的植物性或者动物性的食材，譬如五指毛桃煲猪骨汤，其中的五指毛桃是桑科植物，广泛分布于粤东梅州客家地区的山区，有健脾、补肺、利湿的功效，红枣有安神、补脾胃、辅助降血脂的效果，姜是降逆止呕、化痰止咳、散寒解表的良方，五指毛桃煲猪骨汤具有清热祛湿、清肝润肺的功效。岭南人还用五指毛桃煲鸡汤，同样是气味芳香、营养丰富，具有保健作用。

再以粥为例，粥是岭南主要的佐餐食品。岭南的粥不仅种类丰富而且烹制方法也与别处不同。中国自古就有食粥养人的说法，李时珍《本草纲目》中指出粥能"益气、生津、养脾胃、治虚寒"，"最为饮食之妙诀"。《史记·仓公传》中有"其人嗜粥，古中藏实"，意思是常吃粥可以充实五脏。清代王士雄《随息居饮食谱》称"粥饮为世间第一补"，这些历史记载都表明了粥对人体的补益之处。广府地区最有特色的就要数"艇仔粥"和"状元及第粥"了，还有随处可见的"生滚粥"。潮汕粥是岭南粥中的另一个特色代表，"糜"乃潮汕方言即"粥"之意。潮汕人爱喝粥的历史非常悠久。直至现代，潮汕人家每天早上都要煮一大锅白粥供全家人食用，其养生根源在于因为环境气候炎热潮湿，常使人汗如雨下，体虚则不思饮食，而进食白粥可以生津液、养胃气，既能解渴充饥又能益胃养生。潮汕地区还有驰名全国的潮汕"砂锅粥"，主要是以砂锅为烹饪容器，以米和各种河鲜、海鲜、畜禽肉类及香菜、芹菜或生菜等熬成。

凉茶中的养生智慧。凉茶也被叫作药茶，是指将具有疗效的中草药煎水饮用，能起到"春祛湿、夏解暑、秋降火、冬防感"的功效。我国的"药膳茶饮"按制作技术可分为药茶、药膳饮品和药膳鲜汁三大类，这三类在岭南地区的街头都非常常见，凉茶铺星罗棋布是岭南地区的特色。药膳饮品如酸梅、金桔柠檬茶等，或者药膳鲜汁竹蔗汁也能很容易买到。岭南凉茶发展至今已传承出许多流派和品牌等，丰富的产品可供人们对症选择，也给人们的生活带来了便利。不过凉茶也需要根据个体体质对症选用，体虚和患有慢性肠胃炎者、关节炎者、风寒感冒者、经期女性、孕产妇以及老年人和孩子并不适合饮用凉茶，但可以选用其他性质温和的药膳饮品和鲜汁。

兼容并包的养生态度是岭南多元文化融合的集中体现。现代中医还认为，中医调理人体亚健康状态需要从以下几个方面入手：人与自然协调统一，平衡阴阳，调理脏腑，促进血液循环作用、神经反射作用、心理治疗作用。改革开放给南粤大地带来巨大的改变，外来人口的激增冲击了本土的饮食风格，新形势下岭南饮食文化与内地饮食文化不断交融，不断吸取新的养生心法，岭南文化的多元结构又有了新的升华和发展。

岭南饮食文化在不断的融合中形成了"杂、鲜、和、养"的特点，其中包含了许多养生保健元素与智慧。无论是肴馔还是日常生活中的汤、粥、茶等，无一不体现了岭南饮食文化中的养生元素。

【思考题】

1. 请列出岭南地理气候及饮食文化的特点。

2. 请结合自己的日常饮食习惯，谈谈岭南饮食文化与养生的关联。

3. 请写出两个合适感冒风寒束表证的食疗方。

【参考文献】

［1］林乃燊，冼剑民. 岭南饮食文化［M］. 广州：广东高等教育出版社，2010.

［2］申丽媛，聂相珍，皇甫秋霞. 潮汕饮食文化中的养生保健元素［J］. 南宁职业技术学院学报，2016，21（4）：19－22.

［3］徐德志，黄若婷. 中医里的养生智慧［M］. 西安：陕西师范大学出版社，2008.

［4］曲黎敏. 从头到脚说健康［M］. 武汉：长江文艺出版社，2008.

［5］赵红瑾. 舌尖上的中国味道：中国名菜的故事［M］. 北京：华夏出版社，2012.

［6］江津津，林金莺，董蕾，等. 浅谈岭南饮食文化中的养生智慧［J］. 广州城市职业技术学院学报，2018（3）：9.

［7］谢梦洲，朱天民. 中医药膳学［M］. 北京：中国中医药出版社，2016.

［8］施洪飞，方泓. 中医食疗学［M］. 北京：中国中医药出版社，2016.

［9］郭瑞华. 中医饮食调护［M］. 北京：人民卫生出版社，2006.

［10］徐桂华，于睿. 中医食疗学［M］. 北京：人民卫生出版社，2015.

［11］于睿，姚新. 中医养生与食疗：中医特色［M］. 北京：人民卫生出版社，2017.

第四章
体质辨识与养生

学习目标

❀ 识记：

1. 体质、体质学说、体质辨识的概念。

2. 体质的影响因素；体质学说的应用。

❀ 理解：

1. 体质的分类。

2. 不同体质的特点。

3. 各类型体质的养生内容。

❀ 运用：

能运用所学的相关知识对中老年人进行体质辨识及养生指导。

第一节　中医体质学说

一、体质的概念

中医学对体质的认识始见于《黄帝内经》。体质是指个体在先天遗传和后天获得的基础上所表现出的形态结构、生理功能和心理状态等综合方面，且与环境相适应的相对稳定的特质。它表现为在机能、代谢以及对外界刺激反应等方面的个体差异性，亦可表现为个体对某种致病因子的易感性及其病变类型的倾向性。理想的体质是指个体充分发挥先天禀赋（遗传）的潜力，并且经过后天的积极培养调整，使自身的形态结构、生理功能、心理状态以及对环境的适应能力等都得到全面发展，达到形神统一的健康状态。

二、体质的影响因素

中医认为体质是可以通过形体官窍、脏腑经络、精气血津液的盛衰偏倾以及功能活动的强弱差异从而表现出不同的人体个性特征。体质受内外环境因素共同影响，其影响因素可分为先天因素和后天因素。

（一）先天因素

先天因素是指个体出生以前在母体内所禀受的一切，包括父母所赋予的遗传性、个体在母体内发育过程中的营养状态以及母体在此期间所给予的影响。父母生殖之精的盛衰和体质特征影响着子代的体质，子代的形体始于父母，父母的体质是子代体质的基础。可见，体质受先天因素的影响，但体质的强弱还有赖于后天因素的综合作用。

（二）后天因素

后天因素是指个体在出生之后赖以生存的各种因素的总和，包括机体内在因素及外界环境因素。体质得养于后天，良好的生活环境、健康的饮食起居以及积极的情绪可以增强体质，促进身心健康。

1．年龄

随着年龄增长，人体脏腑气血由盛渐转衰，影响着个体的生理功能以及对致病因素反应的能力，从而展示出不同的体质。例如，小儿为稚阴稚阳之体，体质未壮，易呈现出心肝有余、肺脾不足的体质共性。老年人气血亏少，阳气逐渐虚弱，总体上体质转弱。

2．性别

性别的差异可以导致人体体质呈现出不同的特点。男性多呈阳刚体质，体形健壮，而女性多具阴柔之质，体形苗条，且女性有经、带、胎、产等特殊生理活动。男子以肾为先天，女子以肝为先天。男子多用气，故气常不足，女子多用血，故血常不足。

3. 饮食

合理的膳食结构和健康的饮食习惯对增强体质有重要作用。脾为后天之本，长期饮食不当或偏食等易致脾胃功能失调，影响体质，引起疾病。

4. 情志

情志失调可致人体内脏功能失常。情绪愉悦、乐观开朗，则气血舒畅，脏腑经络功能正常。若长期受不良情绪影响，易致机体气血阴阳失调，可进一步影响体质，还会引发疾病。

5. 起居

健康规律的起居方式能促进身心健康，可以有效地增强体质。

6. 环境

体质与人所处的环境密切相关。在一定程度上，它影响着不同地域人类的发育，形成了体质明显的地区性差异。中医认为，天、地、人三者一体，人适应自然而生。不同的环境会影响人的整体生理及病理变化，从而影响体质。

7. 劳动

适当合理的体力劳动对增强体质有着积极的作用，但超负荷或紧张状态下的体力劳动会对体质产生不良影响，而过度安逸则会使机体气血运行迟缓，脏腑功能减弱，易使体质变得虚弱。

8. 其他

其他影响因素还包括社会因素、疾病、运动等。

三、体质学说的应用

体质学说是以中医理论为主导，研究体质特征与体质类型的生理病理特点，并以此分析疾病、病变性质及发展趋向，从而为疾病预防和临床治疗、养生保健、康复提供指导的一门学说。体质学说在诊疗和养生方面均有重要的应用价值。

（一）指导疾病诊治

不同体质类型的个体对致病因素的易感性不同，因而会导致其对某些疾病有不同的易感性。例如，阳热之体易感火热之邪，阴寒之体易感寒凉之邪。同一病因由于体质不同，其临床证候可不同。例如，同是感受风寒之邪，因体质差异而有表实与表虚证的差异。病因不同而体质因素相同时，亦可出现类似的临床证型。例如，当体质相同时，泄泻和水肿都可表现为脾肾阳虚之证。可见体质的差异能影响个体发病后的临床证候类型。体质是影响疾病预后的关键，体质壮实者，抗邪有力，预后良好；体质弱者，抗病能力弱，病多难治愈。因此，疾病的治疗应依据体质不同而采取不同的治疗措施，依体质用药，依体质变化进行施治。

（二）指导养生

体质决定着个体对某些致病因素的易感性，因此体质学说的应用有利于提高养生保健的准确性，体质的差异决定着养生指导原则的不同。中医养生的方法有很多，例如饮食调护、运动锻炼等。在选择养生方法时，应根据不同的体质特征选择合适的方法，才会有良好效果。例如，锻炼时达到形劳而不倦的状态，是养生的最佳状态；在饮食调护方面，体质偏阳者饮食宜凉忌热，体质偏寒者饮食宜温忌寒；在情志方面，气郁体质者易多愁善感，应注意疏导情绪，保持乐观。

此外，体质在其他方面也有重要作用，例如阐释发病及病理变化、应用于中老年人社区健康管理等。

◎ 第二节　体质辨识与养生

中医体质辨识是以中医基础理论为指导，以人的体质作为认知对象，以个体为出发点，原则以治未病为主，重在疾病的预防，从体质状态及不同体质分类的特征来把握健康与疾病的整体要素的方法，目的是研究体质分类标准、影响因素、演变规律、构成特点等，从而制定防治原则，选择相应的治疗预防、养生保健方法进行因人制宜的干预。运用体质辨识对中老年人的体质制定个性化的中医养生方案，对疾病治疗、养生保健有重要作用。

一、体质的分类

中医学体质的分类是以整体观念为指导思想，主要是根据阴阳五行、脏腑、精气血津液等基本理论来确定体质差异。古代医家对体质有不同的分类方法，如阴阳分类法、五行分类法等。现代中医对体质分型的研究一般是从临床角度出发，根据疾病群体的体质变化、表现特征及与疾病的关系等方面对体质进行分类。中华中医药学会发布《中医体质分类与判定标准》，将体质分为平和质与偏颇体质，其中偏颇体质包含气虚质、阳虚质、阴虚质、痰湿质、湿热质、血瘀质、气郁质、特禀质。此种分类法已有较广泛的研究与实践，为中医体质辨识、疾病防治、健康调理等方面提供了坚实可靠的依据。

（一）平和质

平和质是健康的理想体质，在人群中占比例约为1/3。年龄越大，平和质的人越少。平和质人群先天遗传条件好，且后天的饮食起居方式健康，但也有可能受到后天因素的影响，由平和质转变为其他体质类型。

1. 总体特征

阴阳气血调和，面色红润，精力充沛，体态适中。

2. 形体特征

健壮匀称。

3. 常见表现

面色、肤色润泽，唇色红润，目光有神，嗅觉通利，头发稠密有光泽，精力充沛，耐受寒热，睡眠好，胃纳佳，二便正常，舌淡红，苔薄白，脉和缓有力。

4. 心理特征

开朗乐观、随和。

5. 发病倾向

患病较少。

6. **适应能力**

适应能力强。

（二）气虚质

气虚质是由于先天不足，后天失养，或大病久病、年老气衰等导致元气不足或亏损的体质状态。

1. **总体特征**

元气不足，疲乏，气短，自汗。

2. **形体特征**

肌肉松软不实。

3. **常见表现**

语音低弱，气短懒言，精神不振，易疲乏，易出汗，舌淡红，舌边有齿痕，脉弱。

4. **心理特征**

不喜冒险，内向。

5. **发病倾向**

易患感冒、内脏下垂等，且病后康复缓慢。

6. **适应能力**

不耐受风、寒、暑、湿邪。

（三）阳虚质

阳虚质是由于先天不足，或病后阳亏，或过度劳作、房事频繁，损伤阳气以致体内阳气不足，不能充分发挥其温煦、激发、推动作用，从而使身体出现虚寒现象以及脏腑功能低下的体质状态。

1. **总体特征**

阳气不足，畏寒怕冷，手足不温。

2. **形体特征**

白胖，肌肉松软、不壮实。

3. **常见表现**

畏寒怕冷，面色淡白，口唇色淡，精神不振，懒言少语，嗜睡乏力，可出现耳鸣耳聋，毛发易落，手足不温，腰腹常冷，喜温热饮食，小便清长，夜尿频，易汗出，舌淡胖，边有齿痕，苔薄白，脉沉细无力，时或大便溏薄，或气喘乏力，或胃纳不佳，或行动迟呆。

4. 心理特征

内向沉静，喜静不喜动。

5. 发病倾向

发病多为寒证，易感风、寒、湿邪，易得痹症、痰饮、肿胀、泄泻、关节炎、腰腿痛。

6. 适应能力

耐夏不耐冬。

（四）阴虚质

阴虚质是由于先天不足或久病失血等导致体内阴液亏少或不足，滋润、制约阳热的功能减退，出现燥、热等阴虚内热表现的体质状态。

1. 总体特征

阴液亏少，午后潮热，盗汗，口燥咽干，手足心热。

2. 形体特征

偏瘦。

3. 常见表现

面色潮红，目干涩，口燥咽干，皮肤偏干，手足心热，睡眠差，喜冷饮，大便干燥，小便短涩，舌红少津，脉细数。

4. 心理特征

急躁易怒，亦可表现为活泼，外向好动。

5. 发病倾向

易患虚劳、不寐、习惯性便秘、干燥综合征，感邪易从热化。

6. 适应能力

耐冬不耐夏，不耐受暑、热、燥邪。

（五）痰湿质

痰湿质是由于先天遗传或后天营养过剩、运动过少、饮食不当或疾病困扰，或久处潮湿环境所致脾胃功能失调，影响气血津液运化，出现痰湿内盛、水湿内停表现的体质状态。

1. 总体特征

痰湿凝聚，腹部肥满，形体肥胖，口黏苔腻。

2. 形体特征

肥胖，腹部肥满松软。

3. 常见表现

面色淡黄而黯，面部皮肤油脂较多，多汗且黏，胸闷，容易困倦，痰多，喜食肥甘甜类食物，口黏苔腻，脉滑。

4. 心理特征

偏温和、稳重，多善于忍耐。

5. 发病倾向

易患中风、消渴、胸痹、哮喘。

6. 适应能力

对梅雨季节及湿重环境适应能力差。

（六）湿热质

湿热质是外感湿浊之邪，内因是肝胆脾胃功能相对失调，不能正常运化和输布身体的津液，而出现湿热内蕴的体质状态。

1. 总体特征

湿热内蕴，面垢油光，口苦，苔黄腻。

2. 形体特征

形体中等或偏瘦。

3. 常见表现

面垢油光，眼睛红赤，口苦有异味，身重困倦，大便黏滞不畅，小便短黄，男性易阴囊潮湿，女性易带下增多发黄，舌质偏红，苔黄腻，脉滑数。

4. 心理特征

性格多变，易心烦急躁。

5. **发病倾向**

易患疮疖、口疮、皮肤湿疹、黄疸。

6. **适应能力**

对夏末秋初湿热气候、气温偏高或湿重环境较难适应。

（七）血瘀质

血瘀质是指当人体脏腑功能失调时，气机运行不畅，易出现体内血液运行瘀滞或内出血不能消散而成瘀血内阻的体质状态，多由于寒冷之气侵袭、七情不畅、久病未愈、年老体虚等发病。

1. **总体特征**

血行不畅，肤色晦暗，舌质紫暗。

2. **形体特征**

胖瘦均见，偏瘦者偏多。

3. **常见表现**

肤色晦暗，色素沉着，易出现瘀斑，口唇暗淡，发易脱落，肌肤干，舌暗或有瘀斑，舌下脉络紫暗或增粗，脉涩。

4. **心理特征**

表情呆板，面部肌肉不灵活，易烦，健忘。

5. **发病倾向**

易患癥瘕、血证、痛证。

6. **适应能力**

不耐受寒邪。

（八）气郁质

气郁质是由于长期情志不畅、气机郁滞而形成的体质状态。长期压力过大、思虑过度是造成气郁质的主要原因。

1. **总体特征**

气机郁滞，忧虑脆弱，情绪抑郁。

2. **形体特征**

瘦者偏多。

3．常见表现

多愁善感，情感脆弱，忧郁寡欢，易感到害怕或受到惊吓，易心悸，可伴随有胸胁胀闷疼痛或窜痛，喉间有异物感，可出现反酸嗳气，食欲减退，睡眠不佳，容易健忘。女性可见月经不调，痛经。舌淡红，苔薄白，脉弦。

4．心理特征

内向、敏感多疑、忧郁脆弱。

5．发病倾向

易患郁证、梅核气、偏头痛、肋间神经痛、甲状腺疾病、慢性咽炎、消化系统疾病。

6．适应能力

对阴雨天气、精神刺激等适应能力较差。

（九）特禀质

特禀质是由先天禀赋不足以及禀赋遗传等因素造成的特殊体质，包括遗传性生理缺陷与疾病、过敏反应等。

1．总体特征

先天失常，过敏反应，生理缺陷。

2．形体特征

或有畸形、先天生理缺陷等；过敏体质者形体一般无特殊。

3．常见表现

过敏体质者常见哮喘、风团等；遗传性疾病有先天性、家族性特征等；胎传性疾病为母体影响胎儿个体生长发育及相关疾病特征。

4．心理特征

因禀质不同而情况有所不同。

5．发病倾向

过敏体质者易药物过敏、易患过敏性鼻炎等；遗传性疾病如血友病等。

6．适应能力

适应能力差。

二、中老年人的中医体质养生

（一）平和质

1. 起居

养生原则是维持人体阴阳的相对平衡，适应季节气候、年龄变化，慎起居，适寒温。起居顺应四时阴阳，劳逸结合，遵循春生、夏长、秋收、冬藏及春夏养阳、秋冬养阴的原理：春三月，夜卧早起；夏三月，夜卧早起；秋三月，早卧早起；冬三月，早卧晚起。春夏季多运动，秋冬季可适当少运动。

2. 运动

运动主要以平缓安静的项目为主，适当为度，用时半小时，不宜太长。运动要持之以恒，掌握养生要领，做到精神专注，呼吸均匀，以八段锦、慢跑等为佳，注意补充水分，不要在饥饿、饱腹情况下运动。

3. 饮食

饮食调养要注重膳食平衡。食物多样化，谷类、肉类、蔬菜水果应当兼顾，可适当食用具有缓补阴阳作用的食物，如南瓜、粳米等，促进新陈代谢。辛甘酸苦咸五味各有所归之脏，若长期偏嗜五味中的某一味，会使脏腑功能失调，易使平和质转变为其他体质。因此，饮食应力求五味调和，注意寒性、热性食物的均衡。中老年人可根据不同季节的气候特点进行饮食调养，以维持体质平和。春季阳气初生，万物生长，饮食宜清轻升发，宣透阳气，但要注意升而不散，温而不火燥，可食用豆芽、香菇等；夏季阳气隆盛，气候炎热，体内亦为阳盛，饮食宜清淡，应选用清热解暑、清淡芳香之品，不宜肥甘厚味，可食用冬瓜、黄瓜等；秋季阴气渐长，秋风而燥，干燥易伤津液，饮食宜养阴生津润燥，不宜食用辛散之品，多食梨、鱼等；冬季阴盛大寒，阳气闭藏，人体的阳气宜潜藏，宜温补，不宜进食寒凉之品，可选食牛肉、葱等。

4. 情志

平和质的中老年人随和开朗，心理素质良好，平时可多与朋友交流，培养对身心有益的兴趣爱好，保持平和的心理状态。

5. 经络穴位

可适当进行经络腧穴养生,以舒经活络、行气活血为主,常用穴位有足三里、三阴交、涌泉等。亦可结合艾灸疗法、刮痧疗法等进行养生保健。

(二)气虚质

1. 起居

春夏主生长,秋冬主收藏,春夏季宜早起,秋冬季宜晚起,起居宜有规律,夏季午间适当休息,保持充足睡眠。热则耗气,夏当避暑,冬当避寒,注意保暖,以防感冒,避免过劳或剧烈运动以免伤正气。

2. 运动

气虚质的中老年人喜静恶动,不利于气血的运行。运动有助于气血通达全身,但过度运动会导致疲劳、眩晕等,运动时不宜用力过猛或做长久憋气动作,注意呼吸均匀平稳,亦不宜汗出过度,气随汗而耗散,会耗损元气,可选择较柔缓的运动,如散步、太极拳等,益脾肺,固肾气,改善体质状态。运动时宜采取低强度、多次数的方式,运动时间不宜过长,可多进行四肢柔韧性的训练。

3. 饮食

养生关键在于补气健脾。气虚质的中老年人宜少进食生冷苦寒、辛辣燥热、难以消化的食品,或耗气的食物,如生萝卜等,宜常食益气健脾、性平味甘或甘温的食物,如山药、大枣等,也可以通过药膳来调补,如当归黄芪炖瘦肉等。中医认为气为血之帅,血为气之母,在补气的同时可适当加入补血的食物,如气血双补的食物牛肉等。

4. 情志

气虚体质的中老年人劳累或思虑后易神疲乏力,故要做到祛除杂念,不躁动,少思虑。

5. 经络穴位

肺主气,脾为气血生化之源,后天之本,肾为先天之本。气虚质的中老年人往往正气不足,宜补益气血,可选择足三里、脾俞等穴位进行点按、艾灸;温和灸阳明经可以益气补血、调和脾胃;艾灸腹部穴位可调理气血;用刮痧板以经络循行,从前发际至后发际刮拭,稍感发热,可升发阳气。

（三）阳虚质

1. 起居

居住环境应空气流通，不宜在阴暗潮湿寒冷的环境里长期生活。可多进行户外活动，以舒展阳气，天气湿冷时尽量减少户外活动。保证每天有充足睡眠，有利于储藏阳气。夏季要避免长时间待在空调室内，睡觉时避免电风扇直吹，不在室外露宿，同时避免在树荫下、水亭中的过道上久停。注意足部、背部、下腹部的防寒保暖。

2. 运动

春夏养阳，秋冬养阴。动则生阳，故阳虚质的中老年人可适当加强体育锻炼，锻炼时间选择春夏季或阳光充足的上午为宜，可进行如慢跑等户外有氧运动，促进血液循环，改善体质。但运动强度不宜过大，以微微出汗为宜，不可大量出汗，以防汗出伤阳，亦可适当进行日光浴。

3. 饮食

饮食调护宜温阳补气，补阳抑阴，慢补，缓缓调治，宜多食用温热性食物或平性食物。若血压正常，可多食用温补阳气的食物，以温补脾肾阳气为主，可配合辛温发散的食物，如羊肉、生姜等，或结合药膳，如当归生姜炖羊肉等，不宜食用生冷食物，即使在盛夏也不要多吃寒凉之品，如西瓜等。水液代谢依赖阳气温运气化，如脾阳不足则运化水湿功能失调，如肾阳不足易导致水液运行障碍，蓄积体内。阳虚质的中老年人应减少食盐的摄入。

4. 情志

阳虚质的中老年人易表现出情绪不佳，故应加强精神调养，消除忧伤、惊恐、过喜过怒等不良情绪的影响。

5. 经络穴位

可选用神阙、气海、百会等进行温和灸，亦可用刮痧板沿脊柱或膀胱经刮拭，疏通督脉、温阳补肾。

（四）阴虚质

1. 起居

居室宜温度适宜，空气清新。阴虚质的中老年人应作息规律，不熬夜，保证睡眠充足，以藏养阴气。夏季宜避暑，不宜在高温环境下工作，秋冬季宜养阴，冬季注意保暖。

2. 运动

阴虚质的中老年人体内阴液亏少，运动时易出现口渴干燥、面色潮红，所以适合做中小强度、间断性的锻炼，重在调养肝肾，可选择八段锦等传统的健身运动项目。阴虚质的中老年人由于阳气偏亢，应避免在闷热环境中运动，及时补充水分，以微微出汗为宜，以防出汗过多，损伤阴液。此外，阴虚质的中老年人容易皮肤干燥，可选择游泳项目进行锻炼。

3. 饮食

调养关键在于补阴。饮食宜清淡、滋补肾阴，可以食用麦冬泡茶饮、沙参粥等，少食辛辣温热食物，如羊肉等。因烟酒为湿热之品，长期吸食易致燥热内生，应当戒烟酒。夏季气温较高，水分易流失，饮食宜以清淡、祛热为主，可多食用新鲜蔬菜水果、汤水，炸烤类食物应少吃，也可适当选择食用药膳，如苦杏仁炖雪梨等。此外，在饮食调养过程中宜兼顾脏腑，例如肾阴不足的阴虚质者可采用补肾滋阴法选用相关食物。

4. 情志

阴虚体质的中老年人由于体内阴液缺乏而易出现虚火上扰，表现出情绪急躁、心烦易怒，要学会调节急躁的情绪，释放烦闷，保持平和心态，避免与人争吵，注意调畅情志，少生气。

5. 经络穴位

经络保健以滋补肝肾、养阴降火为主，常用的补阴穴位有三阴交、肾俞等，还可通过刮痧刺激足太阴脾经、足少阴肾经相应穴位，达到养阴补肾的功效。

（五）痰湿质

1. 起居

居室保持干燥，远离潮湿环境。嗜睡者应逐渐减少睡眠时间，平时有阳光时多进行户外活动，经常晒太阳。阴雨季天气湿冷时减少户外活动，注意保暖，避免受寒雨侵袭。

2. 运动

运动能排除湿邪，改善痰湿体质。痰湿质的中老年人多形体肥胖，身重易倦，宜坚持有氧运动，选择缓和、易坚持的运动，如五禽戏、太极拳或合适的球类运动，活动量由小到大，逐渐增强，适当出汗，运动过程中及时补充水分，防止出现脱水。运动出汗时，不宜马上吹空调或洗澡，不宜急速大量饮水。

3. 饮食

痰湿质的中老年人脾胃运化能力较弱，饮食宜清淡，可食用具有健脾利湿、化痰祛痰的食物或味淡性温平和的食品，如山药、薏苡仁、茯苓粥，忌食肥肉、烤鱼等。痰湿体质者体形大多肥胖，不宜进食肥甘厚味的食物，少吃寒凉食物，宜戒酒，不宜暴饮暴食，不宜进食速度过快。中医认为酸甘化阴，应少吃酸性和甜的食物，以免加重痰湿。

4. 情志

痰湿质的中老年人易神疲困顿，宜多参加有益活动、听音乐，以动养神。

5. 经络穴位

痰湿质的中老年人可通过推拿按摩脾胃经或点按此经络上的穴位，以达到健脾利湿、祛痰的功效，如艾灸足三里、丰隆等穴位。刮痧疗法可以促进体内的痰湿外排，刮痧以皮肤潮红或出痧点为度。拔罐亦有祛风除湿的功效。

（六）湿热质

1. 起居

居住环境宜通风干燥，避免潮湿，空气清新。湿热质的中老年人要避暑湿，湿热气候时尽量减少户外活动，避免受湿热之邪侵袭。不宜熬夜过劳，早卧早起，早卧以顺应阳气之收敛，早起为使肺气得以舒展。平时可适当结合户外活动，以舒展阳气。

2. 运动

湿热质的中老年人体内阳气充足，内有蕴热，可选择有益于心脏血脉的活动，如游泳、瑜伽等，可在春季多做筋骨肌肉关节的舒展运动。盛夏暑湿较重的季节，气温湿度较大，可选择清晨或晚间相对凉爽的时候进行适量运动，同时减少户外活动。平时适当时候亦可结伴登山畅游。

3. 饮食

饮食应少甜少酒少油，以清淡为主。湿热质者可多选吃新鲜蔬菜水果及甘寒甘平的食物，如冬瓜、大白菜等，还可多食用有利于清热化湿的食物，如薏苡仁、茯苓等，亦可适当选食药膳，如沙参知母粥等。忌食肥甘、厚味、辛辣的食物，如肥肉、辣椒等，也不宜食用大热大补的药物或食物，如阿胶、紫河车等，避免进食酸性食物，忌烟酒，避免烤、炸、煎等方式烹饪食物。

4. 情志

可多参加轻松有益的活动，多交乐观的朋友，看励志书籍等，放松身心。

5. 经络穴位

经络保健以疏利肝胆、清热利湿为主，可选择刺激足太阳膀胱经，以疏通全身气血，将湿热瘀滞在体内的邪气排出体外。可按揉合谷、阳陵泉等穴位，亦可通过刮痧将体内的湿热外排。

（七）血瘀质

1. 起居

居室要保持温暖，血瘀质的中老年人在天气寒凉时注意保暖防寒。日常生活要保持足够睡眠，但亦不可过于安逸。

2. 运动

血瘀质的中老年人心血功能较弱，不宜做高强度的体育运动，可选做有益于心脏、促进气血运行的运动，如游泳、太极拳、五禽戏等。春季和早晨阳气生发，可多做舒展活动。

3. 饮食

气的推动较弱时，易造成气滞血瘀。血瘀质的中老年人可多食用具有行气功能的食物，如柚子等，还可食用活血化瘀或养血生血作用的食物，如红枣、木耳等，可适当选食当归田七乌鸡汤等药膳，忌食寒凉、酸涩、收敛、油腻的食物，例如乌梅、苦瓜、肥肉、油炸食品、冷饮。

4. 情志

保持愉快的心情，有利于血瘀体质的改善，反之，若经常在忧郁情绪中会加重血瘀的倾向。血瘀质的中老年人可多和乐观的朋友参加团体活动，培养兴趣。

5. 经络穴位

经络保健以活血通络为主，常用的活血通络的穴位有膈俞、血海等。

（八）气郁质

1. 起居

居室常通风，保持整洁、干燥、安静，室温适中。阴雨天气要调节好情绪，平时多进行户外活动，以舒展阳气，调畅心情。此外还要注意劳逸结合，早睡早起，保证充足睡眠。

2. 运动

气郁质的中老年人可以通过运动来调整气机，舒畅情志。运动时要保持平和心态，适度发泄，可选择气功、瑜伽等，运动后微微出汗有助于促进食欲、改善情志。避免进行竞技性和对抗性的体育项目，以防过于疲劳和受伤。气郁质的中老年人宜动不宜静，平时可多参加合适的户外活动或外出旅游等。

3. 饮食

在饮食调养方面可多食用具有理气解郁、调理脾胃功能的食物，如佛手、柑橘等，不宜食用羊肉、狗肉等甘温助火类食物，以免导致气郁化火，耗伤营血。气郁质的中老年人易失眠，睡前应避免喝浓茶、咖啡等。忌食收敛酸涩的食物，如乌梅、杨梅等，以免影响气机运动，也不宜食用辛辣刺激或易引起腹部胀气的食物。忌食肥甘厚腻的食物，如肥肉、动物内脏等，以免生痰湿，伤脾胃，影响运化功能，亦不宜食用冰冻寒凉之品，如雪糕、冰冻饮料等，以免导致气血运行不畅，加重气郁。

4. 情志

气郁质的中老年人要学会发泄，不宜太过敏感，要培养开朗豁达的性格，可有意识地调整忧郁的情绪，多参加有益的活动、听轻松的音乐，积极进行社交活动，或与朋友及时倾诉不良情绪。此外，还可以多培养兴趣爱好、多看喜剧，保持心情舒畅，勿看悲剧，克服偏执，减少抑郁情绪。

5. 经络穴位

气机的舒畅与肝的关系密切，可通过按摩或艾灸足厥阴肝经的穴位以调理气机，改善气郁质的体质，可选择太冲、肝俞等穴位，亦可选取足厥阴肝经的循行路线进行经络拍打。

（九）特禀质

1. 起居

居室常通风，保持清洁、空气清新，起居有规律。过敏季节应减少户外活动，尽量避免接触过敏物质，不宜养宠物。枕头、棉被等易附有尘螨，应常清洗、日晒。居室可备些应急药物以应对过敏症状，若有不适，及时就医。

2. 运动

锻炼要适度适量，可根据个人爱好选择有针对性的运动，以室内运动为主，如瑜伽、健身操等。若过敏原明确，在不接触过敏原的情况下也可进行适当的户外运动。运动时避免汗出当风，以微微出汗为宜，若有不适，及时停止运动。

3. 饮食

宜食用性质平和、清淡而偏温的食物，如谷类、新鲜蔬菜水果等，亦可根据身体情况选择食用补养肺气的食物或益气固表的食物，如山药、大枣等，忌食用生冷、辛辣、肥甘油腻的食物，如肥肉、海鲜等，避免食用致敏食物，减少发作机会。

4. 情志

容易出现消极的情绪，不愿与人沟通，因此要提醒自己生活有很多美好的事物，做到心情愉悦，保持开朗乐观的情绪。

5. 经络穴位

特禀质的中老年人易过敏，表现在胃肠道和皮肤上，故可遵循益气固表、养血祛风的原则，在经络上选择以手阳明大肠经和手太阴肺经为主，可按揉血海、神阙等穴位。中医认为过敏性疾患主要与风邪有关，艾灸手太阴肺经具有调补肺气、补虚清热的作用，对过敏性鼻炎、过敏性哮喘有一定作用。艾灸手足阳明经、任督二脉亦有益气固表、调节气血、祛风止痒功效。

【思考题】

1. 何为体质？

2. 体质的影响因素主要有哪些？

3. 如何应用体质学说对中老年人进行体质辨识与养生指导？

【参考文献】

[1] 张晓天. 中医老年体质养生学 [M]. 北京：科学出版社，2016.

[2] 高鹏翔. 中医学 [M]. 8 版. 北京：人民卫生出版社，2018.

[3] 付作举. 中医体质辨识 [M]. 成都：西南交通大学出版社，2013.

第五章
常用家庭中医护理技术

学习目标

❀ 识记：

火罐法、灸法、刮痧法、推拿法、热熨法等技术的适应证、禁忌证、操作方法及注意事项。

❀ 理解：

1. 说明罐斑和痧斑的临床意义。

2. 理解各种推拿操作方法的不同与适应证。

❀ 运用：

结合生活实际案例，选用中医护理技术解决问题。

◉ 第一节　火罐法及其应用

一、定义

火罐法是最为常用的一种拔罐方法，是以罐为工具，借助热力排除其中的空气，造成负压，使罐吸附于施术部位，造成局部充血或瘀血现象，以达到防治疾病目的的方法。

二、适应证

火罐法适用范围较为广泛，如风湿痹痛、各种神经麻痹，以及一些急慢性疼痛，如腹痛、腰背痛、痛经、头痛等均可应用；还可用于感冒、咳嗽、哮喘、消化不良、胃脘痛、眩晕等脏腑功能紊乱方面的病证。此外，如毒蛇咬伤、疮疡初起未溃等疾病亦可用此法。

三、禁忌证

高热抽搐、凝血机制障碍者，皮肤过敏、溃疡破溃处、水肿、肿瘤和大血管处，孕妇的腹部及腰骶部等均不宜拔罐。

四、操作

（一）拔罐工具

1. 玻璃罐

最常用的罐具由玻璃加工而成，其形如球状，罐口平滑，分大、中、小等型号。其优点是质地透明，使用时可直接观察局部皮肤的变化，便于掌握时间；缺点是容易破碎。

2. 竹罐

用直径 3~5 厘米坚固无损的竹子，截成 6~8 厘米或 8~10 厘米长的竹管，一端留节做底，另一端做罐口，用刀刮去青皮及内膜，制成形如腰鼓的圆筒，用砂纸磨光，使罐口光滑平正。其优点是取材容易、经济易制、轻巧、不易摔碎；缺点是容易燥裂漏气、吸附力不大。

3. 陶罐

用陶土烧制而成，罐的两端较小，中间略向外凸出，状如瓷鼓。其优点是吸力大；缺点是质地较重，容易破碎，质地不透明不易观察罐内皮肤情况。

（二）用物准备

治疗盘内放罐具（根据拔罐部位和拔罐方法选择合适的罐具，并检查罐口边缘是否光滑，有无裂痕）、止血钳、95%酒精棉球、火柴或打火机、治疗碗（内装水）等。

（三）操作方法

1. 清洁

协助受术者取合理舒适的体位，充分暴露拔罐部位，并做适当清洁。

2. 拔罐

施术者右手持止血钳夹住95%的酒精棉球，点燃后伸入罐内中段旋转1～2圈后，迅速退出，然后左手迅速将罐扣在施术部位。拔罐时动作要稳、准、轻、快，防止烫伤。

3. 留罐

留罐10～15分钟，期间随时观察罐口吸附的情况、皮肤的颜色和受术者的全身情况。

4. 起罐

起罐时用左手握住罐体，右手拇指或食指按压罐口处的皮肤，使罐口与皮肤之间形成空隙，空气进入罐内则罐自起。在背部拔多个罐时，应按顺序先上后下起罐，起罐后可用小毛巾或纸巾等轻轻擦拭皮肤。

（四）拔罐后皮肤形态的变化及意义

拔罐后局部皮肤出现点片状紫红色瘀点、瘀斑或兼有微热痛感，这种现象称为"罐斑"。表现为皮肤潮红、紫红或紫黑色瘀血，小点状紫红色疹子，同时还常伴有不同程度的热痛感。罐斑是拔罐疗法的治疗效应，是体内病理的反映，一般持续数天便可自行消失。若出现紫红或紫黑色的罐斑，多提示患有血瘀证；若皮肤表面无皮色变化，触之不温，多为虚寒证；若皮肤表面出现微痒或皮纹，多系风邪为患；若在拔罐后皮肤表面出现水泡、水肿或水气（在罐内壁上挂满水珠，或起罐后有水流出），表示患者体内湿盛，或因感受潮湿而致病；若水泡呈血红或黑红色，多为久病夹湿血瘀证。

五、应用

慢性腰痛拔罐疗法取双侧肾俞穴，按上述步骤拔罐后，留罐 10 ~ 15 分钟。

六、注意事项

（1）过饥、过饱、紧张者不宜立即拔罐。

（2）拔罐时应采取合适的体位，使之舒适持久，并尽量选择肌肉丰厚的部位拔罐。骨骼凹凸不平和毛发较多处不宜拔罐。

（3）冬季拔罐注意保暖，留罐时盖好衣被。

（4）留罐过程中要注意观察罐口吸附的情况、受术者局部皮肤的颜色以及全身情况，并随时询问其感受。如受术者出现面色苍白、出冷汗等，应立即起罐，去枕平卧，并给予温糖水饮服，重者可指掐人中穴、内关穴，必要时及时就医。

（5）用火罐时应注意勿灼伤或烫伤皮肤。若烫伤或留罐时间太长而致皮肤起水疱时，小的无须处理，待自行吸收。水疱较大时，应消毒局部皮肤后，用无菌注射器吸出液体，覆盖无菌敷料，以防感染。

（6）拔罐治疗后应注意休息，1 小时内不沐浴；保持心情愉快；饮食宜清淡、易消化，忌生冷油腻之食品。

（7）拔罐治疗间隔时间一般为 2 ~ 3 天，或以罐斑消退为准。

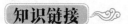 知识链接

抽气罐法

1. 定义

抽气罐法，又称真空拔罐法，是利用机械抽气原理使罐体内形成负压，把罐具吸附在选定的部位，使皮下及浅层肌肉充血，刺激人体皮部、经筋、经络穴位以达到排除毒素、疏通经络、行气活血、扶正固本、促进新陈代谢、调动脏腑功能的一种防治方法。

2. 特点

用透明塑料制成的抽气罐，分为各种大小不等的型号，上面加置活塞，便于抽

气。其优点是罐体透明，罐内负压可根据病人的体质情况和病情随意调整，易于观察罐内皮肤变化，便于掌握拔罐时间，使用更安全，操作简便，不易破碎，既适用于医院，更广泛适用于家庭。

3. 操作方法

（1）根据病情选好穴位，清洁皮肤，要协助受术者取舒适的体位。

（2）选定穴位后将大小合适的抽气罐口按扣在局部皮肤上，把罐具顶部活塞上提一下，以保证通气。

（3）将抽气枪口轻轻套住罐具顶部活塞后，连续抽气数次，至拔罐内皮肤隆起，以受术者可耐受为度。

（4）在脊椎或腰部等部位可使用连接器。连接器安装方法：先将连接器一端的连接杆大头连接备用前嘴的大孔，再将另一端连接杆小头连接负压枪口，使之成为一体，然后前嘴与气罐有活塞的一头套在一起，再将气罐放在需要治疗的部位。

（5）罐具吸附于体表之后，将抽气枪口左右轻轻旋动向后退下，轻按一下罐具活塞以防漏气，留置观察 20 ~ 30 分钟。

（6）治疗结束时提一下活塞即可起罐。

◎ 第二节 灸法及其应用

一、定义

灸法是指用某些燃烧材料熏灼或温熨体表的一定部位，借助火的热力和药物的作用，通过刺激经络腧穴达到温经通络、活血行气、散寒祛湿、消肿散结、回阳救逆及预防保健的作用。

《医学入门》说："凡病，药之不及，针之不到，必须灸之。"施灸的材料很多，但以艾叶制成的艾绒为主。因其味苦，辛温无毒，主灸百病。

二、适应证

灸法主要适用于慢性虚弱性疾病以及风寒湿邪为患的病证。例如，虚寒性呕吐、腹痛、腹泻；脾肾阳虚、元气暴脱所致久泄、遗尿、遗精、阳痿、虚脱、休克；气虚下陷所致脏器下垂；风寒湿痹而致腰腿痛等。

三、禁忌证

凡属实热证、阴虚阳亢证、邪热内炽证，如咳嗽吐血、高血压、发热等均不宜施灸；头、颜面部、血管表浅部位、孕妇的腹部和腰骶部、有破溃或溃疡的皮肤局部不宜施灸。对于体质虚弱、空腹、极度疲劳和对灸法恐惧者，应慎施灸。

四、操作

（一）用物准备

治疗盘，艾条或艾炷，火柴，弯盘，小口瓶或弯盘（内装水），间接灸（隔物灸）时还应备用姜片、蒜片、食盐等。

（二）操作方法

首先，要协助受术者取合理舒适体位，暴露施灸部位，注意保暖。

1. 艾条灸

艾条灸是指将艾条一端点燃，距离腧穴或患处一定高度，进行熏灼的一种方法。因艾条点燃的一端不直接接触皮肤，又称悬起灸，可分为温和灸、雀啄灸和回旋灸。

（1）温和灸。将艾条一端点燃，与施灸部位皮肤保持2~3厘米的距离进行持续熏灸，以患者局部皮肤有温热感而无灼痛感为宜（见图5-1）。一般每个穴位灸10~15分钟。对于昏厥、局部感觉障碍的受术者，施治者可将中指、食指分开置于施灸部位的两侧，通过施治者自身手指的感觉来测知受术者局部的受热程度，以便随时调节施灸的距离，防止烫伤。

（2）雀啄灸。将艾条一端点燃，与施灸部位皮肤不固定在一定距离，像鸟雀啄食一样，一上一下或一左一右地施灸，使手术者局部有温热感而无灼痛感（见图5-2）。一般每个穴位灸3~5分钟。

（3）回旋灸。将艾条一端点燃，与施灸部位皮肤保持一定的距离，但不固定，而是向左右方向移动或反复旋转地施灸（见图 5 - 3）。一般每个穴位可灸 20 ~ 30 分钟。

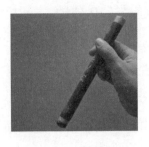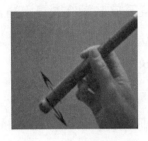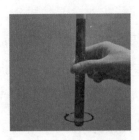

图 5 - 1　温和灸　　　　图 5 - 2　雀啄灸　　　　图 5 - 3　回旋灸

2. 艾炷灸

艾炷灸是指将艾炷直接或间接地置于腧穴部位或患处，点燃后进行熏灼的一种方法（见图 5 - 4）。燃烧一个艾炷，叫一壮。

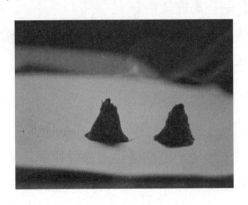

图 5 - 4　艾炷灸

（1）直接灸。将大小适宜的艾炷直接放在所选部位的皮肤上进行施灸的方法。根据灸后皮肤是否留有瘢痕分为瘢痕灸和无瘢痕灸。

瘢痕灸：施灸时，艾炷必须燃尽，然后除去灰烬，继续易炷再灸，一般灸 7 ~ 9 壮，灸后局部起疱化脓，愈后留有瘢痕。

无瘢痕灸：每壮不必燃尽，当燃剩 2/5 左右，受术者有灼痛感时，用镊子夹去，易炷再灸，连灸 3 ~ 7 壮，以局部皮肤充血、红润为度，灸后不化脓、不留瘢痕。

（2）间接灸。又称隔物灸，即在艾炷与施灸皮肤之间放置某种间隔物而进行施灸的方法。

隔姜灸：把鲜生姜切成 0.2~0.3 厘米厚的薄片，用针在其中间穿几个孔，上置大艾炷平放于穴位上，点燃施灸，当燃烧至手术者感到热且微有灼痛时，即用镊子夹去，易炷再灸，直至皮肤潮红为度。一般灸 5~10 分钟。

隔蒜灸：把独头蒜切成 0.2~0.3 厘米厚的薄片，用针在其中间穿几个孔，或将蒜头捣烂成泥，以蒜泥垫局部约 0.2 厘米厚，置于穴位上，上置大艾炷平放于穴位上点燃施灸。每穴每次可灸 5~7 壮，隔 2~3 日一次。

隔盐灸：将纯净干燥的细盐填敷脐孔，略高脐约 0.1 厘米，在盐上面置大艾炷点燃施灸，为防止盐受热爆裂，可在盐上放一薄片生姜。操作方法同隔姜灸。一般灸 5~9 分钟，每日或隔日一次。

在施灸过程中，需随时询问受术者有无灼痛感，及时调整距离及弹去艾灰，防止烧伤。对于小儿和皮肤感觉迟钝的患者，操作时可用手指轻触施灸部皮肤，以测知局部受热程度，防止局部烫伤。

在施灸完毕后，熄灭后的艾条，装入小口瓶内，未燃尽的艾炷放入盛水的弯盘内，以防复燃。并帮助受术者清洁局部皮肤。

五、应用

艾条灸之温和灸临床常用于治疗慢性虚寒性疾病，如风寒湿痹证、慢性虚寒性胃痛等；雀啄灸和回旋灸临床常用于治疗急性病证，如急性腹痛、急性腰痛等。

艾炷灸之隔姜灸适用于一切虚寒病证；隔蒜灸适用于治疗痈、疽、疮、疖、蛇蝎毒虫所伤；隔盐灸适用于急性腹痛、吐泻、痢疾、脱证等。

六、注意事项

（1）认真观察病情变化及有无因体位不适或艾火熏烤温度过高而引起的疼痛。

（2）施灸过程中，严防艾火及艾灰烫伤患者皮肤或衣物，施灸完毕必须将艾火彻底熄灭。

（3）施灸的顺序，一般是先灸上部，后灸下部；先腰背部，后胸腹部；先头身，后四肢。

（4）黏膜附近、颜面、五官和大血管的部位，不宜采用瘢痕灸。实证、热证、阴虚发热、孕妇腹部和腰骶部也不宜施灸。

（5）灸后局部出现微红灼热属正常现象，无须处理，如局部出现水疱，小者可任其自然吸收，大者可用消毒针挑破，放出水液，涂以甲紫并以消毒纱布包敷。

知识链接 ⟍

天灸疗法

1. 定义

天灸是指将具有中医特色的子午流注时间治疗学与特定中药相结合，在特定穴位或部位治疗某些疾病的一种治疗方法。其将一些具有刺激性的药物，涂敷于穴位或患处，敷后皮肤可起泡或仅使局部充血潮红。因天灸的药物是自动渗透入皮肤或腧穴中，所以称"自然灸"或"自灸"，又因天灸是不用任何热源进行灸治的方法，故又称"无热灸""冷灸"或"药物灸""发泡灸"。

"三伏天灸""三九天灸"是根据"冬病夏治，夏病冬治"理论，在三伏天、三九天进行天灸的疗法。三伏天灸疗法，一方面借助三伏天大自然阳气生发、人体阳气有随之旺盛之趋势、体内凝寒之气易解的状态，对阳虚者用药物敷贴于某些特定的穴位，以达到扶阳祛寒的目的；另一方面可以为秋冬储备阳气，可使冬季阳气充足、阴精敛藏而不外泻，从而达到调整阴阳，提高抗病能力的目的。三九时节，气候寒冷，"三九天灸"在此时进行穴位敷贴，扶正祛邪，调补阴阳，不仅能帮助人体抵抗外邪，预防疾病，也能对"三伏天灸"的疗效起到加强和巩固的作用。

2. 适应证

过敏性疾病，如过敏性鼻炎、哮喘；虚人感冒、慢性结肠炎、虚寒胃脘痛、慢性支气管炎等。

3. 禁忌证

实热证，阴虚发热，高血压，昏迷、消渴患者，皮肤溃疡、炎症、水泡，孕妇禁用。颜面部，毛发多的部位，不宜贴药。皮肤过敏者慎用。

4. 操作方法

（1）协助受术者取合理体位，暴露贴药部位，注意保暖。

（2）确定贴药穴位，清洁局部皮肤。

（3）将药贴准确地敷在所选穴位上。贴穴以背俞穴为主，一般可选 4～6 穴；贴药时间，成人 40～60 分钟，小儿 20～30 分钟。

（4）叮嘱受术者贴药当天忌食发物、生冷油腻和辛辣刺激食物，2 小时内贴药部位勿湿冷水。

第三节　刮痧法及其应用

一、定义

刮痧法是应用边缘钝滑的器具蘸取一定的介质，在受术者体表一定部位或者穴位上的皮肤反复刮动，使局部皮下出现瘀斑或痧痕，使脏腑秽浊之气经腠理通达于外，从而促使气血流畅，达到防治疾病目的的一种治疗方法。

二、适应证

本疗法是临床常用的一种简易治疗方法，流传甚久。多用于治疗夏秋季时病，如中暑、外感、肠胃道疾病等。现多用于消化系统和呼吸系统疾病的防治。

（1）内科病证。感冒、咳嗽、头痛、中暑、眩晕、呕吐、腹泻、失眠、肥胖等。

（2）骨外科病证。腰腿痛、漏肩风、落枕等；皮肤瘙痒症、荨麻疹、痤疮、湿疹等。

（3）妇科病证。痛经、月经不调、乳腺增生、产后缺乳等。

（4）儿科病证。积滞、疳证、感冒发热、腹泻、遗尿等。

（5）五官科病证。牙痛、鼻渊、咽喉肿痛、近视、弱视、耳鸣等病症。

（6）其他。养颜美容。

三、禁忌证

（1）急性传染病、急腹症、重症心脏病、严重高血压等。

（2）形体过于消瘦者、久病体弱者、空腹或极度疲劳者，皮肤有缺损或有病变、严重的下肢静脉曲张、有出血倾向等。

（3）五官孔窍处，孕妇的腹部、腰骶部禁用；小儿囟门未闭合时头部禁刮。

四、操作

（一）刮痧工具

1. 刮痧板

多用水牛角和黄牛角制成。

2. 硬币、铜钱

取边缘较厚且无缺损的硬币或铜钱。

3. 其他

选取边缘光滑且无破损的瓷碗、瓷酒盅、瓷汤匙、不锈钢汤匙、嫩竹片、玻璃棍等亦可。

（二）用物准备

治疗盘、刮具、治疗碗（内盛少量清水、植物油或药液）、擦纸，必要时备浴巾、屏风等物。

（三）操作方法

（1）先充分暴露刮治部位，并做适当清洁。

（2）施术者手持刮具，蘸取植物油或清水，在选定的部位，使刮具始终与皮肤保持45°~90°为宜，从上至下，由内向外朝单一方向反复刮动，用力轻重以受术者能耐受为度。刮动数次后，感觉涩滞时，需蘸植物油再刮，一般刮10~20次，以出现紫红色斑点或斑块为度。

（3）一般要求先刮颈项部，再刮脊椎两侧部，然后再刮胸部及四肢部位。刮背时，应向脊柱两侧，沿肋间隙呈弧线由内向外刮，每次8~10条，每条长

6 ~ 15 厘米。

（4）刮痧时间一般 20 分钟左右，或以受术者能耐受为度。

五、应用

感冒刮痧疗法，取生姜、葱白各 10 g，切碎和匀布包取汁，然后加等量白酒，蘸热酒先刮前额、太阳穴，然后刮背部脊柱两侧，也可配刮肘窝、腘窝。刮拭出痧后再给饮温开水或生姜汁糖水以发汗解表。

六、注意事项

（1）过饥、过饱、紧张者不宜立即刮痧。

（2）治疗时，室内要保持空气流通，如天气转凉或天冷时应注意避免感受风寒。用力应均匀，力度适中；对不出痧或出痧少的部位不可强求出痧，禁用暴力。

（3）刮痧工具必须边缘光滑，无破损。不能干刮，应时时蘸取润肤介质保持润滑，以免刮伤皮肤。

（4）刮痧过程中要随时观察病情变化，如受术者出现面色苍白、出冷汗等，应立即停刮，去枕平卧，并给予温糖水饮服，指掐人中穴、内关穴，必要时及时就医。

（5）刮痧力度以受术者耐受为度，勿刮损皮肤，并观察局部皮肤颜色变化情况，随时询问受术者感觉。

（6）刮痧时或刮痧后避免直接吹风，刮痧后 1 小时内不沐浴，尤其不能用凉水洗浴。

（7）刮痧后应注意休息，并保持心情愉快；饮食宜清淡、易消化，忌生冷油腻之食品。

（8）刮痧间隔时间一般为 3 ~ 6 天，或以痧痕消退为准，3 ~ 5 次为一个疗程。

◎ 第四节　推拿法及其应用

一、定义

推拿法是指通过特定手法作用于人体体表的特定部位或穴位的一种治疗方法，具有疏通经络、滑利关节、强筋壮骨、散寒止痛、健脾和胃、消积导滞、扶正祛邪等作用，从而达到预防保健、促进疾病康复的目的。

二、适应证

推拿法的应用范围很广，在伤科、内科、妇科、儿科、五官科以及保健美容方面都可以适用，尤其是对于慢性病、功能性疾病疗效较好。

三、禁忌证

（1）未确诊的急性脊柱损伤或神经根损害者。

（2）各种骨折、骨质疏松、骨结核。

（3）严重心、脑、肺疾病，有出血倾向，及急性传染病者、精神病患者。

（4）皮肤破损处及瘢痕部位。

（5）妊娠妇女。

四、操作

（一）用物准备

治疗盘、推拿介质、治疗巾、大浴巾，酌情备用糖水及外用药。

（二）推拿手法

成人推拿手法应遵循有力、柔和、均匀、持久的原则。

1. 推法

用指、掌或肘部着力于人体一定穴位或部位上，做单方向直线移动。用手指操作称指推法；用肘部操作称肘推法；用掌操作称掌推法。操作时，指、掌或肘要紧贴体表，用力要稳，速度要缓慢、均匀，适用于全身各个部位。

2．**拿法**

用拇指和食、中两指，或用拇指和其余四指相对用力，在一定的穴位或部位上进行节律性的捏提。操作时，用力要由轻而重，不可骤然用力，动作要缓和而有连贯性。适用于四肢、肩、颈、腋下。

3．**按法**

用指、掌或肘在受术者体表的一定穴位或部位上着力按压，按而留之。用手指操作的，称为指按法；用掌操作的，称为掌按法；用肘尖部位操作的，称为肘按法。操作时着力部位要紧贴体表，不可移动，用力要由轻而重，不可用暴力。适用于全身各部。

4．**点法**

用拇指端或拇指、食指指间关节点压体表。适用于肌肉较薄的骨缝处。常用于脘腹挛痛、腰腿痛等疾病。

5．**摩法**

用手指指面或手掌掌面附着在体表的腧穴或部位上，以腕关节连同前臂做有节律的环旋移动。用手指指面操作的，称指摩法；用手掌掌面操作的，称掌摩法。操作时肘关节自然屈曲，腕部放松，指掌自然伸直，动作缓和而协调，仅在皮肤上做有节律的环旋抚摩活动，而不带动皮下组织。频率每分钟120次左右。适用于全身各部，常用于胸腹、胁肋及颜面部。

6．**揉法**

用手指螺纹面，手掌大鱼际、掌根或全掌着力吸附于一定的穴位或部位上，做轻柔缓和的旋转运动。用手指螺纹面操作的，称指揉法；用手掌操作的，称掌揉法。操作时以腕关节连同前臂环旋转动来带动指、掌的着力部位在一定的穴位上揉动。动作要协调，用力以使皮下组织随之回旋运动为度。操作过程要持续、均匀、柔和而有节律，频率每分钟为120~160次。

7．**擦法**

用小鱼际和第五、第四、第三掌骨及其掌指关节部分着力于一定部位上，使腕关节做屈伸外转的连续活动，带动着力部位的运动。操作时，掌背尺侧部要紧贴体表，不可跳跃进行或拖动摩擦。肘关节屈曲120°，动作要协调而有节律，压力要均匀。滚动频率一般为每分钟140次左右。适用于颈、腰、背、臂、四肢部。

8. 搓法

用两手掌面夹住肢体或以单手、双手掌面着力于施术部位，相对用力做往返的快速揉搓。操作时，双手用力要对称、均匀，搓动要快，移动要缓，动作要自然流畅。适用于腰、背、胁肋及四肢部，以上肢最为常用。

9. 捏法

用拇指和食、中两指，或其余四指夹住肢体，相对用力挤压。适用于头部、颈项部、四肢及背脊。

10. 拍法

用虚掌（手指自然并拢，掌指关节微屈）拍打体表一定部位。适用于肩背、腰臀及下肢部。用于肌肉痉挛、肌肉萎缩、风湿痹痛、关节麻木、胃肠痉挛疼痛等疾病。

11. 击法

用拳背、掌根、掌侧小鱼际、指尖或借助于桑枝棒叩击体表一定部位。适用于腰背、臀、四肢等部位。常用于风湿痹痛、脘腹痉挛、头痛、闪腰岔气等疾病。

（三）操作方法

（1）协助被按摩者按需取舒适体位，暴露推拿部位。冬季注意保暖，夏季注意防暑降温，室温保持在25～27 ℃。

（2）准确取穴并应用适宜的手法和刺激强度进行按摩。每日1次，每次20～30分钟，10次为一疗程。

（3）操作过程中观察被按摩者的情况，及时调整手法和刺激强度。

（4）操作后需协助取安全舒适卧位，整理床单位；清理用物。

五、应用

（一）头痛

1. 取穴

印堂、头维、太阳、鱼腰、百会等头部穴位；风池、风府、天柱及项部两侧膀胱经。

2. 手法

揉法、按法、拿法。

3. 操作

（1）受术者取坐位。用揉、按法从印堂开始，向上沿前额发际至头维、太阳，往返3~4次，配合按印堂、鱼腰、太阳、百会等穴。再用五指拿法从头顶拿至风池，最后改用三指拿法，沿膀胱经拿至大椎两侧，往返4~5次，时间为5分钟左右。

（2）受术者取坐位。用揉、按法沿项部两侧膀胱经上下往返治疗3~4分钟后，按风池、风府、天柱等穴。再拿两侧风池，沿项部两侧膀胱经自上而下操作4~5次，时间为5分钟左右。

（二）便秘

1. 取穴

中脘、天枢、大横、关元、足三里。

2. 手法

摩法、按法、揉法。

3. 操作

受术者取仰卧位。操作者顺时针按摩受术者腹部5分钟，用揉、按法在中脘、天枢、大横等穴位处治疗，每穴约1分钟，然后揉、按双侧足三里。

（三）失眠

1. 取穴

睛明、印堂、攒竹、鱼腰、太阳、迎香、风池、百会、安眠、神门、足三里。

2. **手法**

按法、推法、摩法、揉法。

3. **操作**

取仰卧位。操作者坐于受术者头部前方，用按法或揉法在睛明穴治疗1～2分钟，再自印堂穴向两侧眉弓至太阳穴往返治疗5～6次，重点按揉印堂、攒竹、鱼腰、太阳等穴。推印堂沿鼻两侧向下经迎香沿颧骨至两耳前，往返2～3次。用指推法自印堂穴沿眉弓分别推至两侧太阳穴，再换用其余四指搓推脑后部，沿风池至颈部两侧，重复两次，然后点按百会、安眠、双侧神门、足三里穴。

六、注意事项

严格掌握禁忌证。治疗过程要注意保暖，遮挡隐私部位，以免受凉；注意如有不良反应，立即停止按摩，必要时及时就医。

◎ 第五节　热熨法及其应用

一、定义

热熨法是采用水、药物和其他辅料加热后，在患处或腧穴部位来回移动或回旋运转，以达到行气活血、温经通络、散寒止痛目的的一种疗法。临床常用方法有药熨法、坎离砂法、葱熨法、盐熨法等。

二、适应证

热熨法主要适用于由脾胃虚寒引起的胃脘疼痛、腹冷泄泻、呕吐，或者跌打损伤等引起的局部瘀血、肿痛，腰背不适、行动不便，以及风湿痹证、偏瘫、瘫闭等。

三、禁忌证

各种实热证或麻醉未清醒者禁用；腹部疼痛或包块性质不明者、皮肤有破损处及局部感觉障碍者，孕妇腹部、身体大血管处忌用。儿童及皮肤感觉较差的老年人慎用。

四、操作

（一）用物准备

治疗盘、治疗碗、竹筷、陈醋、双层纱布袋、凡士林、棉签、坎离砂成品（或药物、盐、麸皮、晚蚕沙等）、炒锅、电炉，必要时备大毛巾、屏风。

（二）操作方法

1. 药熨法

将药物加白酒或醋一起放入锅中混匀，文火炒至 60 ～ 70 ℃后装袋，用大毛巾保温（用时 50 ～ 60 ℃）。根据病情取合适体位，暴露药熨部位。患处涂一层凡士林，将药袋放到患处或相应穴位用力来回推熨，力量要均匀，开始时用力要轻，速度可稍快，随着药袋温度的降低，力量可增大，同时速度减慢。药袋温度过低时，及时更换药袋。每次 15 ～ 30 分钟，每日 1 ～ 2 次。药熨过程中要注意观察局部皮肤，防止烫伤。药熨后擦净局部皮肤，协助受术者取舒适卧位。

2. 坎离砂法

将坎离砂放入治疗碗内加陈醋，以坎离砂湿润为宜，拌匀后装入布袋，待发热备用。局部皮肤涂凡士林，将坎离砂袋放在患处皮肤上，来回推熨，以受术者能耐受为宜。冬季可用浴巾或棉被裹住保温。每次可熨 20 ～ 30 分钟，每日 1 ～ 2 次。坎离砂可反复使用，每次用时加入陈醋，直至不能发热时再更换。

五、应用

（一）腹胀痛

盐熨方（《实用中医外科学》）：粗盐 500 g，放铁锅内炒至频频发出爆裂声时，加入食醋少许，然后装入事先缝好的布袋内，遍熨腹部。一般先由上而下，由右至左，冷则易之。功能温经通络。主治寒性腹痛。

（二）胃脘痛

胃痛热熨方（《中国民间疗法》）：连须葱头30 g，生姜15 g，将二者共捣烂炒烫，装入布袋，热熨胃脘部，药袋冷则更换，每日2次，每次30分钟，或以疼痛缓解为度。功能温胃散寒。主治寒性胃痛。

六、注意事项

（1）热证、实证，身体大血管处，皮肤有破损及局部感觉障碍者禁用。

（2）腹部包块性质不明及孕妇腹部忌用。

（3）掌握好热熨温度，不宜超过70 ℃，年老者和婴幼儿则不应超过50 ℃。

（4）随时注意受术者感受，如有烫伤，应立即停止热熨，局部涂以烫伤药物。

（5）操作时注意室内温度适宜，热熨后应注意避风保暖，注意休息，饮食宜清淡。

【思考题】

1. 王某，女，40岁，就诊时症见发热恶寒，鼻塞流清涕，头身疼痛，咳嗽，痰稀白，舌苔薄白，脉浮紧。医嘱予以拔火罐治疗。根据本章所学内容，请回答进行拔罐治疗时要注意哪些问题？

2. 李某，男，52岁，腰部酸痛反复发作多年，迁延不愈，喜按喜揉，平时面色苍白，四肢不温，少气懒言，舌淡苔白，脉沉弦。根据本章所学内容，你认为可选用艾条灸缓解患者的症状吗？

3. 陈某，女，30岁，平时身体较好，现发热、恶寒、咽痛、鼻塞1天，舌淡红苔薄黄，脉浮数，你认为她可以选用刮痧治疗吗？如操作的话刮哪个地方，要注意什么？

4. 推拿法哪些情况不能做？

【参考文献】

［1］陈佩仪. 中医护理学基础：中医特色［M］. 2版. 北京：人民卫生出版社，2017.

［2］孙秋华. 中医护理学［M］. 4版. 北京：人民卫生出版社，2017.

［3］徐桂华，胡慧. 中医护理学基础［M］. 3版. 北京：中国中医药出版社，2016.

［4］中华中医药学会. 中医护理常规技术操作规程［M］. 北京：中国中医药出版社，2006.

［5］张素秋，石福霞. 中医护理技术操作实训［M］. 北京：人民军医出版社，2011.

［6］张翠娣. 临床常用中西医护理技术操作教程［M］. 北京：清华大学出版社，2012.

［7］陆寿康. 刺法灸法学［M］. 2版. 北京：中国中医药出版社，2007.

下篇

第六章
生活起居保健

学习目标

❀ **识记：**

1. 能正确叙述传染病发生的条件。

2. 能正确陈述冷热疗法的作用。

3. 能正确陈述中老年人的营养需求。

4. 能正确陈述跌倒、便秘、疼痛的概念。

❀ **理解：**

1. 能正确理解家庭常用的清洁消毒方法。

2. 能正确理解常见传染病的传播途径。

3. 能正确理解休息的意义和条件。

4. 能够正确理解压疮发生的原因和预防措施。

5. 能正确理解中老年人头发护理、皮肤护理和口腔护理的重要性。

6. 能够正确理解冷疗与热疗的禁忌。

7. 能够正确描述不同情况的中老年人的饮食护理要点。

8. 能够正确描述跌倒的危险因素。

> ❀ 运用:
> 1. 能运用所学的知识维护家庭卫生与消毒,促进家人的健康。
> 2. 能运用所学的相关知识帮助家人预防常见传染病。
> 3. 能运用所学的相关知识结合自身的年龄进行有效的休息和睡眠。
> 4. 能够正确选择冷、热疗法。
> 5. 能够正确使用热水袋、冰袋;能够正确进行温水擦浴。
> 6. 能运用所学知识预防跌倒、便秘;能运用所学知识缓解疼痛。

◉ 第一节　家庭日常清洁卫生与消毒

清洁卫生与消毒是预防和控制病原体传播的有效措施。清洁的家庭环境是保证家人健康的首要条件,对于免疫力低下的人群,尤其是老年人、儿童及孕妇等还要做到定期消毒或灭菌。

一、清洁

清洁(cleaning)是指用物理方法清除物体表面的污垢、尘埃和有机物,其目的是去除和减少微生物,并非彻底杀灭微生物。常用的清洁方法有水洗、机械去污和去污剂去污。适用于地面、墙壁、家具及家居用品等物体表面的处理,清洁也是物品消毒灭菌前的第一步处理。

手是家庭日常生活中使用最多也最容易被病原菌感染的部位。科学洗手,保持手的清洁卫生是控制病原菌感染、保障家人安全、防止交叉感染的最简单、最有效的、最经济的措施之一。

洗手是用肥皂或者皂液和流动水洗手,去除手部皮肤污垢、碎屑和部分致病菌的过程。传统的洗手往往会遗漏或清洗不彻底,导致病原菌残留,从而引发疾病。科学的洗手可以清除手表面99%的各种暂时性细菌。六步或七步洗手法是目前公认的科学有效的洗手方法。

1. 目的
清除操作者手上的污垢和致病微生物,切断通过手传播感染的各类疾病。

2．**用物准备**

肥皂液或洗手液、毛巾或擦手纸巾或烘干机、洗手池或脸盆。

3．**操作步骤**

首先，流动水下湿润双手，用洗手液或肥皂涂抹，然后按以下步骤进行涂抹。

（1）第一步：掌心相对，手指并拢相互揉搓（洗手掌）。

（2）第二步：手心对手背沿指缝相互揉搓，双手交换进行（洗手背）。

（3）第三步：双手交叉沿指缝相互揉搓（洗指缝）。

（4）第四步：弯曲手指半握拳，把指背放在另一手掌心旋转揉搓，双手交换进行（洗指背）。

（5）第五步：一手握另一手大拇指旋转揉搓，双手交换进行（洗拇指）。

（6）第六步：弯曲各手指关节，把指尖合拢在另一手掌心旋转揉搓，双手交换进行（洗指尖）。

（7）第七步：揉搓手腕、手臂，双手交换进行（洗手腕，此步骤针对腕部暴露过多，如夏季穿短袖或接触病原菌污染后）。

最后，冲洗，关闭水龙头，用擦手纸巾或毛巾擦干双手，或用烘干机烘干双手。

4．**注意事项**

（1）选用流动水洗手。感应水龙头为宜，如为手触式，避免用手直接接触水龙头开关，可用肘部开关。

（2）清洁要全面，尤其注意指尖、指缝、指背、指间关节皮肤褶皱处等病原菌易残留处。

（3）冲洗双手时，指尖向下，让流动水从前臂流向指尖。

（4）洗手时间不要少于 20 秒钟。

二、食品及餐具清洁

（一）水果蔬菜清洁

水果蔬菜（简称"果蔬"）富含多种人体所需的丰富营养素，但果蔬表面也常存在污染物和残余农药，清洁不彻底会直接影响人体的健康。常用的果蔬清洁方法有以下几个。

1. 浸泡水洗法

浸泡水洗法是清除蔬菜瓜果上其他污物和去除残留农药的基本方法。主要用于叶类蔬菜，如生菜、菠菜、韭菜花、小白菜等。

具体方法：先用清水冲洗表面污物，浸泡 15 ~ 30 分钟或用流动水冲洗 10 ~ 15 分钟，然后搓洗。浸泡时可加入少量果蔬清洗剂，促进农药的析出，浸泡后要用清水冲洗 2 ~ 3 遍。由于蔬菜的农药品种主要为有机磷类杀虫剂，难溶于水，因此此种方法仅能除去部分农药污染。

2. 去皮法

果蔬表面有一层蜡质，喷洒农药后，表面残留农药较多，去皮可以有效去除残留农药。适用于可以去皮食用的果蔬，如苹果、梨、猕猴桃、冬瓜、南瓜、黄瓜、萝卜、胡萝卜、西葫芦、茄子等。

3. 加热烹饪法

随着水温的升高，氨基甲酸酯类杀虫剂（如抗蚜威、灭害威、抗虫威等）分解加快，此种方法可清除 90% 氨基甲酸酯类杀虫剂农药残留，对农药残存较多，特别是水洗亦难清除农药残留的蔬菜效果较好，如芹菜、白菜、卷心菜、青椒、豆角等。

具体方法：先用清水洗净蔬菜表面污物，放入沸水 2 ~ 5 分钟后捞出，再用清水冲洗 1 ~ 2 遍。注意放入沸水中时间不宜过长，以免维生素流失。

4. 其他方法

（1）碱水（盐水）浸泡法。此法只适用于果蔬表面的农药是酸性的情况。

具体方法：将果蔬放入 500 mL 清水中加食用碱 5 ~ 10 g 或直接用淡盐水，浸泡 5 ~ 10 分钟，反复洗涤 3 次，用清水漂洗。对于包心类蔬菜，如包菜、白菜等可切开，先浸泡 1 ~ 2 小时再清洗。

（2）米汤浸泡法。此法亦适用于果蔬表面的农药是酸性的情况。淘米水呈弱碱性，可以中和蔬菜表面的酸性农药，降低农药毒性。淘米水先放置一段时间，其黏度会越来越强，碱性也随之增强。另淘米水的黏性，还可吸附食物表面附着的农药及化学物质，对于不易清洗的水果，如葡萄、桑葚、草莓等也有效。

具体方法：将蔬菜冲洗后，放在淘米水中浸泡半小时，然后用清水漂洗。

（3）储存法。此法适用于果蔬表面含有易挥发的农药。阳光中光谱效应，会使蔬菜中部分残留农药被分解、破坏，从而降低农药毒性。测试表明，蔬菜在阳光下照射10分钟，可去除60%的有机氯、有机汞农药残留量。因此购买蔬菜后，可室温下放置24个小时左右，残留化学农药平均消失率为5%。

（二）餐具清洁

家庭餐具通常包括碗、筷、盘、调勺、杯等，餐具的清洁卫生对于保障家人的健康非常重要。餐具清洁应注意以下事项。

1. 餐具的选择

宜选用具有抗菌材料的餐具，特别是对于潮湿环境，避免使用木质餐具，尤其是砧板，一旦餐具发霉，要及时彻底清洁并消毒。洗碗布不宜选化纤材质和钢丝球，建议尽量选择纯木纤维洗碗布。先用清水冲洗，尽可能地将食物残渣清洗掉，再使用洗碗布（刷）等工具进行清洗。洗碗布最好每月更换一次，每次用完彻底清洗。

2. 生熟分开，避免交叉感染

盛装生食与熟食餐具应分开清洁，分别使用不同的洗碗布，避免生食餐具的微生物转移到熟食餐具中，造成污染。切食生熟的菜刀亦应单独，并分开清洁。

3. 冲洗干净，洗后通风自然晾干

如用清洁剂，要冲洗干净，避免留存对身体会产生刺激作用的有害物质。清洁完毕，可放到消毒碗柜中烘干，或先放在通风处自然晾干，然后放置在干燥的地方，尽量避免使用抹布或纸巾擦干，如用抹布擦干，要先消毒抹布。筷子清洁完毕后，食用端向上自然晾干。

三、家居用品的清洁

（一）电器清洁

1. 空调

空调散热片上附着了很多霉菌。当空调吹出的风携带病菌进入人体呼吸道时，便有可能引发感冒、肺炎等呼吸系统疾病。应定期请专业人员对空调散热片进行清洗和消毒。家用空调宜在每年夏季和冬季来临前彻底清洗一遍。

2. 冰箱

冰箱是家居生活的必备品，是存储食物保鲜的首选地，但亦最适宜病菌生存，有检测表明，冰箱细菌总数高达 1 万 ~ 3 万个/cm^2。因此，冰箱应定期清洁内部，可选用软布蘸取 0.1% 新洁尔灭、醋酸溶液或 75% 的酒精溶液擦拭，关闭 15 ~ 30 分钟，然后用清水擦洗。每月应清洁消毒一次。冰箱中生熟食物勿混放，蔬菜应先清洗后用保鲜膜或塑料袋包好再存放。

（二）床上用品清洁

床上用品每天与我们的身体皮肤直接接触，床上用品的清洁度与我们的健康息息相关，清洗不及时，细菌、灰尘、螨虫及残留物等就会越积越多，易出现皮肤病甚至呼吸系统疾病，尤其对于婴幼儿，易诱发过敏性哮喘，从而危害健康。因此建议床单、被套、枕巾、枕套每周清洗一次，枕芯每 3 个月清洗一次。

四、消毒灭菌

家庭清洁卫生是保障家人健康的首要条件，但清洁后的物品表面仍然可能存有病原微生物，仍有可能致病，因此在某些条件下，如流感季节或其他情况导致家人免疫力低下时，就有必要对物品进行消毒或灭菌。消毒（disinfection）是指用物理或化学方法清除或杀灭除芽孢以外的所有病原微生物，使其达到无害程度。灭菌（sterilization）是指用物理或化学方法去除或杀灭全部微生物，包括致病微生物和非致病微生物，也包括细菌芽孢和真菌孢子。灭菌是个绝对的概念，灭菌后合格的物品必须是完全无菌的。

家庭日常消毒属于预防性消毒，主要针对可能受到致病微生物污染的生活饮用水、餐具、果蔬和室内空气等进行消毒。日常家庭生活中用于处理伤口等无菌组织时用到的物品在清洁的基础上还需要灭菌。家庭常用消毒灭菌方法包括物理消毒法和化学消毒法。

（一）家庭常用物理消毒方法

1. 热力消毒灭菌法

热力消毒灭菌法（heat disinfection sterilization）主要利用热力破坏微生物的蛋白质、核酸、细胞壁和细胞膜，从而导致其死亡，是应用最早、效果可靠、使用最广泛的方法。分湿热法和干热法两类。

（1）煮沸消毒法。该法是应用最早也是家庭比较便利的一种消毒方法，适用于耐湿、耐高温的物品，如金属、搪瓷、玻璃和橡胶类等。方法是将物品刷洗干净，全部浸没在水中，然后加热煮沸，消毒时间从水沸后算起，如中途加入物品，则在第二次水沸后重新计时。为了提高消毒效果，须注意以下几点：①煮沸消毒前，应将物品刷洗干净，有轴节的器械（如剪刀）或带盖的容器应将轴节或盖打开再放入水中，空腔导管（如吸管类）需先在腔内灌水。②物品不宜放置过多，大小相同的碗、盆、碟子不能重叠，要保证物品各面都与水充分接触。③根据物品性质决定放入水的时间及消毒时间：玻璃器皿及金属、搪瓷类物品（如玻璃奶瓶、水杯、碗、碟、盆、筷子等）冷水放入，消毒时间为10~15分钟；橡胶制品（如奶嘴、吸管、塞子等）待水沸后放，消毒时间为5~10分钟。④为了增强杀菌作用，可加入1%~2%的碳酸氢钠（小苏打），沸点可达到105 ℃，同时还具有去污防锈功效。⑤对于海拔高的地区，水的沸点受气压影响，气压低，水的沸点也低，需适当延长消毒时间。海拔每增高300米，消毒时间延长2分钟。⑥消毒后物品取出晾干。

（2）流通蒸气消毒法。是家庭常用的消毒方法，市场上的碗筷高温消毒柜、奶瓶消毒器等均为此类。常压下用100 ℃左右的水蒸气消毒，消毒时间从水沸产生蒸气后计算，一般为15~30分钟。

（3）燃烧法。该法是一种简单、迅速、彻底的干热灭菌方法。适用于紧急情况下的消毒。常用于污染的废弃物、带脓性分泌物的敷料和纸张等的处理，可直接点燃或在焚烧炉内焚烧，如患者痰液、鼻涕等分泌物的消毒处理。急用时某些金属器械可在火焰上烧灼 20 秒钟；搪瓷类容器可倒入少量 95% ~ 100% 的乙醇，慢慢转动容器，使乙醇分布均匀，然后点火燃烧直至熄灭。

2. 光照消毒法

主要利用紫外线的杀菌作用，使菌体蛋白质发生光解、变性而致细菌死亡。

（1）日光暴晒法。该法是最经济、最天然的家庭消毒方法。由于日光具有热、干燥和紫外线的作用，有一定的杀菌力。常用于床垫、毛毯、衣服、书籍等物品的消毒。方法：将物品放在阳光直射下暴晒 6 小时，每 2 小时左右翻动一次，使物品各面均能受到日光照射。

（2）紫外线灯管消毒法。常用紫外线灯管有 15 W、20 W、30 W、40 W 这四种。消毒使用的是 C 波紫外线，其波长范围为 200 ~ 275 nm。紫外线灯管消毒法主要用于空气消毒和物品消毒。使用时注意以下几点：①空气消毒，每 10 平方米安装 30 W 紫外线灯管一支，有效距离不超过 2 米，消毒时间为 30 ~ 60 分钟；物品消毒，有效距离为 25 ~ 60 厘米，消毒时将物品摊开或挂起，使其表面被直接照射，消毒时间为 20 ~ 30 分钟。②紫外线灯管应定期用乙醇棉球轻轻擦拭以除去灰尘和污垢。③照射时人应离开房间。紫外线对人的眼睛和皮肤有刺激作用，直接照射 30 秒钟就可引起眼炎或皮炎，照射过程中产生的臭氧对人体亦有害，因此照完要开窗通风。④紫外线消毒的适宜温度为 20 ~ 40 ℃，适宜湿度为 40% ~ 60%。⑤紫外线灯管有使用寿命，使用过程中其辐照强度会逐渐降低，照射强度低于 70 $\mu W/cm^2$ 或使用时间超过 1 000 小时，需更换灯管。⑥关灯后，如需再开启，最好间隔 3 ~ 4 分钟，以延长灯管使用寿命。

（3）臭氧灭菌灯消毒法。臭氧在常温下为强氧化剂，稳定性极差，易爆炸，主要依靠强大的氧化作用杀菌，可杀灭细菌繁殖体、病毒、芽孢、真菌，并可破坏肉毒杆菌毒素。可用于家庭空气消毒、污水和物品表面消毒。使用过程中注意：①臭氧对人有毒，国家规定大气中允许浓度为 0.2 mg/m^3。②由于臭氧的强氧化性，对多种物品都有损坏。③温湿度、有机物、pH 等多种因素可影响臭氧的杀菌作用。④空气消毒时，人员必须离开，待消毒结束后 20 ~ 30 分钟可进入。

3. 微波消毒灭菌法

微波是频率在 30 ~ 300 000 MHz，波长在 0.001 ~ 1 米的电磁波。在电磁波的高频交流电场中，物品中的极性分子发生极化进行高速运动，并频繁改变方向，互相摩擦，使温度迅速上升，达到消毒灭菌的作用。家庭中常见是微波炉。主要用于食物及餐具的消毒灭菌。使用微波消毒时应注意以下几方面：

（1）微波对人体有一定的伤害，应避免小剂量长期接触或大剂量照射。

（2）微波无法穿透金属面，故不能以铁罐等容器盛放消毒物品。

（3）水是微波的强吸收介质，用湿布包裹物品或在炉内放一杯水会提高消毒效果。

（4）被消毒的物品宜为小件。

4. 机械除菌法

机械除菌法是指用机械的方法，如冲洗、刷、擦、扫、抹、铲除或过滤以除掉物品表面、水、空气、人畜体表的有害微生物。这种方法虽不能杀灭病原微生物，但可大大减少其数量和引起感染的机会，也是家庭常用的一种消毒方法。例如，空气过滤网用于空气的消毒，直饮水滤芯用于水的消毒，口罩用于预防空气传播的疾病，等等。

（二）家庭常用化学消毒法

化学消毒灭菌法是利用化学药物杀灭病原微生物的方法。其原理是使菌体蛋白凝固变性，酶蛋白失去活性，抑制细菌代谢和生长，或破坏细菌细胞膜的结构，改变其通透性，使细胞破裂、溶解，从而达到消毒灭菌的作用。凡不适用于热力消毒灭菌的物品，都可以选用化学消毒灭菌法，如对皮肤、黏膜、排泄物及周围环境、某些塑料制品的消毒。化学消毒剂按照效力高低可分为灭菌剂、高中低效消毒剂。一般家庭常用的化学消毒剂为含氯消毒剂，如次氯酸钠（84 消毒液）、季铵盐（94 消毒液）、氯间二甲苯酚（滴露消毒液、威露士消毒液）等，消毒时需按规定的浓度、时间、步骤进行消毒。家庭常见化学消毒使用方法有以下几方面：

1. 浸泡法（immersion）

浸泡法是将被消毒的物品洗净、擦干后浸没在消毒液内的方法。消毒时打开物品的轴节或套盖，管腔内灌满消毒液，使其与物品充分接触。

2. 擦拭法（rubbing）

擦拭法指的是用化学消毒剂擦拭被污染物体的表面或进行皮肤消毒的方法。一般选用易溶于水、穿透力强、无显著刺激的消毒剂。例如，用含氯消毒剂擦拭墙壁、地面，用 0.5% ~ 1.0% 的碘酊消毒皮肤，等等。

3. 喷雾法（nebulization）

喷雾法指的是用喷雾器将化学消毒剂均匀地喷洒于空气或物体表面进行消毒的方法。常用于地面、墙壁、环境等的消毒。喷洒时注意，使物品表面湿透才能起到消毒作用。

4. 熏蒸法（fumigation）

熏蒸法指的是将消毒剂加热或加入氧化剂，使其产生气体进行消毒的方法。例如，流感季节用食醋熏蒸来消毒室内空气等。

（三）家庭常用物品的消毒

1. 环境和空气消毒

家庭环境要清洁，及时清除垃圾，消灭低洼积水、蚊蝇滋生，每天通风半小时，保持室内空气清新，减少室内病原菌浓度。尤其在冬季更要注意。流感暴发季节，可用食醋熏蒸房间或选用紫外线灯管进行空气消毒，有效距离不超过 2 米，时间为 30 ~ 60 分钟。

2. 饮用水消毒

煮沸是最安全、最有效的消毒方法。但煮沸后的水在存放过程中有重新被病原菌污染的可能。因此盛放开水的容器要定期清洁，开水不要存放过长时间。当前直饮水成为家庭用水的新潮流，直饮水又称为健康活水，指的是没有污染、没有退化，符合人体生理需要（含有人体相近的有益矿质元素），pH 值呈弱碱性这三个条件的可直接饮用的水。其原理是主要采用分离膜装置等进行过滤，杀死病毒和细菌，可去除过滤水中异色、异味、余氯、臭氧硫化氢、细菌、病毒、重金属，阻挡悬浮颗粒以改善水质，同时保留对人体有益的微量元素。

3. 果蔬消毒

将果蔬先浸泡，再用流动的水清洗，尽量去皮，如家人抵抗力较低，也可置于开水中浸烫几分钟，或置于专用的果蔬消毒液中浸泡消毒。

4. 餐具消毒

调查显示，在净水清洁的餐具、抹布、冰箱等的内面均含有大量的大肠菌群，易引起致病。大肠菌群通过煮沸或蒸气 10～20 分钟或在 50～70 mg/L 的有效氯、浓度 0.5% 的过氧乙酸中浸泡消毒均可被杀灭，还可以用碗柜消毒机定期消毒。

5. 砧板消毒

砧板含有多种致病菌，有部门抽样检测结果，每平方厘米的砧板上藏匿细菌 40 多万个。砧板消毒每天可用硬刷子和清水刷洗一遍，再用沸水烫一遍或每周往砧板上撒一次盐；亦可以用紫外线灯管进行消毒。

6. 电器消毒

冰箱、饮水机内壁、空调过滤网等，很容易滋生细菌，应定期进行清洗消毒。可选用浓度 0.5% 的过氧乙酸或含 500 mg/L 含氯消毒剂擦拭或喷洒消毒。

7. 床上用品消毒

被褥、被芯、枕芯、床垫等家居大件物品不宜用煮沸消毒，可以放到阳光直射下暴晒，照射 3～6 小时，每 2 小时翻转一次，保证物品的各个面都接触到阳光。有条件者可以选用紫外线灯管，有效距离在 25～60 厘米，照射时间为 20～30 分钟。床单、枕套、被套等亦可以选用煮沸消毒。

◎ 第二节　家庭常见传染病的预防

传染病是一种能够在人与人之间或人与动物之间相互传播并广泛流行的疾病，通常这种疾病可以通过空气传播、水源传播、食物传播、接触传播、土壤传播、垂直传播（母婴传播）等各种途径传染给人或动物。了解传染病的基本知识，掌握家庭常见传染病的预防与控制对保障家人健康非常重要。

一、感染发生的条件

传染病的发生必须具备感染源、传播途径、易感宿主三个基本条件，当三者同时存在并有互相联系的机会，就构成了感染链，导致感染。

（一）感染源

感染源是指病原微生物自然生存、繁殖及排出的场所或宿主（人或动物），是导致感染的来源。主要的感染源有以下几种。

1. 已感染的患者及病原携带者

已感染的患者是最重要的感染源，一方面感染者体内排出较多的微生物，另一方面排出的病原微生物常具有耐药性，容易在另一易感宿主体内定植。此外，病原携带者由于病原微生物不断生长繁殖并经常排出体外，也是主要的感染源之一。

2. 患者自身正常菌群

患者身体的特定部位如皮肤、泌尿生殖道、胃肠道、呼吸道及口腔黏膜等部位寄居有人体正常菌群，或来自环境并定植在这些部位的微生物，在一定条件下可能引起患者自身感染或传播感染。

3. 动物感染源

动物都可能感染病原微生物，成为动物感染源。例如，鼠类不仅是沙门氏菌的宿主，而且也是鼠疫、流行性出血热等传染病的感染源。

4. 环境

家庭的环境和物品、垃圾、食物等容易受各种病原微生物的污染而成为感染源。

（二）传播途径

传播途径指微生物从感染源传到易感宿主的途径和方式。主要的传播途径有以下几个。

1. 接触传播

接触传播是指病原微生物通过感染源与易感宿主之间直接或间接的接触而

进行的传播方式，包括直接传播和间接传播。

2. **空气传播**

空气传播是带有病原微生物的微粒子（≤5 微米）以空气为媒介，远距离（>1 米）随气流流动，造成感染传播。如肺结核、流行性感冒、流行性腮腺炎、麻疹、水痘、手足口病等。

3. **飞沫传播**

飞沫传播是带有病原微生物的微粒子（>5 微米）以空气为媒介，近距离（<1 米）随气流流动，造成感染传播。如急性传染性非典型肺炎（SARS）、猩红热、白喉、百日咳、流行性脑脊髓膜炎等。

4. **其他传播**

生物媒介传播（指动物或昆虫携带病原微生物作为人类传播的中间宿主），如蚊子传播疟疾、乙型脑炎等。

（三）易感宿主

易感宿主指对感染性疾病缺乏免疫力而易感染的人。如易感者为一个总体，则称为易感人群。

二、感染的类型

（一）内源性感染

内源性感染又称自身感染，感染源由患者自身携带。寄居在患者体内的正常菌群或条件致病菌通常是不致病的，只有当人的免疫功能受损、健康状况不佳或抵抗力下降时才会发生感染，如口疮等。

（二）外源性感染

外源性感染又称交叉感染，感染源非患者自身携带。病原微生物是通过医院内其他人或环境传播给患者而引起感染的。

三、隔离

传染病的发生必须同时具备感染源、传播途径、易感宿主三个基本条件，但切断任何一个环节都可以阻断感染。隔离是最直接、最简单的阻断传染病的措施。

所谓隔离是将传染患者、高度易感人群安置在指定的地方，暂时避免和周围人群接触。隔离根据隔离对象的不同分为传染病隔离和保护性隔离。对传染患者采取传染源隔离，其目的是控制传染源，切断传染途径；对易感人群采取保护性隔离，其目的是保护易感人群，防止感染。

家庭常用隔离技术主要包括口罩的使用、清洁消毒、隔离传染源、保护易感宿主等。传染病一旦出现，应早发现，早诊断，早治疗，作为家庭成员懂得常见传染病的基本知识并做好相应的预防和隔离技术，对于促进传染病患者的康复及保障家人的安全非常重要。

四、常见传染病的预防

（一）流行性感冒

1. 定义

流行性感冒（简称"流感"）是流感病毒引起的急性呼吸道感染，典型的临床症状是急起高热、全身疼痛、显著乏力和轻度呼吸道症状，主要通过空气中的飞沫和接触传播。流行性感冒是一种传染性强、传播速度快的疾病。一般秋冬季节是其高发期，该病由流感病毒引起，可分为甲（A）、乙（B）、丙（C）三型，甲型流感病毒经常发生抗原变异，传染性大，传播迅速，极易发生大范围流行。甲型 H1N1 流感是甲型流感病毒的一种，该病具有自限性，但在婴幼儿、老年人和存在心肺基础疾病的患者中容易并发肺炎等严重并发症而导致死亡。

2. 预防

（1）接种流感疫苗是预防流感最有效的手段。疫苗建议每年接种以便获得有效保护，6 月龄至 5 岁儿童、老年人、孕妇、慢性病患者和医务人员等为流感疫苗优先接种对象。《中国流行性感冒疫苗预防接种指导意见》提出，疫苗接种一般在流感高峰前 1~2 个月接种比较合适，我国流感主要集中在每年的 11 月至来年的 3 月左右，所以流感疫苗的接种时间一般安排在每年的 9 月至

11 月。

（2）保持室内空气流通，每天开窗通风半小时。对于流感高峰期有条件者可以进行室内空气消毒。

（3）养成良好的个人卫生，勤洗手，避免脏手接触口、眼、鼻。

（4）营养均衡，加强户外运动，增强体质和免疫力。秋冬气候多变，注意加减衣服。

（5）流行高峰期应避免去人群密集场所，出门戴口罩。

（6）流行期间如出现流感样症状及时就医，并减少接触他人，尽量居家休息，呼吸道隔离 1 周或直到主要症状消失。咳嗽、打喷嚏时应使用纸巾等，不要用手捂住口鼻，避免飞沫传播、接触传播，患者用具及分泌物要彻底消毒。

（二）登革热

1. 定义

登革热（dengue）是登革病毒经蚊媒传播引起的急性虫媒传染病。传播媒介主要是埃及伊蚊和白纹伊蚊。流行具有一定的季节性，一般在每年的 5—11 月份，高峰在 7—9 月份。典型的登革热临床表现为起病急骤，以发热、皮疹和全身疼痛为主要症状，有出血倾向还可伴有全身疼痛、发热等症状。

2. 预防

（1）控制感染源。地方防疫站要做好宣传工作，家庭做到早发现，早就医，及时隔离治疗。病人应隔离在有纱窗纱门的病室内，隔离时间应不少于 5 日。

（2）切断传播途径。防蚊、灭蚊是预防本病的根本措施。改善卫生环境，消灭伊蚊滋生地，清理积水。喷洒杀蚊剂消灭成蚊。上午 8—10 时和下午 4—6 时是白纹伊蚊的活动高发期，这段时间尽量减少户外活动。

（3）保护易感宿主。饮食均衡营养，生活规律，适当运动，增强抵抗力。夏天不要穿黑色、蓝色、红色等颜色的衣服，宜穿黄色、白色、绿色等颜色的衣服。勤洗澡，少用花蜜的香皂和香水。外出穿袜子或涂抹风油精、清凉油等以防蚊虫叮咬。

（三）食源性疾病

1. 定义

食源性疾病是指通过摄食而进入人体的有毒有害物质（包括生物性病原体）等致病因子所造成的疾病。一般可分为感染性和中毒性，包括食物中毒、肠道传染病、人畜共患传染病、寄生虫病以及化学性有毒有害物质所引起的疾病。临床表现最常见的是消化系统症状，也有见于神经、免疫系统症状。

2. 预防

（1）避免在没有卫生保障的公共场所进餐。养成卫生习惯，饭前便后要洗手。

（2）在有卫生保障的超市或菜市场购买有安全保障的食品，尽量不买散装食品。

（3）生熟食品分开，有专用的设备和用具。避免生熟食混放，混用砧板、菜刀、抹布等，使用器皿储存食物要避免生熟食物互相接触，食物要彻底烹熟，不生食海鲜及肉类。

（4）尽量每餐不剩余饭菜，剩余饭菜放冰箱保存后，要重新加热才能食用，熟食在室温下存放不得超过 2 小时。

（5）不食用河豚、毒蕈等有毒动植物。

（四）手足口病

1. 定义

手足口病是由肠道病毒引起的传染病，多发生于 5 岁以下的婴幼儿，主要通过粪—口途径传播，其次是经呼吸道飞沫传播。临床表现前期似感冒症状，后出现发热，口腔溃疡，手、足、口、臀部的疱疹等，疱疹壁厚，内可有少量液体。

2. 预防

（1）接种 EV71 疫苗。

（2）保持家庭的卫生环境，勤通风，勤打扫，勤晒衣被。在流行病高峰期或是有传染源时，有条件者可以进行室内空气和物品消毒，如紫外线灯或臭氧消毒。

（3）养成个人良好的卫生习惯，勤洗手，吃熟食，喝开水。

（4）家庭常备"84消毒液"，采用"浸、洗、擦、洒、泼"五法对婴幼儿的玩具和其他用品进行清洗消毒。

（5）经常带婴幼儿晒太阳，多运动，增强抵抗力。

（6）高峰期尽量少带婴幼儿去拥挤的公共场所，出入公共场合避免到处乱摸，接触公共物品后，要及时洗手。

（7）家人出现可疑症状如发热、皮疹（特别是肛周皮疹）或口腔溃疡等，及时到医院就诊。

◎ 第三节　中老年人的休息与睡眠

在正常人的生活中，休息与睡眠是必不可少的。睡眠是有效休息的一种重要形式。有效的休息对于中老年人来说，可以消除疲劳、促进身心健康，避免损伤、过劳或意外发生。

一、休息

休息是指身体放松，处于良好的心理状态，以恢复精力和体力的过程。休息包括身体和心理两方面的放松，通过休息，可以减轻疲劳和缓解精神紧张。休息并不是意味着不活动，有时变换一种活动方式也是休息。例如，长时间做家务后，可站立活动一下或散散步等。有时从一种紧张的工作状态转为轻松、愉快的状态，也是休息。休息的方式因人而异，取决于个体的年龄、健康状况、工作性质和生活方式等因素。无论采取何种方式，只要达到缓解疲劳、减轻压力、促进身心舒适和精力的恢复，就是有效的休息。中老年人相对需要较多的休息，在休息的时候需要注意休息的质量，有效的休息应满足以下三个基本条件。

1. 充足的睡眠

通常睡眠质量的好坏可直接影响到休息的质量。个体每日所需的睡眠时数因人而异，但至少应保证最低限度的睡眠时数，否则就会出现精神紧张、易怒、并伴有全身疲劳，难以达到身心放松的目的。充足的睡眠可以促进个体精力和体力的恢复。

2. 心理的放松

个体的心理情绪状态直接影响到休息的质量。通常会伴有情绪、行为及日常生活形态方面的改变，特别是患病时，常常会感到害怕、紧张、焦虑、抑郁、沮丧等，难以适应疾病给自身及家庭带来的各种问题。这些都会直接影响中老年人休息和睡眠状态。

3. 生理的舒适

生理的舒适是保证有效休息的重要条件。包括个人卫生、舒适的床单位、舒适的体位、合理的空间、空气的清新、适宜的温湿度和调节睡眠时所需要的光线、必要的遮挡、减少噪声和异味、保持安静等措施。

需要注意的是，简单的卧床限制活动并不能保证中老年人处于休息状态，有时这种限制甚至会使其感到厌烦而影响休息的效果。另外，卧床休息过久会导致运动系统功能障碍，甚至出现压疮、静脉血栓、坠积性肺炎等并发症，因此应尽可能对中老年人的休息方式进行调整，而长期卧床者尤其应注意定时改变体位或者被动运动。改变体位时，要注意预防直立性低血压或跌倒等意外的发生，如早上醒来时不应立即起床，而需在床上休息片刻、伸展肢体，再准备起床。看书、看电视、上网可以作为休息的形式，但不宜时间过长，应适时举目远眺或闭目养神来调节一下视力；看电视不应过近，避免光线的刺激引起眼睛的疲劳。看电视、看电脑的角度也要合适，不宜过低或过高以免造成颈椎受损。

二、睡眠

睡眠是人体生理现象之一，人生约有 1/3 时间在睡眠中度过。睡眠是一种周期发生的知觉的特殊状态，由不同时相组成，对周围的环境可相对地不做出反应。睡眠是有效休息的一种重要形式，任何人都需要睡眠，通过睡眠可以使人的精力和体力得到恢复，才能精力充沛地从事劳动或其他活动。

1. 睡眠的特点

睡眠时许多生理功能发生变化，如嗅、视、听、触等感觉功能暂时减退，骨骼肌反射运动和肌张力减弱，同时伴有一系列自主神经功能的改变，表现为血压下降、心率减慢、呼吸变慢、体温下降、瞳孔缩小、尿量减少、代谢率降低、胃液分泌增多、唾液分泌减少、发汗增强等。

2．睡眠的时相

根据睡眠发展过程中脑电图和机体活动功能的表现，睡眠具有两种不同的时相状态。一是脑电波呈现同步化慢波的时相，称为慢波睡眠（slow wave sleep，SWS）；二是脑电波呈现去同步化快波的时相，称为快波睡眠（fast wave sleep，FWS）。慢波睡眠又称正相睡眠（orthodox sleep，OS）或非快速眼动睡眠（non-rapid eye movement sleep，NREMs）；快波睡眠又称异相睡眠（paradoxical sleep，PS）或快速眼球运动睡眠（rapid eye movement sleep，REMs）。睡眠过程中两个时相互相交替进行。成人进入睡眠后，首先是慢波睡眠，持续80~120分钟后转入快波睡眠，维持20~30分钟后又转入慢波睡眠。整个睡眠过程中有4次或5次交替，越近睡眠的后期，快波睡眠持续时间越长。两种睡眠时相状态均可直接转为觉醒状态，但在觉醒状态下，一般只能进入慢波睡眠，而不能进入快波睡眠。

（1）慢波睡眠。该睡眠为正常人所必需的。在慢波睡眠中，机体的耗氧量下降，但脑的耗氧量不变；同时，腺垂体分泌生长激素明显增多，有利于促进生长和体力恢复。如果长期睡眠不足，任其自然睡眠，则慢波睡眠，尤其是深度睡眠将明显增加，以补偿前阶段的睡眠不足。

慢波睡眠分为四个时期：①入睡期（Ⅰ期）。此期为清醒与睡眠之间的过渡期，只维持几分钟，是所有睡眠期中最浅的一期，很容易被唤醒。在这一期，生理活动速度开始减缓，生命体征与新陈代谢逐渐变慢。②浅睡期（Ⅱ期）。此期睡眠程度逐渐加深，但仍然能听到声音，仍然容易被唤醒。身体功能活动继续减慢，肌肉逐渐放松。此期需要持续10~20分钟。③熟睡期（Ⅲ期）。即将进入深睡的初期。此期肌肉完全放松，呼吸均匀，心跳缓慢，体温、血压下降，身体很少移动，很难被唤醒，必须有巨响才能唤醒。此期需要持续15~30分钟。④深睡期（Ⅳ期）。此期身体完全松弛且无法移动，极难被唤醒，腺垂体分泌生长激素，人体受损组织愈合加快。此期需要持续15~30分钟。

（2）快波睡眠。此睡眠特点是眼球运动很快，脑电图活跃，与清醒时极为相似。其表现与慢波睡眠相比，各种感觉功能进一步减退，唤醒阈值提高，骨骼肌反射运动和肌张力进一步减弱，肌肉几乎完全松弛，可出现间断的阵发性表现，如眼球快速运动、部分躯体抽动、血压升高、心率加快、呼吸加快且不规则等交感神经兴奋的表现。做梦是快波睡眠的特征之一。

快波睡眠为正常人所必需的。在快波睡眠中，脑的耗氧量增加，脑血流量增多且脑内蛋白质合成加快，但生长激素分泌减少。快波睡眠与幼儿神经系统的成熟有密切关系，而且有利于建立新的突触联系，能够促进学习记忆活动，利于个体精力的恢复。同时在快波睡眠中，常会出现充满感情色彩和稀奇古怪的梦，梦中容易惊醒，梦境可为人们减轻、缓解精神压力，让人们面对内心深处的事情和感受，消除意识中令人忧虑的事情，因此快波睡眠对保持精神和情绪上的平衡十分重要。但某些疾病容易在夜间发作，如心绞痛、哮喘、阻塞性肺气肿缺氧发作等，可能与快波睡眠期间出现间断的阵发性表现有关。睡眠各阶段的变化，见表6-1。

表6-1　睡眠各阶段变化

睡眠分期		特点	生理表现	脑电图
NREMs期	Ⅰ期	入睡的过渡期，可被外界的声响或说话声惊醒	全身肌肉松弛，呼吸均匀，脉搏减慢	低电压α节律，频率为8~12次/秒
	Ⅱ期	进入睡眠状态，但仍易被惊醒	全身肌肉松弛，呼吸均匀，脉搏减慢，血压、体温下降	出现快速宽大的梭状波，频率为14~16次/秒
	Ⅲ期	睡眠逐渐加深，需要巨大声响才能使之觉醒	肌肉十分松弛，呼吸均匀，心跳缓慢，血压、体温继续下降	梭状波与δ波交替出现
	Ⅳ期	为沉睡期，很难唤醒，可出现梦游和遗尿　　眼肌活跃，眼球迅速转动，梦境往往在此期出现	全身松弛，无任何活动，脉搏、体温继续下降，呼吸缓慢均匀，体内分泌大量生长激素　　心率、血压、呼吸大幅度波动，肾上腺素大量分泌。除眼肌外，全身肌肉松弛，很难唤醒	缓慢而高的δ波，频率为1~2次/秒　　呈不规则的低电压波形，与Ⅰ期相似

3. 睡眠的周期

在人的正常睡眠中，睡眠周期是慢波睡眠和快波睡眠不断重复的形态。每一个睡眠周期都含有 60~120 分钟不等的有顺序的睡眠时相，平均是 90 分钟。在成人每 6~8 小时的睡眠中，平均包含 4~6 个睡眠时相周期，见图 6-1。

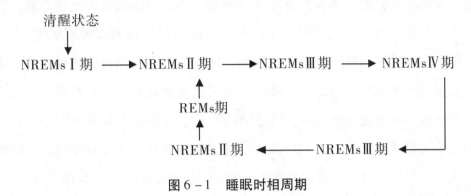

图 6-1　睡眠时相周期

在人的正常睡眠中，睡眠时相按一定的顺序重复出现。在入睡后最初的 20~30 分钟，从慢波睡眠的入睡期进入浅睡期和熟睡期，再经深睡期返回到熟睡期和浅睡期，再从浅睡期进入快波睡眠，大约持续 10 分钟后，又进入浅睡期，如此周而复始，因此浅睡期也常被称为"入门阶段"。每一时相所用的时间会随着睡眠的进行发生变化，刚入睡时，慢波睡眠的熟睡期和深睡期约占 90 分钟，快波睡眠持续不超过 30 分钟；进入深夜，快波睡眠会延长到 60 分钟，而慢波睡眠的熟睡期和深睡期所占的时间则会相应地缩短。越接近睡眠后期，快波睡眠持续时间越长。因此，大部分慢波睡眠发生在上半夜，快波睡眠则多在下半夜。睡眠周期在白天小睡时也会出现，但慢波睡眠和快波睡眠时间长短依小睡的时间而定。上午小睡，是后半夜睡眠的延续，快波睡眠所占的比例较大；下午小睡，慢波睡眠所占的比例增大，会影响晚上睡眠时慢波睡眠时间的长短。

在睡眠周期的交替进程中，如果在任何一期把睡眠者唤醒，再继续睡眠时，不会回到将其唤醒的那个睡眠时相中，而是从睡眠的最初状态开始。因此，在夜间，尽量不要打断个体的睡眠，若个体的睡眠经常被中断，将整夜无法获得深度睡眠和快波睡眠，个体正常的睡眠形态受到干扰，睡眠质量大大降低，个体就不得不通过增加睡眠总时数来补充缺乏的深度睡眠和快波睡眠，以至于造成睡眠形态发生紊乱。

4. 中老年人睡眠的需要

中老年人的睡眠时间一般比青壮年少，这是因为中老年人的大脑皮质功能减退，新陈代谢减慢，体力活动减少，所以所需要的睡眠时间也随之减少，一般每天 6 小时左右。除此之外，中老年人的睡眠模式也随年龄增长发生改变，出现睡眠时相提前，表现为早睡、早醒，也可以出现多相性睡眠模式，即睡眠时间在昼夜之间重新分配，夜间睡眠减少，白天瞌睡增多，以及老化引起的脏器功能衰退，导致夜间易醒而使睡眠断断续续。有许多因素可干扰中老年人的生活节律而影响其睡眠质量，如躯体疾病、精神疾病、社会家庭因素、睡眠卫生不良、环境因素等。而睡眠质量的下降则可导致烦躁、精神萎靡、食欲减退、疲乏无力，甚至疾病的发生，直接影响中老年人的生活质量。

总之，随着年龄的增长，总体睡眠时间减少，其中慢波睡眠中的深睡期睡眠时间减少；睡眠过程中醒来的次数增多；慢波睡眠中的入睡期和浅睡期所占的睡眠时间增加。

5. 中老年人的睡眠护理

（1）对中老年人进行全面评估，找出其睡眠质量下降的原因，排除影响睡眠的不良因素，并进行对因处理。

（2）营造安静、舒适的睡眠环境，调节卧室的光线和温度，保持床褥的干净整洁。

（3）帮助中老年人建立有规律的日常生活习惯，养成良好的睡眠习惯。①向中老年人宣传规律锻炼对减少应激和促进睡眠的重要性，指导其坚持参加力所能及的日间户外活动。②提倡规律睡眠、起居定时，早睡早起、午睡的习惯；白天不要过多睡眠，尽量限制白天睡眠时间在 1 小时左右，同时注意缩短卧床时间，以保证夜间睡眠质量。对于已养成的特殊的睡眠习惯，不能强迫立即纠正，需要多解释并进行诱导，使其睡眠时间尽量正常化。③寻找适合自己的某些帮助入睡的活动。④晚餐应避免吃得过饱，睡前不饮用咖啡、浓茶、可乐、酒等；睡前减少水分摄入，睡前及时如厕，避免夜尿增多而影响睡眠。

（4）调整情绪，睡前不宜思考问题。情绪对中老年人的睡眠影响很大，由于中老年人思考问题比较执着，往往会反复考虑而影响睡眠，尤其是内向型的中老年人。所以有些问题和事情不宜睡前告诉中老年人。

（5）遵医嘱使用安眠药。镇静剂或安眠药可帮助睡眠，但有许多副作用，如抑制机体功能、降低血压、影响胃肠胃道蠕动和意识活动等，因此应尽量避免选用药物帮助睡眠。必要时在医生指导下根据具体情况选择合适的药物。

6. 中医治疗失眠的护理

失眠又称为"不寐""目不瞑""不得眠""不得卧"。失眠会给患者带来长期的痛苦，而经常服用安眠药物易形成对药物的依赖，又可引起医源性疾病，中医治疗失眠历来积有丰富的经验，运用中医药治疗失眠的临床效果好、不良反应小，且无药物依赖性。失眠的辨证分型一般有虚实两型，虚证多属阴血不足，重在心、脾、肝、肾，实证多因肝郁化火、食滞痰浊、肾府不和。中医常用的治疗原则为宁心安神，在运用中药的基础上可配合针灸、推拿按摩、食疗等方法对失眠的患者进行治疗。常用的中药有酸枣仁、远志、合欢花、龙眼肉、五味子、山萸肉等，可根据患者的不同证型选用不同的中药方，常用的有归脾汤、天王补心汤、安神定志丸、酸枣仁汤、人参归脾丸、黄连阿胶汤等；在针灸推拿治疗方面常用的主穴有百会、四神聪、神门、三阴交、安眠等，常配内关、心腧、脾腧、足三里、太溪、太冲等穴使用；在食物方面可采用汤剂、粥食或茶饮，常用的食物有黄花菜、百合、小麦、粟米、莲子、大枣、猪心、牡蛎肉等，常用的食疗方如甘麦大枣汤、莲子百合麦冬汤、五味子茶、桂圆童子鸡等。

第四节　中老年人的皮肤护理

皮肤是身体最大的器官。皮肤由表皮和真皮组成，真皮又借助皮下组织与深部组织相连接。皮肤还包括由表皮衍生而来的附属器，如毛发、皮脂腺、汗腺和指（趾）甲等。

完整的皮肤具有保护机体、调节体温、吸收、分泌、排泄及感觉等功能。

皮肤的新陈代谢迅速，其代谢产物如皮脂、汗液及表皮碎屑等，能与外界细菌及尘埃结合形成污垢，黏附于皮肤表面，如不及时清除，可刺激皮肤，降低皮肤的抵抗力，以致破坏皮肤的屏障作用，成为细菌入侵的门户，有可能造成各种感染。

一、中老年人皮肤的特点

随着年龄的增加，人的皮下脂肪减少、弹力纤维变性、皮肤变得松弛、弹性差而出现皱纹，下眼睑出现所谓的"眼袋"。皮脂腺组织萎缩、皮脂分泌减少或成分改变，使皮肤表面干燥、粗糙，无光泽并伴有糠皮样脱屑，皮肤的排泄功能和体温调节功能也降低。皮肤变薄，抵抗力下降，易受机械、物理、化学等刺激而损伤。皮肤出现色素沉着，即老年性色素斑。皮肤触觉、痛觉、温觉的浅感觉功能减弱，对冷、热、痛、触觉等反应迟钝。

二、皮肤卫生护理

中老年人在日常生活中要保持皮肤卫生，适当洗澡可清除污垢、保持毛孔通畅，利于预防皮肤疾病。

（一）日常沐浴

1. 沐浴频率

中老年人应根据自身习惯和地域特点选择合适的沐浴频率，南方夏秋两季每天 1 次，冬春两季每周 1～2 次沐浴。皮脂腺分泌旺盛、出汗较多者，可适当增加沐浴次数。特别注意褶皱部位，如腋下、肛门、外阴等的清洗。

2. 沐浴时机

应选择在饭后 2 小时进行沐浴，如果吃得过饱不宜沐浴，以免影响食物的消化吸收，空腹也不宜沐浴，有可能会引起低血糖和低血压等不适。

3. 沐浴温度

建议沐浴时的室温为 24～26 ℃，水温以 40 ℃为宜。舒适的水温可促进皮肤的血液循环，改善新陈代谢。沐浴时要注意避免水温过高导致烫伤，或未及时关闭窗户导致着凉。

4. 沐浴时间

以 10～15 分钟为宜，如果时间过长容易引起胸闷、晕厥等意外。

5. 沐浴用品

碱性肥皂对皮肤有一定的刺激性，宜选择弱酸性的硼酸皂、羊脂香皂或沐浴液，保持皮肤 pH 值在 5.5 左右；沐浴用的毛巾应柔软，沐浴时应轻轻擦洗，避免损伤皮肤的角质层。可在晚间热水泡脚后用磨石板去除过厚的角质层，再涂护手、护脚霜，戴上棉质的手套、袜子，穿戴一晚或一两个小时，可有效改善皲裂状况，保护皮肤完整性。

（二）衣着卫生

1. 衣服材质的选择

在选择衣物时，内衣应以透气性和吸湿性较高的纯棉制品为好，在寒冷季节要特别注意衣着的保暖功效。化纤织物对皮肤有一定的刺激性，贴身穿着有可能引起瘙痒、疼痛、红肿或水疱。化纤织物里可能存在过敏原，一旦接触皮肤，容易引起过敏性皮炎，带有静电的衣物容易吸附空气中灰尘，引起支气管哮喘。

2. 衣服款式和颜色的选择

女性不穿过长的裙子或裤子以免绊倒。衣着色彩应选择柔和、不褪色、容易观察清洁度的色调，可以根据偏好和审美需求挑选有朝气色调的、大方别致的款式及饰物。

3. 鞋子的选择

选择大小适宜的鞋，避免因鞋子过大引起跌倒，或因鞋子过小压迫和摩擦造成皮肤破损，特别是患有糖尿病的中老年人；鞋底有一定厚度、后跟高度在 2 厘米左右的鞋可以减轻足弓压力；在室内室外应选择有防滑功能的鞋。

4. 考虑自理能力

有些老年人因疾病导致自理能力下降，应选择容易穿脱的衣物，上衣应多以前开襟为主，减少纽扣的使用或使用较大的纽扣，尽量用魔术贴或拉链，拉链上应该有指环方便拉动。但也应该尽量参与衣服的穿脱过程，以最大限度保持和发挥其残存功能。

三、皮肤瘙痒的处理

全身瘙痒是中老年人常见的主诉，可干扰正常睡眠并造成焦虑甚至更严重的心理问题。

（一）常见原因

1. 局部皮肤刺激或病变

老年人本身存在皮脂腺及汗腺分泌功能减退，气温变化、毛衣刺激、过频洗澡、洗澡水过热等诱因会导致皮肤干燥瘙痒。多数皮疹、急性剥脱性皮炎、牛皮癣、脂溢性皮炎及皮肤感染等病症也会引起皮肤瘙痒。

2. 全身性疾病

慢性肾功能衰竭或肾功能减退患者80% ~ 90%伴有瘙痒症状；肝胆疾病引起胆汁淤积时可在黄疸出现前或黄疸发生时出现瘙痒，某些恶性肿瘤及药物过敏、血液系统疾病、甲状腺功能减退和糖尿病均可引起全身瘙痒。

（二）皮肤瘙痒的护理

1. 一般护理

洗澡水不宜过热，减少洗澡次数；忌用碱性肥皂，适当使用润肤剂，防止抓挠等机械性刺激；避免非棉质衣物直接接触皮肤；饮食宜清淡，少食用辛辣、刺激性食物，忌烟酒、浓茶及咖啡。冬季可以多吃养血润燥的食物如芝麻、花生等。

2. 对症处理

遵医嘱使用低浓度类固醇霜剂和抗组胺类抗过敏药物擦拭皮肤。

四、压疮的预防

中老年人是心脑血管疾病、糖尿病等慢性病的高发人群，可能存在肢体瘫痪、感觉障碍、大小便失禁等健康问题，导致长期卧床和自理能力下降，如伴有身体衰弱和营养不良，便成为压疮的高危人群。因此，要积极预防压疮的发生，一旦发生压疮应积极到伤口护理门诊寻求治疗，以免压疮进一步恶化威胁生命。

（一）压疮发生原因

1. 压力因素

引起压疮的力学原因包括垂直压力、摩擦力和剪切力，通常是 2~3 种力联合作用所致。

（1）垂直压力。引起压疮最主要的原因是局部组织遭受持续性垂直压力，如长期卧床或长期坐轮椅，局部组织长时间承受超过正常毛细管压的压力压迫，均可造成压疮。

（2）摩擦力。该力作用于皮肤，易损害皮肤的角质层。当在床上活动或坐轮椅时，皮肤随时都可受床单和轮椅垫表面的逆行阻力摩擦。皮肤擦伤后，受汗液、大小便浸渍潮湿污染而发生压疮。

（3）剪切力。该力是由两层组织相邻表面间的滑行而产生的进行性的相对移动所引起的，是由摩擦力与压力相加而成，与体位有密切关系。例如，平卧抬高床头时身体下滑，皮肤与床铺之间出现平行的摩擦力，加上皮肤垂直方向的重力，从而导致剪切力的产生，引起局部皮肤血液循环障碍而发生压疮。

2. 营养状况

全身营养障碍，营养摄入不足，出现蛋白质合成减少，皮下脂肪减少，肌肉萎缩，一旦受压，骨隆突处皮肤要承受外界压力和骨隆突本身对皮肤的挤压力，受压处缺乏肌肉和脂肪组织的保护，引起血液循环障碍，出现压疮。

3. 潮湿

皮肤经常受到汗液和尿液等物质的刺激而变得潮湿，酸碱度出现改变，表皮角质层的保护能力下降，可能出现皮肤组织破溃和继发感染。

4. 年龄

中老年人皮肤松弛干燥，缺乏弹性，皮下脂肪萎缩、变薄，皮肤易损性增加。

（二）压疮的预防措施

绝大多数压疮是能够预防的，但仍存在难以避免的压疮。精心科学的皮肤护理，可以将压疮的发生降到最低程度，这就要求做到"六勤"：勤观察、勤翻身、勤按摩、勤擦洗、勤整理、勤更换。具体措施包括以下几个。

1. 避免局部组织长期受压

间歇性解除压力是有效预防压疮的关键。即使相当小的压力，如果压迫时间过长，也可影响血液循环而导致组织损伤，故仍须经常更换卧位。一般每2小时翻身一次，必要时每30分钟翻身一次，长期坐轮椅的老年人应至少每小时更换姿势一次，以缓解臀部骨隆突处的压力。经常翻身是卧床老年人最简单而有效解除压力的方法，可使骨隆突部位交替地减轻压迫，轮流承受身体的重量。

2. 保护骨隆突处和支持身体空隙处

更换体位后采用软枕或泡沫垫、凝胶垫、气垫、水垫及羊皮垫放于身体空隙处，架空骨隆突处，保护骨隆突处皮肤。橡胶气圈不适合压疮减压，易造成局部环形压迫引起周围组织血液循环障碍。应用减压敷料（泡沫类敷料或水胶体敷料）敷在压疮好发部位可以减轻局部压力。对于翻身困难或引起疼痛者应使用气垫床。

3. 避免摩擦力和剪切力

平卧位如需抬高床头，一般不高于30°。如需半卧位时，为防止身体下滑移动，可在足底部放一坚实的木垫，并屈髋30°，腘窝下衬垫软枕。长期坐轮椅时，应适当约束，防止身体下滑。协助翻身、更换床单及衣服时，一定要抬起身体，避免拖、拉、拽等动作，以免形成摩擦力而损伤皮肤。使用便盆时，应协助抬高臀部，不硬塞、硬拉，必要时在便盆边缘垫以软纸、布垫或撒滑石粉，防止擦伤皮肤。保持床单和被褥清洁、平整、无碎屑，避免损伤皮肤。

4. 保护皮肤，避免局部不良刺激

保持皮肤和床单的清洁干燥是预防压疮的重要措施。根据需要每日用温水清洁皮肤，避免使用肥皂或含乙醇的清洁用品。擦洗动作应轻柔，不可用力擦拭，防止损伤皮肤。对皮肤易出汗的部位如腋窝、腘窝、腹股沟等，可使用爽身粉。不可直接躺在橡胶单或塑料布上，皮肤一旦擦伤，受到汗、尿、粪或渗出液的浸渍，极易发生压疮。

5. 促进皮肤血液循环

对长期卧床的中老年人，每日应进行各个关节的适当活动，维持关节的活动性和肌肉张力，促进肢体血液循环，减少压疮发生。鼓励尽量下床活动。施行温水浴，在清洁皮肤同时刺激皮肤血液循环。变换体位后，对受压部位进行适当按摩，改善该部位血液循环、促进静脉回流，起到预防压疮的作用。因为如皮肤受压时间较短，变换体位后一般可在 30~40 分钟内恢复，不会使软组织损伤形成压疮，所以无须按摩；如果皮肤持续发红，则表明软组织已受损伤，此时应该避免按摩，以防出现深层组织的严重损伤。

6. 改善机体营养状况

合理膳食是改善中老年人营养状况、促进创面愈合的重要因素。应给予容易发生压疮的老年人以高热量、高蛋白及高维生素饮食，如鸡蛋、大豆、禽肉等，适当补充维生素 C 和锌，以增强机体抵抗力和组织修复能力。

◎ 第五节 中老年人的口腔护理

口腔中虽然存在着大量的正常和致病的菌群，但正常人每天通过饮水、进食、刷牙、漱口等活动可达到减少和清除致病菌的目的，通常不会出现口腔问题。但当人处于疾病状态时，机体的防御功能下降，如果伴有进食及饮水障碍，口腔内的细菌大量繁殖，没有及时进行口腔卫生护理，就有可能罹患口腔疾病。另外，口臭、牙齿不整、龋齿还会影响个人形象，产生一定的社交心理障碍。由此可见，口腔的护理非常重要。

一、一般口腔卫生保健

中老年人应在早、晚及餐后养成刷牙习惯，以减少龋齿的发生。睡前不应食入对牙齿有刺激性或腐蚀性的食物，减少食物中精制糖类及碳水化合物的含量。中老年人应定时检查口腔卫生情况，尽量自主完成漱口、刷牙等口腔清洁。记忆功能减退或丧失的人可能需要别人的提醒或指导才能完成口腔的清洁活动。对于对自我照顾能力表示怀疑的中老年人，应鼓励其发挥自身潜能，减少其对他人的依赖性，以达到保持基本功能状态的目的。

二、洁牙工具和方法的选择

（一）清洁用具使用的指导

选择牙刷时应尽量选用外形较小、表面平滑的尼龙毛刷，柔软的牙刷虽刺激牙龈但却不会损伤它。不可使用已磨损的牙刷和硬毛牙刷，因其不仅清洁效果欠佳，而且容易导致牙齿的磨损及牙龈的损伤。牙刷应每隔 3 个月更换一次。牙膏应不具有腐蚀性，以防损伤牙齿。药物牙膏一般能抑制细菌的生长，起到预防龋齿和治疗牙齿过敏的作用，可根据需要选择使用。

（二）刷牙方法的指导

一般在早晨起床后、晚上临睡前，或在进食后进行刷牙。应选用质软的牙刷，将牙刷的尖端轻轻放于牙齿周围的牙龈沟上，牙刷的毛面与牙齿呈 45°角，以快速地环形来回刷动。每次只刷 2 ~ 3 个牙齿，每刷完一个部位后，再刷相邻部位。对于前排牙齿的内面，可用牙刷毛面的尖端以环形方式刷洗牙面，再反复刷洗牙齿的咬合面。刷完牙齿后，再刷舌面，由里向外刷，以减少微生物的数量并清除食物残屑。当协助他人刷牙时，可嘱其将舌头伸出，握紧牙刷并与舌头呈直角，用极小的力量，用牙刷刷舌面尖端，再刷舌头两侧面，之后漱口，重复以上方法，直到口腔完全清洁为止。

（三）牙线剔牙法

使用牙线可以清除刷牙无法清除的牙齿间隙的食物残渣和牙菌斑，尼龙线、丝线、涤纶线均可做牙线材料，可以每日剔牙两次，餐后立即进行更好。使用方法：截取约 45 厘米长的牙线，将牙线两端分别缠在双手食指或中指，用拉锯的方式嵌入牙间隙，使其呈"C"形，滑动至牙龈边缘，绷直牙线使其沿牙齿侧面移动，然后用力弹出食物碎屑，反复几次直到将嵌塞食物清除，漱口以彻底清除碎屑。注意操作中施力要温柔，避免将牙线大力下压而损伤牙龈。

三、义齿的清洁与护理

与真牙一样，义齿也会积聚一些食物、碎屑等，同样需要清洁护理。其刷牙与真牙的刷法相同。使用者白天应佩戴义齿，以增进咀嚼功能，同时也能保证谈话时具有良好的口腔外观。每餐饭后都应清洗义齿，每天至少清洁舌头和口腔黏膜一次，并按摩牙龈部。佩戴义齿前应用软毛牙刷清洁口腔，尤其是牙龈、口腔壁和舌头处；佩戴义齿时动作轻柔，避免损伤牙龈。晚上可将义齿摘下，使牙床得到保养。取下义齿后，观察义齿的内套，有无牙结石、食物残渣等，检查牙齿表面有无破损、碎裂。义齿应存放在固定的冷水杯中浸泡，以防丢失或损坏，每日换水一次。切忌用热水或酒精，以免加速义齿的变形或老化。戴义齿者尽量不吃生硬食物和软糖等黏性食物，防止义齿的损坏。每年定期复查1次，如果是全口义齿，佩戴时间超过3～5年后需要进行全面的检查和修理。

四、口腔干燥的护理

口腔干燥是因唾液分泌减少而产生口干的状态。口腔干燥在中老年人很常见，是一种多因素的口腔症状，可能是由于唾液腺的退行性变化、疾病及用药等原因引起。据报道，65岁以上的老年人有25%～60%患有口腔干燥综合征。口腔干燥者常伴有口臭，会影响其生活质量和正常的社交生活。口腔干燥的保健措施包括以下4个。

1. 促进唾液分泌

对于某些镇静药、降压药、利尿剂以及具有温补作用的中药所致的唾液减少而引起的口腔问题，应与医生共同商量，减少药物剂量或更换其他药物。如果唾液腺尚保留部分分泌功能，可咀嚼无糖型口香糖，含青橄榄或无糖的糖果以刺激唾液分泌。

2. 注意口腔清洁卫生

养成餐后漱口或使用牙线、早晚正确刷牙（尤其临睡前）的习惯。口腔溃疡者，可用金银花、白菊花或乌梅甘草汤等代茶泡服或漱洗口腔。

3. 重视牙齿保健

可采取每日叩齿（每日晨起或入睡时上下牙齿轻轻对叩数十下）和按摩牙龈（用坚实的手法压口唇角、中心顶部及底部，每日2～3次，每次2～3分钟）

的方法，促进局部血液循环，增强牙周组织的抵抗力，保持牙齿的稳固。每年做 1~2 次牙科检查，及时治疗口腔疾病，修复缺损牙齿，做 1~3 次洗牙治疗，促进牙龈健康。平时少食甜食，睡前不吃糖果、糕点。

4. 饮食调理

平时多食用滋阴清热生津的食物和水果，如丝瓜、芹菜、红梗菜、黄花菜、枸杞头、淡菜、甲鱼；水果可选择甘寒生津的西瓜、甜橙、梨、鲜藕等。忌食辛辣、香燥、温热食品，如酒、茶、咖啡、油炸食物、羊肉、狗肉、鹿肉，以及姜、葱、蒜、辣椒、胡椒、花椒、茴香等。

◎ 第六节 中老年人的头发护理

中老年人的头发多干枯、易脱落。良好的头发外观对维护个人形象、保持良好心态及增强自信非常重要，所以中老年人应做好头发的清洁保养。经常梳头和按摩头皮，还可促进头部血液循环，增进上皮细胞的营养，促进头发生长，预防感染发生。经常清洗头发，及时清除头皮屑及灰尘，使头发清洁、易梳理。

一、头发的日常保养

健康的头发应清洁、有光泽、浓密适度、分布均匀；头皮应清洁、无头皮屑、无损伤。头发的生长与脱落与机体营养状况、内分泌状况、遗传因素、压力及某些药物的使用有关。平时应观察头皮有无头皮屑、抓痕、擦伤及皮疹等，头皮有无瘙痒等情况。

二、患病状态下头发的清洁

患病或身体衰弱会妨碍进行日常的头发清洁。长期卧床的中老年人，应每周洗发一次，以增进舒适度。

（一）能下床活动者的头发清洁

可协助其采取坐位洗头，可坐于床旁或椅子上，将水盆放于床旁桌上。在头发护理过程中可按摩头皮，刺激头部血液循环，促进头发的生长和代谢。遇有头虱者须经过灭虱处理后再将头发洗净。

(二) 不能下床活动者的头发清洁

床上洗头应以中老年人安全、舒适、不影响治疗为原则，适合病情稳定的老年人。

1. 用物准备

橡胶马蹄形垫或自制马蹄形垫，隔水垫、浴巾、毛巾、夹子、纱布、棉球 (以不吸水棉花为宜)、量杯、水壶 (内盛 43～45 ℃ 热水或按老年人习惯调制)、面盆或污水桶、洗发液、梳子，需要时可备电吹风。

2. 环境准备

关好门窗。调节好室温，以免着凉。

3. 操作步骤

(1) 卧床老年人平卧在床上，上半身斜向床边，将衣领松开向内折，将毛巾围于颈下，用别针别好。

(2) 将隔水垫巾铺在枕上，将枕头垫于肩下，置马蹄形垫于后颈下，帮助颈部枕于马蹄形卷的凸起处，头部置于水槽中，马蹄形垫的下端置于污水桶中。

(3) 用棉球塞住双耳孔，用纱布盖上双眼。

(4) 松开头发，先用温水冲湿头发，再均匀涂上洗发液，从前往后反复揉搓，同时用手指腹轻轻地按摩头皮，然后用温水边冲边揉搓，直至冲净。

(5) 解下颈部毛巾，擦去头发上的水分。取下眼上的纱布和耳内的棉球，用毛巾包好头发，擦干面部。

(6) 撤去马蹄形垫，将枕从肩下移向床头，协助其仰卧位于床正中，枕于枕上。

(7) 解下包头的毛巾，再用浴巾擦干头发，用梳子梳理整齐。用电吹风将头发吹干，梳理成适宜的发型。

4. 注意事项

(1) 在操作中运用人体力学原理。洗头过程中操作者身体应尽量靠近床边，保持良好的姿势，避免疲劳。

（2）洗头过程中，保护床单、枕头、衣服不被沾湿。

（3）防止操作过程中水流入眼及耳内。

（4）洗头过程中，应注意观察老年人的病情变化。如面色、脉搏、呼吸的改变，如有异常应停止洗头。

（5）及时擦干头发，避免着凉感冒，使卧床老年人舒适、整洁。

（6）可根据家庭实际条件选择洗头工具，如扣杯法，有一脸盆、搪瓷杯和排水管即可实施。

第七节　家庭常用冷热疗法

冷热疗法是通过冷或热作用于人体的局部或全身，以达到止血、止痛、消炎、退热、增进舒适等作用，是家庭常用的物理治疗方法。

一、热疗法

热疗的应用方法分为干热法和湿热法两种。干热法有热水袋、烤灯、电热垫、化学加热袋等，湿热法有热敷、热水坐浴、热水浸泡等。热疗法具有促进炎症的消散和局限、减轻疼痛、减轻深部组织充血、保暖与舒适等作用。

（一）热水袋的使用

1. 目的

保暖、解痉、镇痛。

2. 用物准备

布套、热水、热水袋、干毛巾、水温计。

3. 操作步骤

（1）洗手，准备用物。

（2）检查热水袋有无破损，热水袋与塞子是否配套，以防漏水。

（3）测量、调节水温一般水温调至 60～70 ℃，对意识不清者、老年人、婴幼儿、麻醉未清醒者、末梢循环不良者等，水温应调至 50 ℃，以防发生烫伤。

（4）热水袋去塞，平放，一手持热水袋口边缘，另一手灌热水，边灌边提高热水袋口，以免热水溢出，灌至热水袋容积的 1/2～2/3 满即可。水装入过满不能与皮肤贴紧，影响均匀供热。

（5）驱气。逐渐放平热水袋，排尽袋内空气，因为空气是热的不良导体，影响传热。旋紧塞子，擦干倒提，检查无漏水后装入布套，避免热水袋与皮肤直接接触，以防烫伤。

（6）置热水袋于所需部位，袋口向身体外侧。对意识不清、感觉迟钝的患者使用热水袋时，应再包一块大毛巾或放于两层毛毯之间，并定时检查局部皮肤情况，以防烫伤。

（7）根据不同目的，掌握用热时间。用于治疗时间不超过 30 分钟，用于保暖可持续。如皮肤潮红、疼痛等，立即停止使用，并在局部涂凡士林，以保护皮肤。

（8）用热完毕，将热水袋的水倒空，倒挂晾干，吹气，旋紧塞子，放阴凉处备用，布套洗净备用。

（二）热水坐浴

1. 用物

消毒坐浴盆、坐浴椅、热水瓶、药物适量、无菌纱布 2 块、温度计。

2. 操作步骤

（1）洗手，准备用物。

（2）坐浴者先排尿、排便、洗手。因热水刺激肛门，会阴部易引起排尿、排便反射。

（3）将浴盆置于坐浴椅上，将 40～45 ℃热水倒入盆内至 1/2 满，根据医嘱配制药液，若为高锰酸钾，其浓度为 1∶5 000。

（4）脱裤至膝盖处，慢慢坐入浴盆，臀部完全泡入水中，保持舒适坐姿。

（5）有伤口者，坐浴时坐浴盆及药液均应无菌；女性经期、妊娠后期、产后不足 2 周，阴道出血和盆腔急性炎症不宜坐浴。

（6）坐浴时间为 15～20 分钟，随时调节水温，加热水时，臀部偏离浴盆。冬季注意保暖。照顾者注意观察坐浴者面色，如有头晕、乏力、心慌等症状，应立即停止坐浴。

（7）坐浴完毕，用纱布擦干臀部，穿好裤子，卧床休息。

（三）热疗的注意事项

热疗法虽然在医院、家庭中使用非常广泛，但是该疗法在以下情况中应慎重使用。

1. 未明确诊断的急性腹痛

用热可减轻疼痛，但容易掩盖病情真相，贻误诊断和治疗。

2. 面部危险三角区的感染

因该处血管丰富，且面部静脉无静脉瓣，又与颅内海绵窦相通，热疗可使该处血管扩张，血流量增多，易造成严重的颅内感染和败血症。

3. 各种脏器出血、出血性疾病

用热可使局部血管扩张而加重出血倾向。

4. 软组织损伤的初期（48小时内）

软组织损伤24~48小时内用热可加重出血和肿胀，加重疼痛。

5. 其他

（1）心肝肾功能不全者。

（2）皮肤湿疹：用热会加重皮肤受损，增加患者不适。非炎症性水肿时不用热，因用热可加重水肿。

（3）急性炎症：如牙龈炎、中耳炎、结膜炎、面部肿胀等，用热可使局部温度升高，有利于细菌繁殖，加重病情。

（4）孕妇。

（5）金属移植物部位、人工关节：金属是热的良导体，易造成烫伤。

（6）恶性病变部位：因为用热会加速细胞新陈代谢，加速肿胀，血液循环加快，从而加速恶性肿瘤转移。

（7）睾丸。

（8）婴幼儿、老年人、麻痹和感觉异常者慎用热疗。

二、冷疗法

冷疗法有减轻局部充血或出血、减轻疼痛、控制炎症扩散、降低体温等作用，分局部法与全身法两种。局部冷疗法有冰袋、冰帽、冷湿敷等，全身冷疗法有温水擦浴等。

（一）冰袋的使用

1. 目的

降低体温、减轻局部出血或止血、控制炎症扩散、减轻组织肿胀和疼痛。

2. 用物准备

冰袋或冰囊、布套或薄毛巾。

3. 操作步骤

（1）洗手，准备用物。

（2）检查冰袋有无破损，以防冰融化后漏水。

（3）检查无漏水后装入布套或包上薄毛巾，避免冰袋直接与皮肤接触，以防造成冻伤，布套或毛巾还可吸收冷凝水气。

（4）置冰袋于所需部位。高热降温时，冰袋置于前额头顶部或体表大血管经过处（如颈部、腋窝、腹股沟等）。放置前额时，应将冰袋悬吊在支架上，以减轻局部压力，但冰袋必须与前额皮肤接触。

（5）根据不同目的，掌握时间。用于治疗以不超过30分钟为宜；用于降温30分钟后需延长时间使用，中间应间隔30～60分钟且须每2小时更换冰袋一次，以防发生继发效应。用冷过程中，随时观察效果与反应。一旦发现有局部皮肤发紫，麻木感，应立即停止使用冰袋，防止冻伤。

继发效应是指用冷或热超过一定时间所产生与生理作用相反的作用。因此，用热或用冷30分钟后应停止，给予1小时的复原时间后再按规定反复应用。

（6）用毕，将冰袋放回冰箱备用。

（7）观察用冰部位、时间、效果、反应等。如将冰袋置于腋窝处，测量体温时则不宜测量腋下温度，以免影响测量的准确性。

（二）温水擦浴

1. 作用

为高热患者降温。

2. 用物准备

热水袋及套、冰袋及套、小毛巾 2 块、大毛巾、衣裤、脸盆（内盛 32 ~ 34 ℃、2/3 满热水）。

3. 操作步骤

（1）洗手，准备用物。

（2）冰袋置于头部，热水袋置于足底，将大毛巾垫于擦拭部位的下面。

（3）小毛巾浸入温水中，拧至半干，缠在手上成手套状，以离心方向边擦边按摩，从近侧颈部开始沿上臂外侧擦至手背，再从侧胸沿腋窝至上臂内侧擦至掌心。擦至腋窝、肘窝、掌心等大血管经过的浅表处或毛细血管丰富处应多擦拭片刻，以促进散热，每侧肢体擦 3 分钟。擦拭毕，用大毛巾擦干皮肤，同法擦拭对侧。

（4）侧卧，露出背部，身下垫大毛巾。以同样手法从颈部向下擦拭全背，擦 3 分钟。擦毕，用大毛巾擦干皮肤，更换上衣。

（5）脱去近侧裤腿，露出下肢，下垫大毛巾，更换小毛巾。同法擦拭近侧下肢，从髂部沿大腿外侧擦至足背，从腹股沟沿大腿内侧擦至内踝，从股下经腘窝擦至足跟。腹股沟、腘窝等处多擦拭片刻。以促进散热，每侧肢体擦 3 分钟。擦拭完毕后，用大毛巾擦干皮肤，同法擦拭对侧。全部擦拭完毕，更换裤子。

（6）擦浴全过程不超过 20 分钟，以防继发效应产生。

（7）舒适卧位，整理床单位，取出热水袋，清理用物，30 分钟后测量体温，若体温降至 39 ℃以下，则可取下头部冰袋。

4. 注意事项

（1）擦拭体表大血管经过处时，应多停留片刻，以促进散热。

（2）禁擦胸前区、腹部、后项及足底，因这些部位对冷刺激比较敏感，以免引起不良反应。

（三）冷疗的注意事项

慎用冷疗的情况包括昏迷、感觉异常、年老体弱者、婴幼儿、关节疼痛、心脏病、哺乳期产妇涨奶。血液循环障碍，慢性炎症或深部化脓病灶，组织损伤、破裂或开放性伤口，对冷过敏的人群禁忌使用冷疗。此外，不宜使用冷疗的部位包括以下 4 处。

（1）枕后、耳郭、阴囊。用冷易引发冻伤。

（2）心前区。用冷易引起反射性心率减慢，心律不齐。

（3）腹部。用冷易引发腹痛、腹泻。

（4）足底。用冷易引起反射性末梢血管收缩而影响散热，同时也可能引起一过性冠状动脉收缩。

第八节　中老年人营养与健康

合理的营养有助于延缓衰老，营养不良或营养过剩、紊乱则有可能加速衰老的速度。因此，中老年人的饮食与营养也是日常生活护理中的一个重要方面。

一、中老年人的营养需求

（一）碳水化合物

碳水化合物供给能量应占总能量的 55% ~ 65%。一般来说，60 岁后的热能摄入应较年轻时减少 20%，70 岁后减少 30%，以免热量过剩导致肥胖继而诱发一系列疾病。另外，由于中老年人对于血糖的控制能力较弱，为避免血糖的过度波动，应选择低血糖生成指数的食物。碳水化合物主要来源为淀粉，大部分可从谷类、薯类中获取，还有水果、蔬菜，也包括一些糖果、饮料。中老年人的主食中应控制糖果、精制甜点的摄入量，适当添加一些粗、杂粮。

血糖生成指数（GI）是衡量食物引起餐后血糖反应的一项指标，表示在进食后 2 小时内，含有 50 g 有价值的碳水化合物的食物和相当量的葡萄糖分别引发的血糖应答水平的百分比。一般认为，血糖生成指数小于 55 为低 GI 食物，白糖生成指数在 55 ~ 75 为中等 GI 食物，白糖生成指数大于 75 为高 GI 食物。血糖生成指数越高，该食物进入肠胃后消化越快，葡萄糖释放越快，血糖升高越明显。例如，低 GI 水果，包括西瓜、猕猴桃、西柚、草莓等；中 GI 水果，包括苹果、橙子、橘子、梨等；高 GI 水果，包括火龙果、葡萄或提子、菠萝、香蕉、荔枝、甘蔗等。

（二）蛋白质

蛋白质供给能量应占总能量的 15%。由于中老年人消化能力相对较弱，蛋白质的摄于应以优质蛋白为主，总量不宜过多。如鱼类、禽类都是比较好的优质蛋白质的来源。

（三）脂肪

脂肪供给能量应占总能量的 20%～30%。脂肪摄入应尽量减少饱和脂肪酸和胆固醇的摄入，如橄榄油、菜籽油等都是比较合适的植物油，而猪油、牛油、肥肉等动物脂肪应尽量避免。

（四）无机盐

中老年人较容易发生钙的缺乏，因此，应适当增加富含钙质的食物的摄入，并辅助适当的日光照射。奶类及奶制品、坚果等都是较好的选择。此外，铁元素的缺乏可致贫血，黑木耳、瘦肉、动物肝脏都是富含铁元素的食品。由于口味的问题，中老年人常常有钠摄入过多而钾相对缺乏的情况，香菇、紫菜、海带等都是富含钾元素的食物。

（五）维生素

维生素在维持机体生理功能、延缓衰老等方面都有非常重要的作用，尤其是维生素 B 族能增加食欲。因此，新鲜蔬菜水果对中老年人来说是非常好的食物，可以增加多种维生素矿物质的摄入。

（六）膳食纤维

膳食纤维不能被人体消化酶分解，但这一类物质可以有效改善肠道功能，控制血糖及胆固醇，增加饱腹感以减肥，广泛存在于谷、薯、豆、蔬果类食物中。

（七）水

中老年人每日饮水量一般以一日 30 mL/kg 体重左右为宜（食物中的水除外）。水分不足，加上中老年人常有的肠道肌肉萎缩，黏液分泌减少，容易有便秘的情况发生，严重甚至有电解质失衡、脱水等，饮水过多也会增加心、肾负担，尤其不应睡前大量饮水。

（八）中老年人的饮食原则

1. 饮食多样化

吃多种多样的食物才能利用食物营养素互补的作用，达到全面营养的目的。不要因为牙齿不好而减少或拒绝蔬菜或水果，可以把蔬菜切碎、煮软、水果切小块，以使容易咀嚼和消化。

2. 主食中包括一定量的粗粮、杂粮

粗杂粮包括全麦面、玉米、小米、荞麦、燕麦等，比精粮含有更多的维生素、矿物质和膳食纤维。

3. 每天饮用牛奶或食用奶制品

牛奶及其制品是钙的最好食物来源，摄入充足的奶类有利于预防骨质疏松症和骨折。虽然豆浆在植物中含钙量较多，但远不及牛奶，因此不能以豆浆代替牛奶。

4. 吃大豆或其制品

大豆不但蛋白质丰富，对中老年女性尤其重要。其丰富的生物活性物质大豆异黄酮和大豆皂甙，可抑制体内脂质过氧化、减少骨丢失，增加冠状动脉和脑血流量，预防和治疗心脑血管疾病和骨质疏松症。

5. 适量食用动物性食品

禽肉和鱼类脂肪含量较低，较易消化，适于中老年人食用。

6. 多吃蔬菜、水果

蔬菜是维生素 C 等几种维生素的重要来源，而且大量的膳食纤维可预防中老年人便秘。番茄中的番茄红素对中老年男性常见的前列腺疾病有一定的防治作用。

7. 饮食清淡、少盐

选择用油少的烹调方式如蒸、煮、炖、焯，尽量少用煎炸等方法，避免摄入过多的脂肪导致肥胖。少用各种含钠高的调味品，避免过多的钠摄入引起高血压。中老年人每天摄盐量应低于 6 g，高血压、冠心病患者每天应低于 5 g 为宜。

8. 良好的饮食习惯

少食多餐是较推荐的饮食习惯，每餐控制在七到八分饱。荤素搭配，口味清淡，三餐定时定量，餐间可适当增加水果等小食，晚餐不宜过饱。根据《中国居民平衡膳食宝塔（2016）》，每天应摄入的主要食物种类，包括第一层：五谷杂粮类250~400 g；第二层：蔬菜300~500 g、水果200~350 g；第三层：畜禽肉类40~75 g、水产类40~75 g、蛋类40~50 g；第四层：奶类及奶制品300 g、大豆及坚果25~36 g；第五层：油25~30 g，盐<6 g；另外，有1 500~1 700 mL水和6 000步活动的要求。

二、中老年人的饮食护理

（一）烹饪时的护理

1. 咀嚼、消化吸收功能低下者

蔬菜可切碎，肉类可制成肉末，利用蒸、煮、炖等充分烹饪食物的方法，使食物变松软便于吞咽消化。但是，易咀嚼的食物对肠道的刺激作用较少，往往容易引起便秘，因此适当增加纤维素含量对中老年人的消化道健康更有益。

2. 吞咽功能低下者

发生过卒中的中老年人常有吞咽反射低下的问题，液体食物易引起呛咳的问题。固体食物可做成糊状，液态食物可增加淀粉制作为糊类。黏稠的食物，如糯米制品应尽量避免。

3. 感觉功能低下者

中老年人由于味觉、嗅觉等感觉功能下降，往往喜欢吃重口味的食品，这些食品的糖、盐含量通常较高，长期食用对健康不利，烹调时，可适当增加醋、蒜、姜等调料刺激食欲。

（二）进餐时的护理

1. 一般护理

进餐时，注意保持室内空气清新，定时通风。尽量与他人一起进餐可增加食欲。尽量自主进食，若自主进食摄入量过少或明显疲劳时，照顾者可协助喂

饭。中老年人进食需注意头颈部应处于自然前倾位，避免食物滑入咽喉引起误咽甚至窒息。

2. 上肢障碍者

中老年人出现上肢麻痹、震颤、挛缩、变形等情况时，可以选择特殊制作的餐具，如专用的勺子、叉子等，或将纱布等缠绕在普通勺柄上。另外，使用筷子是一种精细动作，对大脑是一种良好的刺激，应尽量维持中老年人的这一功能。

3. 视力障碍者

照顾者应向视力障碍的中老年人说明餐桌上食物的种类和位置，并帮助其用手触摸以辨认。热汤等可引起烫伤的食物要提醒安全，鱼刺、碎骨等要剔除干净。

4. 吞咽能力低下者

吞咽能力低下的中老年人容易发生误咽等问题，因此进食应采取坐位或半坐卧位，偏瘫的中老年人可采取健侧卧位，并有照顾者在旁。同时，注意补充水分以湿润口腔。

◎ 第九节　中老年人跌倒的预防

一、跌倒的概念

跌倒是指突发的、不自主的、非故意的体位改变，倒在地上或更低的平面上。跌倒包括以下两类：一是从一个平面至另一个平面的跌落；二是同一平面的跌倒。

二、中老年人跌倒的流行状况

中老年人跌倒发生率高、后果严重，是中老年人伤残和死亡的重要原因之一。美国每年有 30% 的 65 岁以上中老年人出现跌倒。我国 65 岁以上中老年人跌倒死亡率：男性为 49.56/10 万人，女性为 52.80/10 万人。

三、跌倒的危险因素

（一）内在危险因素

1. 生理因素

（1）步态和平衡功能：步态的稳定性下降和平衡功能受损。

（2）感觉系统：视觉、听觉、触觉、前庭及本体感觉通过影响传入中枢神经系统的信息影响机体的平衡功能。

（3）中枢神经系统：中枢神经系统的退变往往影响智力、肌力、肌张力、感觉、反应能力、反应时间、平衡能力、步态及协同运动能力。

（4）骨骼肌肉系统：骨骼、关节、韧带及肌肉的结构、功能损害和退化。

2. 病理因素

（1）神经系统疾病：脑卒中、帕金森病、脊椎病、小脑疾病、前庭疾病、外周神经系统病变。

（2）心血管疾病：体位性低血压、脑梗死、小血管缺血性病变等。

（3）影响视力的眼部疾病：白内障、偏盲、青光眼、黄斑变性。

（4）心理及认知因素：痴呆、抑郁症。

（5）其他：昏厥、眩晕、惊厥、偏瘫、足部疾病及足或脚趾的畸形等；感染、肺炎及其他呼吸道疾病、血氧不足、贫血、脱水以及电解质平衡紊乱；泌尿系统疾病或其他因伴随尿频、尿急、尿失禁等症状而匆忙去洗手间、排尿性晕厥等。

3. 药物因素

（1）精神类药物：抗抑郁药、抗焦虑药、催眠药、抗惊厥药、安定药。

（2）心血管药物：抗高血压药、利尿剂、血管扩张药。

（3）其他：降糖药、非甾体类抗炎药、镇痛剂、多巴胺类药物、抗帕金森病药。

4. 心理因素

沮丧、抑郁、焦虑、情绪不佳及其导致的与社会的隔离均增加跌倒的危险。另外，害怕跌倒也使行为能力降低，行动受到限制，从而影响步态和平衡能力而增加跌倒的危险。

（二）外在危险因素

1. 环境因素

昏暗的灯光，湿滑、不平坦的路面，在步行途中的障碍物，不合适的家具高度和摆放位置，楼梯台阶，卫生间没有扶栏、把手等都可能增加跌倒的危险，不合适的鞋子和行走辅助工具也与跌倒有关。室外的危险因素包括台阶和人行道缺乏修缮，雨雪天气、拥挤等都可能引起中老年人跌倒。

2. 社会因素

中老年人的教育和收入水平、卫生保健水平、享受社会服务和卫生服务的途径、室外环境的安全设计，以及中老年人是否独居、与社会的交往和联系程度都会影响其跌倒的发生率。

四、跌倒的预防

一是增强防跌倒意识，加强防跌倒知识和技能学习。

二是坚持参加规律的体育锻炼，以增强肌肉力量、柔韧性、协调性、平衡能力、步态稳定性和灵活性，从而减少跌倒的发生。

三是合理用药。请医生检查自己服用的所有药物，按医嘱正确服药，不要随意乱用药，更要避免同时服用多种药物，并且尽可能减少用药的剂量，了解药物的副作用且注意用药后的反应，用药后动作宜缓慢，以预防跌倒的发生。

四是选择适当的辅助工具，使用长度合适、顶部面积较大的拐杖。拐杖、助行器及经常使用的物件等应放在触手可及的位置。

五是熟悉生活环境：道路、厕所、路灯以及紧急时哪里可以获得帮助等。

六是衣服要舒适，尽量穿合身宽松的衣服。鞋子要合适，鞋对于中老年人而言，在保持躯体的稳定性中有十分重要的作用。中老年人应该尽量避免穿高跟鞋、拖鞋、鞋底过于柔软以及穿着时易滑倒的鞋。

七是调整生活方式：①避免走过陡的楼梯或台阶，上下楼梯、如厕时尽可能使用扶手；②转身、转头时动作一定要慢；③走路保持步态平稳，尽量慢走，避免携带沉重物品；④避免去人多及湿滑的地方；⑤使用交通工具时，应等车辆停稳后再上下；⑥放慢起身、下床的速度，避免睡前饮水过多以致夜间多次起床；⑦晚上床旁尽量放置小便器；⑧避免在他人看不到的地方独自活动。

八是有视、听及其他感知障碍的中老年人应佩戴视力补偿设施、助听器及其他补偿设施。

九是防治骨质疏松。由于跌倒所致损伤中危害最大的是髋部骨折，尤其对于骨质疏松的中老年人。因此，中老年人要加强膳食营养，保持均衡的饮食，适当补充维生素 D 和钙剂；绝经期中老年女性必要时应进行激素替代治疗，增强骨骼强度，降低跌倒后的损伤严重程度。

十是将经常使用的东西放在不需要梯凳就能够很容易伸手拿到的位置。尽量不要在家里登高取物；如果必须使用梯凳，可以使用有扶手的专门梯凳，千万不可将椅子作为梯凳使用。

第十节　中老年人便秘的预防与护理

便秘是指排便困难、大便次数减少（每 2～3 天或更长时间排便一次）且粪便干硬，便后无舒畅感。与青年人相比，中老年人更容易发生便秘。长期卧床的老年人便秘发生率可高达 80%，老年便秘属于慢性便秘，慢性便秘常使用罗马Ⅱ标准来进行诊断。罗马Ⅱ标准为：在不使用泻剂的情况下，在过去 12 个月中至少 12 周连续或间断出现以下 2 个或 2 个以上症状即称为便秘，即大于 1/4 的时间排便费力，大于 1/4 的时间粪便为团块或硬结，大于 1/4 的时间有排便不尽感，大于 1/4 的时间有排便时肛门阻塞感或肛门梗阻，大于 1/4 的时间排便需用手协助，大于 1/4 的时间每周排便少于 3 次。便秘的中老年人会伴有腹痛或腹部不适感，部分中老年人还伴有失眠、烦躁多梦、抑郁、焦虑等情况，这不但影响了日常生活，也给中老年人的健康带来极大的隐患。引起中老年人便秘的原因很多，如持续精神紧张、机体老化、缺乏运动、排便习惯不良、饮食习惯不良、肠道疾病及药物副作用等多方面的因素。

一、便秘的护理评估

（一）健康史

仔细询问中老年人便秘开始的时间、排便次数、性状及间隔时间长短，有无伴随症状如便血、腹痛、腹胀等。评估中老年人的日常饮食活动情况、排便习惯、药物使用情况。评估中老年人有无肛门直肠疾病及全身疾病。

（二）身体状况

1. 症状与体征

粪便干硬，伴有腹痛、腹胀、恶心、食欲减退等，腹部触诊硬实且紧张，有时可触及肿块，直肠指诊以排除直肠、肛门的病变。

2. 并发症粪便嵌塞

粪便滞留在大肠中形成坚硬的粪块并嵌顿在肠道内导致肠梗阻、结肠溃疡、溢出的大便失禁或矛盾性腹泻。严重便秘可使腹腔和肠内压力增高，引起食管裂孔疝、胃食管反流、结肠憩室、痔疮等。老年便秘者在用力排便时还有引发心脑血管急症发作的可能。

3. 心理社会状况

生活或居住环境变化，作息时间、饮食种类、卫生间设施等发生改变，造成排便习惯改变，产生意识性抑制排便而发生便秘。便秘可使中老年人精神紧张、心情抑郁、焦虑、社交活动减少，而这些状况又可加重便秘，形成恶性循环。直肠和肛门病变，畏惧排便可引起肛门疼痛。当个人的排便需他人协助时，可能会压抑便意从而引起便秘。

4. 辅助检查

临床常通过内镜检查、胃肠 X 线检查（如钡剂灌肠）、直肠肛门压力测定等来排除结、直肠病变及肛门狭窄。

二、便秘的预防与护理

（一）饮食起居方面

1. 调整饮食结构

饮食要合理，注意荤素搭配，多吃果蔬，增加膳食纤维的摄入，多食产气食物及维生素 B 丰富的食物如白薯、香蕉、黄豆、玉米等，以促进肠道蠕动，缓解便秘。如无限制饮水的疾病，则应保证每天的饮水量在 2 000 ~ 2 500 mL，每天清晨空腹饮一杯温开水或淡盐水，可刺激胃结肠反射，有效缓解和预防便秘。避免摄入辛辣刺激、难以消化的食物。

2. 调整行为，适当运动

早睡早起，规律生活。改变静坐的生活方式，鼓励中老年人每天坚持运动30 ~ 60 分钟，卧床或坐轮椅者可通过转动身体、挥动手臂等方式进行锻炼，在促进肠蠕动的同时可改善情绪。

（二）排便方面

1. 排便姿势

选择适合的排便姿势，蹲位排便姿势有助于腹肌收缩、增加腹压，但老年人因身体因素更适合坐位排便。卧床者要练习床上排便。

2. 排便环境

应满足中老年人的私人空间需求，排便环境要宽敞、私密。

3. 适当协助

照顾便秘者排泄时，只协助其无力完成的部分即可，不要在旁一直守候，以免便秘者紧张而影响排便，更不要催促，令便秘者精神紧张，不愿麻烦照顾者而憋便从而导致便秘或失禁。

4. 人工取便

便秘者易发生粪便嵌顿，当粪便无法自行排出时，可采用人工取便。便秘者取左侧卧位，护理人员右手戴好手套，食指涂肥皂液，伸入便秘者直肠内将其粪便取出。

5. 注意事项

中老年人应养成定时（早餐后或临睡前）排便的习惯，无论有无便意，都要按时如厕，不要忍耐便意。排便时注意力要集中，不要进行看书或读报等活动。勿用力过猛，尽量不留宿便。对于体质虚弱者可使用辅助器（如便器椅）进行排便，以保证排便舒适及安全。

（三）用药方面

饮食与行为调整无效的便秘，可遵医嘱选用口服缓泻药，必要时进行灌肠。

1. 口服泻药

原则是勿长期服用泻药，以防发生药物依赖性，宜选用温和的泻药如液状石蜡、麻仁丸等。温和的口服泻药多在服后 6～10 小时发挥作用，故宜在睡前 1 小时服用。

2. 外用简易通便剂

常用的简易通便剂有开塞露、甘油栓、肥皂栓等，经肛门插入使用，通过润滑肠道，以软化粪便，达到通便的效果。

3. 灌肠通便

灌肠通便是将一定量的溶液自肛门经直肠灌入结肠，通过刺激肠蠕动，帮助便秘者解除便秘。严重便秘者必要时可在有医嘱的前提下让护士为其灌肠。灌肠时应密切观察中老年人有无面色苍白、脉速、剧烈腹痛、心慌气急等症状，如有应立即停止，并通知医生处理。为老年人灌肠时应慎重，压力要低，流速要慢。要注意避免长期反复灌肠，从而产生依赖性。

（四）心理调适方面

中老年人发生便秘时会感到痛苦，甚至不敢排便，形成恶性循环，易出现急躁、焦急的心理，因此，应对中老年人进行积极的心理疏导，消除其排便时的紧张心理。

（五）健康指导

1. 知识宣传

向中老年人及其家属普及中老年人易发生便秘的原因、预防和处理便秘的措施，并强调预防的有效性和重要性。

2. 生活指导

指导中老年人建立健康的生活方式，培养定时排便及科学饮食的习惯，合理安排锻炼时间。

3. 腹部按摩指导

在清晨和晚间排尿后取卧位，将双手食、中、无名指相叠，沿结肠走向，从右下腹开始做顺时针环形按摩。轻重快慢以自觉舒适为宜，开始每次 10 圈，之后可逐步增加，在按摩的同时可做肛门收缩运动。

4. 用药指导

密切观察药物的不良反应，告知中老年人不要滥用通便药以免对药物产生依赖。在治疗原发病时若因药物的副作用导致便秘，应及时就诊，请医生调整药物。

◎ 第十一节　中老年人疼痛的护理

疼痛是由感觉刺激而产生的一种生理、心理反应及情感上的不愉快经历。疼痛是中老年人常见的症状之一，风湿、关节炎骨折、糖尿病、心绞痛、脑卒中、癌症等许多疾病都可以诱发疼痛。老年人的疼痛表现为：持续性疼痛的发生率比例高于普通人群，功能障碍与生活行为受限等症状明显；骨骼肌疼痛发生率高；疼痛程度可加重；常伴有抑郁、焦虑、疲劳、睡眠障碍、行走困难等症状，康复缓慢。疼痛常影响中老年人的活动能力，使中老年人服用过多药物，从而影响其生活质量。

一、疼痛的分类

（一）根据起病缓急和持续时间而分的疼痛类型

1. 急性疼痛

有明确原因引起的急性发作，如骨折、手术等，持续时间多在 1 个月内。

常伴有自主神经系统症状，如心跳加快、出汗，甚至血压轻度升高等。

2. 慢性疼痛

起病较慢，一般超过 3 个月。多与慢性疾病有关，如糖尿病性周围神经病变、骨质疏松症等。一般无自主神经症状，但常伴有心理障碍，如抑郁的发生。

（二）根据发病机制而分的疼痛类型

1. 躯体疼痛

源自皮肤或骨筋膜或深部组织的疼痛，定位比较明确，性质为钝痛或剧痛。

2. 内脏疼痛

源自脏器的浸润、压迫或牵拉，疼痛位置较深且定位不清，性质为压榨样疼痛，可伴牵涉痛。以腹腔脏器的炎症性疾病较为多见。

3. 神经性疼痛

性质为放射样烧灼痛，常伴有局部感觉异常。常见原因有疱疹后神经痛、糖尿病性周围神经病、椎管狭窄、三叉神经痛、脑卒中后疼痛。

二、疼痛的护理评估

（一）健康史

应仔细询问中老年人疼痛的部位、性质、开始时间和强度，加强或缓解疼痛的因素。询问中老年人疼痛的特点，以明确疼痛的类型。

（二）身体状况

1. 运动系统检查

对触觉敏感区域、肿胀和炎症部位进行触诊，通过对相应关节的旋和直腿抬高试验使疼痛再现以帮助明确原因。

2. 神经系统检查

寻找运动、感觉、自主神经功能障碍和神经损伤的体征。

（三）心理社会状况

慢性疼痛常伴有消极情绪，故应及时评估中老年人的心理社会因素，如是否有抑郁、焦虑等表现；是否有社会适应能力下降；是否有突患重病、丧失亲人等负性生活事件，等等。

（四）评估疼痛的常用方法

1. 视觉模拟评分法（visual analogue scale，VAS）

VAS 是使用一条长约 10 cm 的游动标尺，一面标有 10 个刻度，两端分别为"0"分端和"10"分端，"0"分表示无痛，"10"分代表难以忍受的最剧烈的疼痛。让中老年人在直尺上标出能代表自己疼痛程度的相应位置，评估者根据中老年人标出的位置为其评出分数，临床评定以 0～2 分为优，3～5 分为良，6～8 分为可，大于 8 分为差。VAS 亦可用于评估疼痛的缓解情况。在线的一端标上"疼痛无缓解"，而另一端标上"疼痛完全缓解"，疼痛的缓解也就是初次疼痛评分减去治疗后的疼痛评分。

2. 口述分级评分法

该方法采用形容词来描述疼痛的强度。一般用五点法，无痛为 0 分；轻微痛为 1 分；中度痛为 2 分；重度痛为 3 分；极重度痛或不可忍受的痛为 4 分。

3. Wong-Banker 面部表情量表法

该法用 6 种面部表情从微笑至悲伤至哭泣来表达疼痛的程度。分别为：非常愉快，无疼痛；有一点疼痛；轻微疼痛；疼痛较明显；疼痛较严重；剧烈疼痛，但不一定哭泣。此法适用于任何年龄，没有特定的文化背景或性别要求，易于掌握。对于急性疼痛患者、老年人、小儿、表达能力丧失者尤其适用。

4. 疼痛日记评分法

疼痛日记评分法是临床上常用的测定疼痛的方法。由中老年人及其照护者记录中老年人每天各时间段与疼痛相关的活动，其活动方式为坐位、行走、卧位。在疼痛日记表内注明某时间段内某种活动方式，使用的药物名称和剂量。疼痛强度用 0～10 的数字量级来表示，睡眠过程按无痛记分（0 分）。此方法简单、真实可靠，便于发现中老年人的行为与疼痛、疼痛与药物用量之间的关系等特点。

三、疼痛的护理

（一）药物止痛

药物治疗是治疗疼痛最常见的方法，但须合理用药，注意药物的副作用。中老年人用药时须做好病情观察，掌握用药的时间和剂量并观察用药后的效果，在疼痛原因未明确诊断前，不能随意使用任何镇痛药物。

（二）非药物止痛

非药物止痛可减少止痛药物的用量，改善中老年人的健康状况，它作为药物治疗的补充非常有价值。如冷热疗法、按摩、放松疗法、音乐疗法等均有助于缓解疼痛。

（三）运动锻炼

运动锻炼对于缓解慢性疼痛效果理想。运动锻炼可以增强骨承受负荷及肌肉牵张的能力，减缓骨质疏松的进程，帮助恢复身体的协调和平衡能力，还可改善心血管功能，调节情绪，缓解抑郁症状，提高生活质量等。

（四）心理护理

照护者应对中老年人的疼痛表示关心，耐心倾听中老年人的诉说。这些均有助于降低中老年人的疼痛、焦虑和抑郁程度。

（五）健康指导

告知中老年人常用止痛药物的不良反应。心血管药、降血糖药、利尿药及中枢神经系统药是中老年人的常用药物，止痛药物与这些药物合用时，应注意药物的相互作用可能带来的影响。教会中老年人使用常用的疼痛评估方法及在家中缓解疼痛的简单措施。

【思考题】

1. 家庭常见的清洁消毒方法有哪些？

2. 家庭常见传染病的预防措施的共性有哪些？

3. 有效休息的基本条件是什么？

4. 促进中老年睡眠的护理措施有哪些?

5. 如何给一脑卒中后瘫痪的中老年患者进行床上擦浴和预防压疮?

6. 压疮分期的第 1 期可以进行局部发红皮肤的按摩吗? 为什么?

7. 特殊口腔护理适合哪一类人群? 清洁的顺序是什么?

8. 义齿应如何进行清洁和护理?

9. 居家环境中如何给卧床中老年进行洗头? 可以利用的工具有哪些?

10. 床上洗头过程中要注意观察什么?

11. 灭头虱所使用的一种中药是什么?

12. 张先生爬山后不慎扭伤了脚踝, 半小时后回到家里, 请问他应该选择什么方法进行止痛?

13. 请找出家里含盐的调味品。

14. 请设计一顿低盐、低脂、易消化, 适合您自己的晚餐。

15. 跌倒的危险因素有哪些? 预防措施有哪些?

16. 中老年人如何预防便秘?

【参考文献】

[1] 李小寒, 尚少梅. 基础护理学 [M]. 6 版. 北京: 人民卫生出版社, 2017.

[2] 肖惠算. 家庭如何预防传染病 [J]. 山西老年, 2017 (6): 61.

[3] 化前珍, 胡秀英. 老年护理学 [M]. 4 版. 北京: 人民卫生出版社, 2017.

[4] 姜安丽, 石琴. 新编护理学基础 [M]. 北京: 高等教育出版社, 1999.

第七章
运动保健

学习目标

❀ 识记:

1. 运动处方的概念、特征、功能及主要内容。

2. 中老年期体育健身特点及健身运动处方。

❀ 理解:

1. 运动处方的分类。

2. 中老年人健身运动处方的制定、实施及评价。

❀ 运用:

能运用所学的相关知识结合自身的身体状况为自己制定运动处方。

◎ 第一节 运动处方概述

"运动处方"这个词在国内外流传的年代极短。20世纪50年代,美国生理学家卡波维奇曾提出了"运动处方"的概念。1960年日本猪饲道夫教授使用"运动处方"这一名词。1969年世界卫生组织(WHO)提出了prescribed exercise(处方性练习或规定性练习),从而在国际上得到认可,但通常人们称其为

"运动处方"。我国在 20 世纪 70 年代末也引进了有关运动处方的理论。经过 50 多年的发展，现在运动处方已成为指导人们进行健身、康复的重要方法。

一、运动处方的概念

运动处方（exercise prescription）是指康复医师、康复治疗师（士）或健身教练等，对从事体育锻炼者或患者，根据医学检查资料（包括运动试验和体力测验），按其健康、体力以及心血管功能状况，用处方的形式规定运动种类、运动强度、运动时间及运动频率，提出运动中的注意事项。运动处方是指导人们有目的、有计划和科学地锻炼的一种方法。

二、运动处方的特点

1. 目的性强
明确的远期目标和近期目标。

2. 计划性强
运动的安排有较强的计划性，易于坚持。

3. 科学性强
严格按照康复体育、临床医学、运动学等学科。短期内会取得较明显的健身和康复效果。

4. 针对性强
根据每一个参加锻炼者的具体情况来进行制定和实施。

5. 普及面广
运动处方简明易懂，容易被大众所接受，收效快。

三、运动处方的意义和作用

1. 运动处方在康复治疗和预防健身中的作用
运动处方与普通的体育锻炼和一般的治疗方法不同，运动处方是有很强的针对性、有明确的目的性、有选择、有控制的运动疗法，具有科学锻炼、增强体质、预防疾病、延缓衰老等作用。

（1）运动处方在康复治疗中的作用：科学指导康复锻炼者进行锻炼，更好地达到预防功能障碍的形成、减轻功能障碍的程度，恢复正常的功能。

（2）对呼吸系统的作用：增强呼吸系统的通气量、肺活量、摄氧能力，改善呼吸系统的功能状态。

（3）对运动系统的作用：增强肌肉力量、肌肉耐力和肌肉协调性，保持及恢复关节的活动幅度，促进骨骼的生长，刺激本体感受器，保存运动条件反射，促进运动系统的血液和淋巴循环，消除肿胀和疼痛，等等。

（4）运动处方对消化系统的作用：促进消化系统的机能，加强营养素的吸收和利用，增进食欲，促进胆汁合成和排出，减少胆石症的发生，促进胃肠蠕动，防治便秘等疾病。

（5）运动处方对神经系统的作用：提高中枢神经系统的兴奋或抑制能力，改善大脑皮质和神经—体液的调节功能，提高神经系统对各器官、系统的机能调节。

（6）对身体成分的作用：实施运动时间长、运动强度中等的运动处方能有效地减少脂肪组织，改善身体成分，达到预防疾病和健美的目的。

（7）运动处方对代偿功能的作用：因各种伤病导致肢体功能丧失时，人体产生各种代偿功能来弥补丧失的功能。有的代偿功能可以自发形成，如一侧肾切除后，身体的排泄功能由对侧肾负担，而有的代偿功能则需要有指导地进行训练或刻苦训练，才能产生所需要的功能。例如，肢体残缺后，用健侧肢体代替患侧肢体的功能。运动处方对代偿功能的建立有重要的促进作用。

（8）运动处方对心理的作用：运动处方能有效释放压力，增强心理承受能力，保持心理平衡。

四、运动处方的分类

1. 按锻炼目的和对象划分

（1）健身性运动处方：主要针对身体健康的运动爱好者，其目的在于综合的提高身体素质和运动能力，从而防止或减少运动损伤的发生。

（2）预防性运动处方：主要针对基本健康的中老年人、脑力劳动者及参加体育锻炼的其他人，其目的在于增强体质，预防疾病，防止早衰。

（3）康复性运动处方：主要针对疾病患者或疾病康复者，其目的在于使体育疗法更加定量化、个体化，达到疾病治愈、患者康复的目的。

（4）竞技性运动处方：主要针对运动员，目的在于提高竞技能力（专项体能、技术、心理、战术等）。

2. 按锻炼的作用划分

常划分为耐力、力量和柔韧性运动处方三大类。

（1）耐力性运动处方：即有氧运动处方。体内不发生乳酸堆积，心率、心输出量、肺通气量等保持稳定，持续运动时间长，安全性高，脂肪消耗多，可提高最大摄氧量和无氧阈，改善有氧能力。有氧运动的项目有：步行、慢跑、走跑交替、上下楼梯、游泳、自行车、功率自行车、步行车、跑台、跳绳、划船、滑水、滑雪、球类运动等。

（2）力量性运动处方：力量性运动根据其特点可分为电刺激疗法（通过电刺激，增强肌力，改善肌肉的神经控制）、被动运动、助力运动、免负荷运动（即在减除肢体重力负荷的情况下进行主动运动，如在水中运动）、主动运动、抗阻运动等。抗阻运动包括等张练习、等长练习、等动练习和短促最大练习（即等长练习与等张练习结合的训练方法）等。

（3）柔韧性运动处方：导致肢体功能下降的另外一个主要原因为关节的活动幅度受限。加大关节活动度（ROM）运动处方的作用是，通过运动疗法中各种主动、被动等运动，受累关节的 ROM 尽量保持、增加或恢复到正常的范围。在预防随年龄增长而导致 ROM 下降，提高身体的柔韧性等方面，柔韧性运动处方也起着重要的作用。

3. 按不同人群划分

（1）儿童少年运动处方：0～16 岁，促进生长发育、提高运动能力、增进健康。

（2）青年人运动处方：18～44 岁，维持身体机能和运动能力。健美、健身、娱乐。

（3）中年人运动处方：45～59岁，防止生理机能过早衰退、预防慢性疾病。注意要全面健康检查再做身体机能评估。

（4）老年人运动处方：60岁以上，预防疾病，缓解症状，延缓衰老。中低强度，十分注意安全性。

（5）女性运动处方：根据不同生长期（新生儿期、幼儿期、青春期、生育期、更年期、老年期）的特点和存在问题有针对性地制定，如减肥运动处方、产后运动处方、更年期运动处方等。

4. 按应用的对象划分

（1）个人运动处方：专门为某个患者设计的临床身体练习方案。

（2）大众运动处方：为一般人群设计的普遍适用性较强、风险性较小的身体练习方案。

五、运动处方的内容

运动处方的内容主要包括：运动目的、运动项目、运动强度、运动时间、运动频率、注意事项。

1. 运动目的

通过有目的的锻炼达到预期的效果。由于各人的情况千差万别，运动处方的目的有健身的、娱乐的、减肥的、治疗的等多种类型。

2. 运动项目

在运动处方中，为锻炼者提供最合适的运动项目关系到锻炼的目的性和持久性。选择运动项目，要考虑运动的目的，是健身的、还是治疗的；要考虑运动条件，如场地器材、余暇时间、气候等；还要结合体育兴趣爱好等。

3. 运动强度

即单位时间内的运动量。

$$运动量 = 运动强度 \times 运动时间$$

耐力性运动强度的设定方法：主要有心率推算法、摄氧量法、代谢当量法、RPE法。

（1）心率推算法：心率是最简便、易测的生理指标。在运动过程中，排除环境和心理因素的影响，则心率与运动强度之间存在线性关系。因此，心率是最常用的确定和监测运动强度的指标。

①靶心率法（适宜运动心率法）：以本人最大心率的 70% ~ 85% 的强度作为标准。此时循环系统机能处于最佳状态且不因心跳加快而感到不适，见表 7 – 1。

$$最大心率（HRmax）= 220 – 年龄$$
$$靶心率（target\ heart\ rate，THR）=（220 – 年龄）×（70\% ~ 85\%）$$

表 7 – 1　年龄与最大心率

年龄	最高心率 = 220 – （年龄）	目标心率区	
		最高心率×70%	最高心率×85%
20	200	140	170
25	195	137	166
30	190	133	162
35	185	130	157
40	180	126	153
45	175	123	149
50	170	119	145
55	165	116	140
60	160	112	136
65	155	109	132
70	150	105	128

年轻人，身体健康，坚持系统训练，为进一步提高心肺耐力素质，可取 HRmax 的 70% ~ 85%。

年龄在 45 岁以下，身体基本健康：有运动习惯，进行健身锻炼，可取 HRmax 的 65% ~ 80%；没有运动习惯，开始进行健身锻炼，可取 HRmax 60% ~ 75%。

年龄在 45 岁以上，身体基本健康：有运动习惯，进行健身锻炼，可取 HRmax 的 60% ~ 75%；没有运动习惯，想开始进行健身锻炼，建议通过 ETT 确定运动强度。

②年龄减算法：运动适宜心率＝180（或170）－年龄；60岁以下的健康人群为180－年龄，60岁以上或体质较差者170－年龄。

③最大心率储备法：

心率储备（heart rate reserve，HRR）

最大心率储备 HRRmax＝HRmax－HRrest

最适宜运动心率＝心率储备×（50%~85%）＋安静心率

④运动量百分比分级法：运动后心率增加的百分比。

心率增加百分比＝（运动后心率－运动前心率）／运动前心率×100%

（注：71%及以上为大运动强度；50%~70%为中等强度；50%以下为小强度运动后心率。是测量运动强度的简单办法是：测量运动后10 s脉搏×6）

（2）摄氧量法（VO2）。以运动中1分钟消耗的氧气量表示运动强度，也称耗氧量法，常以运动时摄氧量占机体最大摄氧量的百分数（% VO2max）来表示。常以60%~80% VO2max作为最适运动强度，相当于最大心率的70%~85%。

（3）代谢当量法：代谢当量（metabolic equivalent of energy，简称MET）也称梅脱。每千克体重从事1分钟活动，消耗3.5 mL氧气，其运动强度即为1MET。

测定方法：活动时摄氧量除以3.5就可计算出其强度为相当于多少MET。1MET＝3.5 mL（kg·min^{-1}）。

（4）RPE法，即主观疲劳感觉量表（rating of perceived exertion，简称RPE）。1970年瑞典生理学家Borg首先提出了RPE的概念，并制定了RPE分级标准（原分级法），将运动中对运动强度的自我感觉分为6~20级，共15个级别。

RPE则是用主观感觉来反映身体负荷强度的一种方法。RPE不是对身体某一方面感觉的反映，如腿酸了、有点气喘了，而是对运动中个人的适应能力水平、外界环境影响、身体疲劳情况等的整体自我感觉。它是监测个体对运动负荷的一个有价值的、可信赖的指标。

目前在国外已经广泛地用于评定心肺耐力的运动试验、制定运动处方和指导健身者进行锻炼。

运动者感觉得分在 12 ~ 15 分之间（中老年 11 ~ 13 分）说明运动强度是合理的。

$$RPE \times 10 \approx 运动当时心率$$

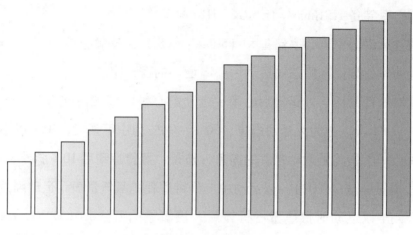

图 7 - 1　RPE 表

4. 运动的时间

以下为各种类型运动的每次持续运动的时间建议。

耐力性运动：每天 20 ~ 60 分钟（包括准备活动和整理活动在内）。其中至少 20 分钟心率在靶心率范围内。可分段进行，每段 10 分钟以上，累计达到运动时间。

力量性运动：每天 40 ~ 75 分钟（包括准备活动和整理活动在内）。单纯练习时间不少于 25 分钟。

伸展性运动：固定，由伸展运动节数决定，8 ~ 12 节约为 12 分钟。

$$运动量 = 运动强度 \times 运动的时间$$

运动的时间和运动强度的配合可明显改变运动量的大小：①健康成年人：中等强度长时间运动。②体质较低或中老年：小强度长时间运动。③体质好时间不充裕的人：大强度短时间运动。

5. 运动频率

运动频率是指每周或每月锻炼的次数。

通常最适宜运动频率是 3 ~ 5 次/周，时间间隔不宜超过 3 天。

6. 注意事项

（1）遵循科学原理按照一定步骤进行。

（2）做好准备活动和整理活动。

①准备活动。

作用：使机体逐渐"暖和"起来，使身体逐渐适应运动强度较大的训练，以免因心、肺等内脏器官和骨关节功能不能相适应而导致意外。

安排：采用活动强度较小的步行、伸展性体操或太极拳。

准备阶段的任务是做好热身活动，使机体由相对安静的状态过渡到适当的运动状态。准备阶段时间是 5~15 分钟，内容一般是运动量较小的项目，如慢跑、体操或伸展性练习等，也可以根据练习的要求专门安排。适宜准备活动的标志是身体发热，微微出汗，呼吸明显增加。

②整理部分。

通过整理活动，身体机能由激烈的运动状态逐渐恢复到相对安静状态的过程。采用强度较小的有氧运动，时间在 5 分钟以上。

要领 1：拉伸练习。静力性伸展（拉伸）。

要领 2：放松活动。深呼吸下的放松跑。

作用：加速体能恢复，促进血液循环。促进能源消耗的恢复，消除肌肉紧张和酸疼。

（3）心肺耐力训练必须加强医务监督。

（4）力量训练注意自身安全防止运动损伤的发生。

（5）注意平衡饮食，注意休息睡眠，保持健康、乐观的心理状态。

六、运动处方的制定

1. 运动处方制定的基本原则

运动处方的制定应按照一定的原则与程序进行，以确保运动的安全及获得理想的运动处方目标。基本原则主要包括：安全性原则、全面性原则、有效性原则、因人而异原则。

2. 制定程序

一般调查—临床检查—运动试验—体质测试—身体评价—制定和修改运动处方—实施运动处方。

（1）一般调查。询问一般病史：既往病史、现有疾病、家族史、身高、体重、目前的健康状况、疾病的诊断和治疗情况，女性还须询问月经史和生育史。

了解运动史运动经历、运动爱好和特长、目前的运动情况（是否经常参加锻炼、运动项目、运动量、运动时间、运动中后期的身体反应等）、在运动中是否发生过运动损伤等。

了解健身或康复的目的应了解参加锻炼者的病人的健身或康复的明确目的及对通过运动来改善健康状况的期望等。

了解社会环境条件、生活条件、工作环境、基本的经济状况、可利用的运动设施和条件、有无健身和康复指导等。

（2）临床检查。临床检查的目的是对锻炼者当前的健康状况进行评估。了解是否有潜在的疾病或危险因素，判断能否进行系统的负荷运动，防止发生运动事故。

运动系统的检查：肌肉力量、关节活动度等。

心血管系统的检查：心率、心音、心界、血压、心电图等。

呼吸系统的检查：肺活量、呼吸频率、通气功能检查等。

神经系统的检查：感觉神经功能、神经肌肉功能、常见反射等。

其他系统功能的检查：肝功能、肾功能等。

（3）运动试验。运动试验的目的主要是了解锻炼者对运动负荷的反应，评定心脏功能和潜在的心血管等疾病，确认是否能够参加运动锻炼。通过运动试验测得最大吸氧量和最大心率，为制定运动处方提供定量依据，防止在锻炼时因运动负荷水平过高而造成对机体的损害，同时也可以避免因运动量过小而达不到锻炼目的。

运动试验方法很多，如台阶试验、功率自行车试验、跑台试验等。现在最常用的方法是递增负荷运动试验。这是利用功率自行车或跑台，在试验的过程中逐渐增加运动负荷强度，同时测定有关生理数值，直到受试者达到一定的用力程度。

试验中的运动负荷分为最大负荷和次最大负荷两种。最大负荷试验比次最大负荷试验更合乎要求，但危险性较大，尤其是对老年人或某些疾病患者来说。为了确保运动负荷试验中的安全和运动处方的有效，常采用次最大负荷试验。

（4）体质测试。身体素质包括力量、速度、耐力、灵敏性、柔韧性等机能的能力。一般可以通过测定握力、背力、俯卧撑、仰卧起坐、纵跳、50 米跑、5 分钟跑、12 分钟跑、台阶试验、坐位体前屈、闭眼单足站直等数值来反映体力水平。

（5）身体评价，包括自我监督与医务监督。

（6）运动处方的制定和修改。运动处方的制定与调整都很重要：按照制定的运动处方锻炼，一般在 6~8 周后可以取得明显效果。此时需要再次进行功能评定，检查锻炼负荷，根据锻炼者身体状况调整运动处方。

（7）运动处方的实施。实施运动处方时必须把握好运动处方的主要内容：注意实施时也要遵循因人而异原则，把握运动强度，保持安全界限和有效界限。

七、运动处方的效果评价

运动功能评定是制定运动处方的依据，运动处方的效果评价应贯穿于整个处方实施的始终。经过一段时间的运动处方锻炼，可以选择一些指标进行测试，评价锻炼的效果。常用的方法包括：形态学评价、身体机能评价、体力评价、主观体力感觉评价。

◎ 第二节　中老年人健身运动指导

生命在于运动，运动是延缓衰老的有效武器，可以改善"亚健康"体质，是预防中老年疾病的重要方法，是健康体魄的重要基石。但运动要讲科学。科学健身可以达到健身、健心、健美的目的，但不能科学健身则相反，甚至损害身心，危及生命。

一、健身运动的含义

健身运动是指通过徒手或利用各种器械，运用专门科学的动作方式和方法进行锻炼，以发达肌肉、增长体力、改善形体和陶冶情操为目的的运动项目。它还可以改善人体健康水平，提高心肺功能，帮助术后恢复等。健身时应注意"三因制宜"的原则，即"因人、因时、因地"。

二、中老年人与健身

1. 长期缺少运动的后果

（1）长期卧位下的心肌耗氧量增加、心率增快。

（2）呼吸功能降低、肺功能减退。

（3）运动能力减退（肌力、肌耐力、全身耐力）。

（4）内分泌改变，胰岛素调节功能异常，肾上腺皮质激素分泌。

（5）心理改变、骨质疏松、肌肉萎缩等。

2. 长期运动对中老年人身体各系统机能的影响

（1）提高肌肉张力和韧带弹性，改善功能障碍并能缓解疼痛。

（2）增加心脏供血，提高肺活量。

（3）改善胃肠功能，防止肥胖，预防老年病发生。

（4）降低神经兴奋性的阈值。

3. 中老年期体育健身的特点

（1）中老年人体质特点：老年人多骨质疏松，骨密质变薄，容易发生骨折，肌肉出现萎缩现象，冠状动脉硬化，呼吸机能减弱。身体机能出现退化，听力衰退，记忆力下降，思维灵活性下降。

（2）中老年人推荐的健身方法：选择定期做柔缓、强度容易控制的提高心肺功能的有氧运动。

4. 中老年人科学健身

（1）运动的安全性。运动危险有关的 3 个因素：年龄、心脏病的病情、运动强度。冠心病患者训练时猝死的发生率为 8 万～16 万运动小时 1 例，心脏病患者可控性运动时（步行、骑车和活动平板步行）心源性猝死率最低，慢跑时猝死率较高（Hartley，1/6 000）。

（2）中老年人健身运动处方。运动量：700~2 000 kcal/周。

运动强度：靶心率 = 70% ~ 85% 最大心率或 170（180） – 年龄；40% ~ 85% 最大代谢当量（METS）。

运动时间：达到靶强度时间为 15 ~ 20 分钟。

训练频率：3 ~ 5 次/周。

注意事项：遵循从准备活动—锻炼—结束活动的健身过程；刚开始的 12 次锻炼在医务人员监护下完成。

（3）中老年人适宜的运动健身方案。

①运动方式。中老年人体育锻炼没有特殊限定的运动方式，一般选择肌肉群多、运动负荷强度小、对抗能力相对较弱的运动，同时应根据个人爱好决定运动方式。如散步、慢跑、太极拳、太极柔力球、游泳、健身操等。

八段锦、24 式简化太极拳：适合于体弱和高血压、冠心病、神经官能症、慢性胃肠疾患的老人。可调节中枢神经系统的活动，增加动作协调性，改善心肺功能。早晚各一次，关键是要持之以恒。

步行：是中老年人最合适的闲暇运动。可根据自己的体质和适应能力选择适当的运动量，一般有散步、快走、在斜坡上步行等。

运动量标准：以步行后脉搏不超过 100 次/分钟，没有明显气息急促为标准。早晚各一次，每天不少于 1 小时，中途可以适当休息。

②运动强度。运动时心率是监测中老年人体育锻炼的理想指标。中老年人体育锻炼的开始心率相当于安静心率加最大心率减安静时心率乘以30%。慢走和快走结合起来作为一个很有挑战性的训练项目，通常一般中老人进行正确姿势的 5 组 50 步慢走和 50 步快走后，可使心率达到 118 次/分钟，开始训练的时候应指导老年人进行各 2 ~ 3 组 50 步慢走和 50 步快走，并且认真监测心率。

③运动频度。运动频度取决于运动项目。健美操用于热身练习，跑和走强求合的项目锻炼心血管和呼吸系统，静力拉伸增加关节活动性，防止肌肉拉伤。在规定时间的训练中，跑、走是指有节奏而且是大步，受试者感觉舒服就行，

每周进行 3 次体育锻炼对于经过医学监测和生理指标评定的老人来说，既安全又有效。

④运动时间。下午 5~7 点为最佳运动时间（尤其运动量较大的活动）。清晨运动以散步、打太极拳为宜，因为清晨冠状动脉张力高，交感神经兴奋性也较高，无痛性心肌缺血、心绞痛常发生在 6~12 点，因此应避免早晨做运动强度较大的活动。

⑤运动量。中老年人可以学会自己判断运动量是否合适：每天运动 1 次或数次，相加 30 分钟以上为宜。

如果锻炼后休息 5 分钟脉搏能恢复到正常表明运动量合适，如果 6 分钟内不能恢复则表明运动量过大。

运动期间每分钟脉搏不超过"180 减去年龄"为度（如 70 岁老人运动时的脉搏为 110 次/分钟）。

有高血压、冠心病运动时最高心率不超过 120 次，心绞痛者不超过 110 次。

运动后有微微出汗，轻微疲劳属于正常，但不应有气急、胸闷或头晕症状。

中老年人首先每天都应该达到一定量的体力活动，这种体力活动不一定是一定强度的有氧锻炼，如购物、做饭和打扫卫生这些日常活动都可以使他们达到适度的体力活动水平。同时，根据个人的具体情况，从事伸展、放松、柔软体操、有氧运动和力量练习等形式的体力活动都是有益于健康的。

这里重点是强调形式简单、温和的体力活动，如步行、舞蹈、爬楼梯、游泳、蹬自行车、坐位健身操等。这些体力活动在性质上应该包含这些基本要素：有氧、肌肉力量、关节柔韧性和平衡。

运动锻炼应使中老年人感到力所能及、放松、快乐，中老年人的体育锻炼应是规律的，最好每天都安排一定量的活动。

加拿大学者为中老年人提出 3 组运动：一是每周 4~7 天的耐力运动，如走路、跳舞、游泳、骑自行车；二是每天进行柔韧性练习，如跳舞、太极拳、园艺、打扫卫生；三是每周 2~4 次力量和平衡练习，如举重物、搬运物品、上楼、椅上坐起。

（4）中老年人健身的注意事项。

①了解中老年人的基本身体状况，了解基础疾病，有无高血压、糖尿病、基础心脏疾患等，如有条件，可进行必要的体格检查、评估，如评估心肺能力、评估肌肉骨骼系统是否有异常。

②中老年人的身体锻炼应该做到"四忌"。

一忌进行负重锻炼：由于中老年人运动器官的肌肉已开始萎缩，韧带的弹性减弱，骨骼中钙质减少，关节活动范围受到限制，进行负重的锻炼，容易发生骨折，损伤关节、肌肉和韧带，如举重、背沙袋。

二忌进行屏气锻炼：中老年人的呼吸肌力量减弱，肺的纤维结缔组织增多，肺泡的弹性降低，如果在体育活动时屏气，易损坏呼吸肌和导致肺泡破裂而发生支气管咯血等现象，如引体向上、俯卧撑。

三忌快速度的运动锻炼：由于中老年人的心肌收缩力减弱，血管壁弹性下降，管腔狭窄，血液力增大，势必使心脏负担加大。再由于呼吸系统功能已经减弱，肺活量和通气量又会减少而导致供氧不足。而且快速运动时的耗氧加大，极易导致缺氧昏晕现象。尤其是患有心脏病和高血压病者，快速运动将促使脉搏率和血压骤然升高而发生意外。

四忌进行争抗和竞赛：因竞赛和争抗活动必然引起神经剧烈兴奋，同时争抗会产生付出自身最大能力的获胜心，这种情况会使中老年人在生理和心理上产生力不从心的矛盾，甚至会发生意外，如篮球、排球。

③中老年人的身体锻炼应该做到"四要"。

一要注意天气变化，夏季防中暑，冬季防感冒。

二要注意安全，防止受伤。

三要量力而行。

四要坚持锻炼，持之以恒。

【思考题】

1. 计算自己的 HRmax，THR，HRRmax。

2. 如果你要参加耐力性运动，请用最大心率储备法计算出自己的适宜运动强度。

3. 结合自己的实际情况，为自己开一张健身运动处方。

【参考文献】

[1] 杨静宜，徐峻华. 运动处方 [M]. 2 版. 北京：高等教育出版社，2008.

[2] 王志强，李丹阳，李建亚. ACSM 老年人科学运动健身 [M]. 北京：人民卫生出版社，2017.

第八章
心理健康保健

学习目标

✿ **识记：**

1. 晶体智力、人格、空巢综合征、抑郁症、疑病症的概念。

2. 中老年人记忆减退的特点。

3. 中老年人常见的情绪问题。

✿ **理解：**

1. 中老年期人格变化的趋势、常见的人格类型。

2. 造成中老年人心理变化的因素有哪些？

3. 如何理解"不好相处"的中老年人？

4. 如何应对中老年期常见的心理问题与精神障碍？

5. 中老年人如何进行自我心理调适？

6. 中老年人如何应用倾听与共情改善人际关系？

✿ **运用：**

运用所学习的中老年期一般心理特征、常见心理问题与精神障碍的知识，进行中老年期心理健康维护。

◉ 第一节　中老年人的一般心理特征

一、进入老年期的身心变化

(一) 感觉的退化

1. 视觉

人在中年后期,视力在原有基础上会有所下降,而步入老年期后,眼球的晶状体弹性变差,视觉的调节能力下降,会出现人们常说的"老花眼",表现为近距离视物模糊,对光线的敏感性和对颜色的辨别力也相应降低;对动态的目标辨识困难,对色彩的辨别能力下降。视觉老化会直接影响中老年人对周边环境的分析判断。

2. 听觉

听力的损失通常情况下是由于耳部听觉感受器的变化导致,也有少数与脑内的听觉中枢病变有关。55 岁后听力明显下降,女性的听力损失远远小于男性。听力下降,分辨他人言语内容的能力随之下降,使语言交流产生严重的困难。听觉老化导致老年人对他人话语的理解障碍,产生持续加重的社会隔绝感,甚至因误解引发矛盾冲突。

3. 嗅觉

嗅觉的全盛时期与成年阶段 (18~45 岁) 大致相符,中年后期至老年期之间的时段就开始有所下降,进入老年期之后老化问题就更为显著。

4. 味觉

人类通过舌头上的味蕾产生味觉,味觉主要由甜、咸、酸、苦等组成。味觉功能的完好对于持续高质量的日常生活较为重要,最先老化的味觉是甜味,而最迟老化的往往是酸味和苦味。

5. 皮肤感觉

人的皮肤感觉包括温度觉、痛觉和触觉等。老年人温度感觉能力下降,皮肤适应性降低,热不得、冷不得,个体之间温觉有较大的差异;痛觉能力下降,反应迟钝，个体差异较大；触觉能力下降，但与其他感觉相比，触觉能力衰退较慢。

6. 躯体深感觉

躯体深感觉是躯体深部肌肉和关节受刺激或者位置改变而引起的感觉。深感觉的持续老化会使老年人对自身的位置和状态的感觉出现问题，进而影响肢体运动。

中老年人如何应对感觉衰退？

为延缓中老年人的感觉器官的结构和功能的老化与衰退，可以根据每位中老年人的具体客观情况，加强科学的功能锻炼，而且强调训练的个体化，对不同的中老年人要采取不同的锻炼方法，同时还要注重中老年人身心健康的维护，注意其他躯体及心理问题所导致的感觉问题。

（二）认知功能的衰退

1. 注意力的变化

注意（attention）是人的心理活动对特定对象的指向和集中，是伴随着感知觉、记忆、思维、想象等心理过程共同发挥作用。注意力就是心理活动指向和集中于某种事物的能力。注意力的老化严重危害着老年人的身心状态，特别是在人身安全方面更为突出。

2. 记忆力的变化

心理学将记忆看作人类存储和提取信息的容量，人们常说的记忆力是指个体识记、保持和重现信息的能力。人的记忆力在40岁左右会有一个较为明显的衰退趋势，然后逐渐稳定，到70岁左右再次进入较为明显的衰退时期。如果把人在青年期（18~30岁）的记忆力平均水平看作100分，中年期（30~60岁）的记忆力平均水平约为95分，老年期（60~85岁）的记忆力平均水平降至85分以下。

记忆力老化特点：记忆的速度减慢明显；再认能力保持较好；短时记忆能力衰退明显；远事记忆良好，近事记忆不佳；机械记忆衰退明显，理解记忆保持较好。中老年人的记忆衰退是以生理结构和功能的变化为主的，是符合人的生长发育进程客观规律的自然现象。老年人更容易在回忆亲身经历过的事件或回忆某个人的相貌特征时出现错误，这是因为老年人对发生过的情境记忆不佳，反而对人和事物的熟悉感较为明晰，所以在进行回忆时，老年人会过度依靠精确度较低的熟悉感，从而使其他情境性的特征变得模糊不清。

3. 智力的变化

人们把智力看作人类的综合认识能力，包括注意力、观察力、记忆力、思维力和想象力等五大基本因素。对事物的抽象思维能力是智力的核心，极富创造的智力结构是人类智能的最高表现。人类智力划分为流体智力和晶体智力：流体智力是以生理为基础的认知能力，是不依靠文化和知识背景而学习事物和解决问题的能力，它依赖于先天的禀赋，与人的图形推理、记忆和归纳有关；晶体智力是以习得经验为基础的认知能力，是通过学习语言和其他经验发展起来的，依赖于流体智力，与人的语言理解、经验评估等有关。随着年龄的增长，流体智力在 30 岁左右达到最高峰，之后处于衰退的趋势，晶体智力则缓慢提升。

在老年期之后，对智力影响最大的是老年期痴呆相关障碍，其次是各种可以对脑的生理结构和功能产生破坏的躯体疾病，如脑血管病等。智力水平还受到生活方式、社会文化、婚姻现状、人际网络等方面的影响。老年期智力分布受性别因素的影响更为显著，老年女性的智力普遍优于男性。

中老年人如何应对大脑功能的衰退？

强调功能锻炼，例如手指运动与游戏；尝试潜能开发，继续工作和人际交往；预防相关疾病，进行大脑的卫生保健。

（三）人格特征的改变

人格是指人类个体在先天遗传素质的基础上，通过与后天社会环境的相互作用而形成的相对稳定而独特的心理行为模式。人格由多种成分组成，如能力、气质、性格等。能力是直接影响个体活动效率的心理条件。气质是表现在心理活动的强度、速度、灵活性与指向性等方面的一种稳定的心理特征。性格是人类在社会实践活动中所形成的对自我、他人和事物的相对稳固的态度，以及与之相适应的习惯化的行为模式。

中老年期人格分布的主要类型有以下五种。

1. 健康成熟型

对自己的人生具有客观而清醒的认识，对生活持积极乐观和充满希望的建设性态度。擅长人际互动，真诚地理解家人、朋友和社会其他人际关系中的种种表现，对待自己和他人均是宽厚理性的。身心健康、开朗豁达、兴趣广泛、朋友众多是这类中老年人的共同特征。

2. 安宁和谐型

没有过多的个人要求，满足于现状，乐于轻松、闲适的生活，不太在意得失，待人接物平和自然。这类中老年人给人以安详和蔼的感觉，为人低调，较少引起冲突，是中老年群体中的主流。

3. 操劳表现型

不能接受自身老化的结果，希望用各种各样的事物来填满自己的生活，以抵消衰老带来的不安和恐惧。他们总是对别人有太多的责任和义务，甚至在无利可图的情况下也甘愿为人奉献。虽然这样的行为对社会做出了一定的贡献，但往往因为难以找到合适的社会位置和角色冲突而产生心理问题。因为这类中老年人具有强烈的控制欲和干涉欲，所以容易引发家庭内部和其他方面的人际困难。

4. 冲动暴躁型

对未能实现的人生理想或具体目标感到绝望和不平，在生活中总是体会到很强的挫折感，并由此产生对他人、单位或社会的怨恨情感，表现得挑剔、偏执、苛求和易怒，比其他类型的中老年人更容易产生攻击性情感和行为。

5. 封闭退缩型

对自己的人生持否定的态度，认为自己是个一无是处的失败者。常常压抑自己的愤怒和不满，不轻易向人坦露，容易自卑、自责。在行为方面表现得深居简出、拒绝交往、不言不语或长吁短叹。

中老年人如何应对人格的变化？

真实坦率地认识自我，接受自我是个不完美的人，有优点也有缺点。真诚坦然地对待他人，在尊重他人的前提之下，以互不伤害的原则进行人际交往，能设身处地为他人着想。科学理性地充实内心，在自我的精神世界中拥有坚实的人生观、价值观和方法论，对外界事物有自身的见解，并能灵活运用新的知识和理念加以扩充。

二、造成中老年人心理变化的社会因素

（一）物质和精神贫富的影响

在我国，60 岁以上老年人的生活来源除退休金外，还来自子女或其他家庭成员的供养。但由于独生子女家庭的增多，年轻一代的供养负担急剧加重，也阻碍着老年群体经济水平保持平稳。老年人抵抗经济萧条的能力更为脆弱，收入的减少或物价的提升，都会对老年群体的心理状况产生不良作用。

精神世界的富裕和贫穷也在时刻影响着老年群体的心理状况，人在精神层面的满足主要来源于自身建设和人际互动两方面。

（二）教育程度高低的影响

教育程度较高的群体对心理状态的认知与教育程度较低的群体有所不同。有研究表明，老年痴呆相关障碍的发生与教育程度偏低具有一定的关联性。

（三）职业类型和层级的影响

职业特征给人们留下深刻的印迹，而且会一直持续到人们不再从事这种工作。不同的职业生涯构成人生经历中最具个性化的内容，中老年人的心理特征也自然会受到职业因素的影响，表现出特有的心理状态。

（四）家庭结构是否完整的影响

社会心理学认为，以夫妻关系为代表的亲密关系是人类人际关系中的最高形式。个体从亲密关系中所得到的支持、抚慰和依恋，是亲子关系或其他人际类型所不能代替的，处于丧偶状态的老年人的心理会持续而微妙地发生变化。

（五）家庭关系是否和睦的影响

我国的绝大多数老年人都在家庭中生活，与伴侣、子女或其他亲人朝夕相处。老年人身边的人际环境对其心理特征变化的走向也具有不可低估的影响。

◉ 第二节　中老年时期常见的心理问题

一、情绪问题

人一生中要经历非常多的生活事件，生活事件是指人们在日常生活中遇到各种社会生活的变动，如结婚、离婚、生子、升学、就业、失业、破产、意外损伤和亲友生病、亡故等。经历生活事件，会给人带来正性与负性两方面的身心影响。中老年人经历生活事件后，常出现焦虑、抑郁、悲伤、愤怒等负性情绪。

（一）常见的负性情绪

1. 焦虑

焦虑是指个体的内心感受到紧张不安、预感到似乎要发生不利情况而又难以应对的消极情绪体验，表现出头晕心慌、胸闷气短、手脚出汗、担心受伤或大难临头、紧张难安、精神痛苦、不知所措、行为退缩等。

焦虑诱因为突然发生的急性应激、长期存在的慢性应激或重要的心理需要得不到满足等，但也有部分中老年人的焦虑体验因为并没有明确的对象和具体社会心理诱因，而不被家人或朋友所理解。应激是机体受到各种内外环境因素及社会心理因素刺激时，所出现的全身性非特异性适应反应。

处于焦虑情绪中的中老年人，整日提心吊胆、不安和担忧、精神痛苦、心烦意乱、脾气急躁、伤心落泪，容易被误认为其他的情绪问题。焦虑的中老年人多数眉头紧锁、表情慌张、在屋内来回走动、坐立不安且难以平静，甚至有时会全身发抖、身体运动功能不协调，导致在走动过程中频繁碰撞物品或在做事过程中反复出错。

2. 抑郁

抑郁是人们常见的情绪体验之一，表现为沮丧失望、缺乏愉快感和自信心、对人和事物的兴趣下降等。在抑郁情绪影响下的中老年人，会在面对问题时倾向于悲观、消极，在遇到挫折时多将责任归于自身原因，时常感觉到生活缺乏趣味和意义，日子变得缺乏生机甚至没有希望。

每个人对于自身和外界的看法决定着抑郁情绪的产生与否。多数人都能理解，如果我们认为自己是健康的、成功的、受人尊重和喜爱的，那么发生抑郁的可能性就很低；如果总觉得自己乏善可陈，无足轻重，那么抑郁情绪肯定会在某个时刻找上门来。

老年群体对于外界环境的适应能力在逐渐下降，由较为有害的环境变化或精神刺激所引起的负性情绪体验中最常见的就是抑郁，这种情况下抑郁体验折射的是老年人内心的无助和无望感。

3. 悲伤

悲伤具有悲痛、哀伤之意，是多数高级哺乳动物所共有的情绪体验，而人类的悲伤情绪在形式和内容上最为丰富。抑郁具有消极和无望的意味，悲伤强调的是丧失和痛楚。处于悲伤情绪的人，把注意力投注到自己所失去的人或事物，处于抑郁情绪中的人，往往对包括自己在内的人和事物都不甚关注；悲伤的人体验的是生命中难以割舍的丧失，抑郁的人体验的是生命中无穷无尽的绝望。普通悲伤源自于亲密关系的中止（失恋、离婚）、重大的财产损失（被窃、投资失败）、长期的病痛折磨及中等程度的丧失（宠物丢失及死亡）等。

中老年群体的悲伤情绪的常见原因是失去至亲，极度的悲伤带来的负性体验，一方面来自对失去的人和事物的珍视态度，另一方面也来自对自身未来的担忧和顾虑。对中老年群体而言，慢性疾病是导致悲伤的另一个重要原因，高血压、糖尿病、心脑血管疾病及各种肿瘤是中老年身心健康的主要杀手。失去宠物所带来的悲伤情绪在老年群体中也比较常见，很多人在家中饲养猫、狗和鸟类等各种各样的宠物，在得到快乐的同时也与宠物建立起良好的情感联系。

4. 愤怒

愤怒是当个体的需要不能得到满足或有目的的行动受到挫折时所引起的紧张而不快的情绪体验，包含敌对、怒意、委屈不平等综合感受。生活中的任何挫折和不满都会引起人们的愤怒情绪，特别是自我保护能力明显不足的弱势群体，更易于体会到不时发生的愤怒。

老年人的愤怒多来自观念与时代相脱节的问题，在日常生活中可以经常听到老年群体对社会风气、生活环境及时尚潮流的负面评价，而且这种激烈的讨论往往带有强烈的愤怒情绪。内容多集中于年轻人道德体系的失败、社会对老年人权益的漠不关心、持续上涨的物价等。

（二）常见的误区

1. 人生应该只追求正性情绪，而排除负性情绪

负性情绪又称消极情绪或不良情绪，是指人类个体由于内外环境因素的影响而产生的，使人感受到不快、不满的态度体验。负性情绪往往对人的认知功能和行为反应具有负面的影响，常见的有焦虑、抑郁、愤怒、沮丧、悲伤、痛苦等。负性情绪在一定条件下，是利于个体生存和发展的必要条件。这也就是为什么许多条件优秀、从未经历过挫折和情感痛苦的人，在面临突然的精神打击之时会身心崩溃、无法应对的根本原因，所以负性情绪是人生所必须要经历的体验，而且人们可以从中汲取很多的经验和财富。

2. 中老年人情绪低落就是得了抑郁症

抑郁问题按照对健康的损害程度及主观感受，可由轻至重分为抑郁情绪、抑郁障碍及抑郁状态。抑郁情绪特指的是正常人因具体明确的社会心理因素所导致的一过性或短暂的抑郁体验，症状虽然丰富，但对工作生活无严重和持续的影响，通过家人及朋友的理解、关心和支持，多数情况下可以自行调节并恢复健康状态。抑郁症是抑郁障碍中的主要类型，属于精神疾病的范畴，其核心特征是破坏人的社会功能，使其生活自理能力、工作操作能力及人际交往能力均呈现出全面下滑的趋势，甚至导致人的自伤、自杀行为，所以抑郁症必须依靠专业的治疗和干预方有可能得以改善。抑郁状态，是介于抑郁情绪和抑郁障碍之间的一种情绪状态，具有绝大多数抑郁障碍的症状表现，但社会功能受损情况不明或不甚严重，未见自杀意念及行为，通过社会心理支持有一定改善的可能。

（三）应对方法

1. 预防远胜于治疗

中老年人借助电视、报刊和网络等多种形式，对负性情绪的心理学知识加以了解，帮助中老年人及时有效地掌握自己的情绪状态，达到预防的目标。

2. 加强中老年人的情绪自我管理

情绪管理是指通过对自身及他人情绪的认识、协调、引导、互动和调节，充分挖掘和培植自身情绪智商、培养理性情绪的掌握能力，从而保持良好的情绪状态，并由此对人际关系施加良性影响。生活中的情绪管理就是用正确的方式、方法，认识、了解自己的情绪，加以调整和放松的过程，是人完善自己，处理良好人际关系的必备技能。中老年人可以学习掌握对自身情绪的管理，提升情绪的自我觉察能力、自我调节能力、自我激励能力和对他人情绪的识别能力。中老年人至少要学会适当表达情绪和合理宣泄情绪，这样才不至于使问题走向更为严重的境地。

二、空巢综合征

（一）空巢综合征的表现

一般意义上的空巢老人，多指离开工作岗位、生活以居家为主、子女距离较远或无法照顾的老人（包括丧偶独居或夫妇双居）。"空巢"状态下的老年人，因与子女相见时间少，双方的亲子关系被迫长期中断，容易产生被忽略和被嫌弃的感觉。由此更会出现孤单、寂寞、空虚、悲伤、精神不振、情绪低落等一系列心理症状，这些负性情绪体验的集合多被媒体和大众称为"空巢综合征"。

（二）应对方法

子女能够经常陪伴在父母身边是最好的办法，但是如果条件不允许，子女也可以通过各种途径让父母感受到温暖，尝试与空巢老人建立常态化的亲子交流模式。

我国当前的社区环境是大多数老年人活动和交流的主要场所，在社区内建立老年人活动中心，完善其结构和功能，增加文娱活动项目，便于老年人相互交流，有目的地减轻空巢老人的孤独感。借助社会力量，加强空巢老人与外界的联系，使老年人在心理和躯体维度方面都能得到及时、有效的支持，从而避免发生不良事件，导致难以挽回的后果。

三、离退休综合征

离退休综合征是指老年人由于离退休后不能适应新的社会角色、生活环境和生活方式的变化而出现的焦虑、抑郁、悲哀、恐惧等消极情绪，或因此产生偏离常态的行为的一种适应性心理障碍，这种心理障碍往往还会引发其他生理疾病、影响身体健康。

（一）离退休综合征的表现

深受离退休后适应不良困扰的老年人，可能会表现出在家里心情焦躁、坐立不安；整天无所事事，不知做点什么才好；有时勉强能做点家务，但行为忙乱，机械重复；甚至需要对生活中的事务有所决定时，变得优柔寡断，许久也不能决断；注意力容易分散，难以集中，在生活中经常出错；待人接物缺乏原有的耐心，时常表达不满，性情急躁易怒，对某些事务较为敏感；疑心重，非常介意他人谈论有关自己工作的事；对晚年生活中的人和事形成一定的偏见。

大多数老年人在适应不良的过程中，深受入睡困难、早醒多梦、心慌气短、燥热多汗等生理症状的苦恼。退休后的适应不良可能会放大老年人原本并不严重的一些躯体不良感受，如头晕、头痛、周身酸胀及呼吸不畅等。如果老年人本身就患有一些特定的慢性疾病，如心脏问题、高血压、糖尿病及胃肠道疾病等，在脱离岗位后的适应困难则会加重这些躯体不适或慢性疾病的症状。

（二）离退休综合征的影响因素

1. 老年人的性格特征

平素工作繁忙、事业心强、好胜而善于争辩、严谨和固执的人易患离退休综合征，因为他们过去每天都紧张忙碌，突然变得无所事事，这种心理适应比较困难。相反，那些平时工作比较清闲、个性比较散漫的人反而不容易出现心理异常反应，因为他们离退休前后的生活节奏变化不大。

2. 老年人的职业特征

离退休前的领导干部，因为在退休后要面对巨大心理落差，易患离退休综合征。此外，离退休前没有一技之长的人也易患此症，他们如果想再就业往往不如那些有一技之长的人容易。

3. 老年人的人际关系

人际交往不良，不善交际，朋友少或者没有朋友的人也容易引发离退休障碍，这些老年人经常感到孤独、苦闷，烦恼无处倾诉，情感需要得不到满足；相反，老年人如果人际交往广，又善于结交新朋友，心境就会变得比较开阔，心情开朗，消极情绪就不易出现。

4. 老年人的个人爱好

退休前除工作之外无特殊爱好的人容易发生心理障碍，这些人退休后失去了精神寄托，生活变得枯燥乏味、缺乏情趣、阴暗抑郁。那些退休前就有广泛爱好的老年人则不同，工作重担卸下后，他们反而可以充分享受闲暇爱好所带来的生活乐趣，有滋有味，不亦乐乎，自然不容易出现心理异常。

5. 性别因素

通常男性比女性更难适应离退休的各种变化。中国传统的家庭模式是"男主外，女主内"，男性退休后，活动范围由"外"转向"内"，这种转换比女性明显，心理平衡因而也较难维持。

（三）应对方法

充实老年人的生活内容，鼓励部分老年人尝试再就业，开发老年人的兴趣爱好。

密切关注身心健康动态的变化，倡导积极心态，着力调整观念：①调整认知结构，顺应自然规律。②扩展人际交往，重视心理需求。③加强科学养生，生活健康规律。④保持心理平衡，适时主动求医。

四、"不好相处"的中老年人

对于中老年群体而言，与家人、朋友和其他人进行良性的人际互动，是获取重要信息、沟通内心感受、建立和维护友谊、丰富晚年生活的必然渠道。但是有些中老年人会表现出一些不良的人际关系模式，固执、封闭、控制或是猜疑，让人感觉不好相处。

（一）中老年人"不好相处"的原因

1．中老年人"固执"的原因

中老年人对生活中的人和事持有相对固定的认知评价体系，这种认知的结构很难发生变化，让外界感觉到中老年人所特有的"固执"和难以相处。

2．中老年人"情绪化"的原因

中老年人会在某些方面具有较强的自尊心，一旦感觉到自尊受到损害，在强烈的挫折感作用之下，中老年人可能会采取并不理性的方式加以应对，在行为上表现更多的言语或非言语攻击。

3．中老年人"脾气坏"的原因

有些中老年人，在理解他人的日常言行，即无关重大原则或是非问题的语言方面过于敏感和执拗，可能把别人的无心言行当成是针对自己的负性评价，是对自己品质、能力及态度的攻击行为，导致中老年人产生反射性的攻击。中老年人在发泄不满情绪的时候还有"替代性攻击"的可能，"替代性攻击"指的是如果由于各种原因，如恐惧、利益关系或人际成本等因素的制约，无法直接对导致愤怒的人和事实施攻击反应，那么就有可能把负性情绪发泄到其他的人或事物之上。

4．使中老年人"不好相处"的家庭影响

家庭的基础和核心是夫妻关系，家庭的主要职能都是通过夫妇间的有效沟通和互助互动才得以实现的，夫妻关系不和谐是中老年人不好相处的重要家庭原因。中老年人与子女的亲子关系也在影响着老年人攻击性情感体验。当子女成家立业、拥有独立的家庭生活后，很多中老年人会体验到空巢现象的痛苦，而有些中老年人仍与子女居住在一起。无论以哪种方式生活，如果亲子关系有裂痕，中老年人与子女的关系长期存在明显的问题，那么双方的相处必然不会十分理想。

（二）应对方法

（1）加强自我觉察与认识了解自己的心理特点，适度表达自己的情绪。

（2）改善人际关系的风格，从心理学的视角来看待人际交往，往往将其划分为几种特定风格，即领导控制型、热情活跃型、随和圆融型及理解支持型。

中老年人可以充分认识自身为人处世方式中的优势和欠缺，扬长避短，求同存异，更好地化解与他人的矛盾，增进人际互动中的良性成分。

◎ 第三节　中老年群体常见的精神障碍

一、悲观绝望的抑郁症

（一）老年抑郁症的特点

抑郁症以持续的情绪低落为主要表现，损伤人体免疫功能，常常与高血压、冠心病、心肌梗死等循环系统疾病共病，或者成为恶性肿瘤等疾病的重要诱发因素，甚至导致自杀的极端行为。

中老年抑郁症常常以一种并不严重的躯体疾病开始，随着躯体相关症状的逐渐改善，情绪相关症状却日渐加重。或是存在以早醒为主要特征的睡眠障碍，入睡困难却不十分明显。有时候，还能观察到类似"痴呆"的智能下降，并且表现出漠不关心的样子。

（二）判断依据

1. 躯体不适感

老人经常会体验到一种慢性、渐进的身体不舒服的感觉，如胃痛胃酸、胀气便秘、感到头晕目眩、双耳鸣响、手脚发麻、胸闷气短，不时受到失眠早醒精力不足的折磨，无原因地感到乏力，疑病。

2. 认知功能差

患有抑郁症的中老年人，往往对外界刺激反应愈发迟缓，思考和回答问题时有困难，甚至长时间沉默不语，虽肢体功能完善但是行动缓慢，如果抑郁加重，则出现思维注意记忆损害，形成痴呆样表现。

3. 情绪情感低

中老年人一旦患抑郁症，会面临持久的情绪低落，整日伤感，悲观厌世且充满悔恨和内疚，对原本喜爱的活动渐渐丧失兴趣，很难体验到愉快的感觉，对自身状态评价过低，经常自责认为自己没用，是家人的负担。有些还会无端担忧家人的安全。

4. 轻生言行观

抑郁症如果没有得到及时的识别和干预，那么中老年人的自杀意念几乎是必然出现的结果，甚至引发反复自杀行为，包括成功自杀和自杀未遂。特别是当老年人经常诉说自己活得不快乐，还拖累他人，又难以得到家人支持和安慰时，需要警惕。

(三) 应对方法

1. 密切观察

了解生活起居、喜怒哀乐、言谈举止、待人接物等方面变化情况。

2. 增进营养

中老年抑郁症发生与营养不良有关，随着抑郁程度加深，食欲下降使老年人茶饭不思，加重营养不良。要注意提高食物摄入量，通过耐心沟通，劝老人进食，建议多吃富含高蛋白与维生素的膳食。

3. 加强护理

中老年抑郁症患者自我料理能力日渐丧失，专人护理势在必行，护理任务最好由直系亲属担负，也可聘请看护团队，引导老年人规律生活，早睡早起，户外活动，注意原有疾病的影响，加强治疗。

4. 心理辅导

通过规律规范的心理辅导探求老年人内心苦闷的原因等。

5. 同龄互助

在条件允许情况下，推动中老年抑郁症患者参加同龄人座谈会，听取成功克服的经验，也可选择积极意义的影视作品加以播放，如喜剧片、音乐歌舞，让欢笑感染老年人。

二、病感难消的疑病症

(一) 疑病症的特点

以担忧或坚信自身患有严重躯体疾病的持久性优势观念为主的神经症。为根本不存在的躯体疾病过于烦忧，反复到医疗机构化验，各种科学解释都不能打消对健康的疑虑。常伴有焦虑及抑郁情绪，精神痛苦，长吁短叹，惶惶不可终日，甚至可能过早安排自己的后事，以防因主观想象的疾病发作而死亡，严重危害了中老年群体的心理健康和生活质量，应尽早加以识别处理。

（二）判断依据

1. 排除躯体病

中老年人因生理功能变化，的确经常感到身体不适，而这些主观感觉经过检查绝大多数可以发现原因。只有证实的确不存在疾病的客观证据，才可以考虑疑病的可能。

2. 优势观念强

中老年疑病患者根据自己的主观感受，结合各种渠道的不完整或错误信息，对身体状态做出武断的判断，进而在意识层面形成具有绝对优势的疾病观念，即"我一定是得了什么病"，怪家人、医生不懂科学，水平不高。

3. 反复就医忙

每当医院做出该中老年人未患有其所声称的疾病的判断，老人就高度质疑此医疗机构的权威性，怀疑医生业务能力，马上转到其他医疗机构，重新检查和诊治。

4. 感受描述细

平日喜欢讨论自己的主观不良感受、身体方面的异常征兆及隐含意义，其他话题不感兴趣，描述过程言语生动形象，听起来对不良感受的体会极为精确，远超过普通人的感受程度。

（三）应对方法

1. 观察鉴别

发现中老年人有躯体不适主诉之后，结合其近期情况，严密观察情绪状态，判断是否有日渐情绪低落、悲观失望及轻生厌世的表现。若心理问题以情绪为主，而不是关于疾病的优势观念，那么随时间流逝中老人不会出现反复就医行为，反而放弃对健康的关注，甚至自杀。

2. 心理辅导

要正面肯定中老年人的不良感受，告诉中老年人，虽然不能确定疾病的有无，但能体会到他的痛苦和担忧，并真诚地提供解决问题的办法。争取中老年人的合作，鼓励中老年人加入兴趣爱好小组，培养正性感受。

3. 药物治疗

在疑病症进展过程中会伴有抑郁、焦虑、愤怒或恐惧情绪，中老年人精神异常痛苦无法自拔，首选安定类药物，如阿普唑仑、劳拉西泮，对不安、难以入睡有良好效果，但要注意药物副作用。

4. 预防措施

有计划地增加中老年人的生活内容，培养兴趣爱好，分散注意力。

三、不可理喻的精神分裂症

（一）中老年精神分裂症特点与判断依据

初次发病于 60 岁及以上的称为老年精神分裂症，更多学者称老年精神分裂症是起病于 40 岁或 45 岁以后的晚发性精神分裂症，女性略高于男性。

主要症状表现是关系妄想和被害妄想，例如，劝说无法使其放弃荒谬的念头，常大闹四邻，智力不受影响，生活能力正常。

幻觉内容与听觉联系紧密，妄想对象多涉及熟悉的人物，与经济财产有关的较多，最重要的是幻觉体验与妄想症状往往联系在一起，内容多与老人近期的生活状态和环境条件有关。

表情和态度相对自然，接触和沟通能力损害不大。发病前有鲜明而特别的个性基础，如过于执拗和倔强、能力强、脾气大、偏于好斗等。中老年期所经历的精神创伤可能引发各种精神症状。

（二）应对方法

（1）及时就医，督促服药。

（2）遵守医嘱，不能自行停药，防止复发。

（3）日常照料中要给予一定的心理支持。

（4）给予必要的生活起居照料。

四、无法逆转的痴呆

（一）老年期痴呆的特点与判断依据

1. 阿尔茨海默病

悄然起病，一般女性多于男性，发病初期表现为近事遗忘，发病后记忆逐渐丧失。

2. 血管性痴呆

脑部血管病变引起，多有高血压、动脉粥样硬化，早期头晕头痛、手脚麻木、耳鸣失眠，对自身记忆下降可认知，渐渐不知冷暖全面痴呆。

（二）常见误区

老年人健忘和老年期痴呆记忆力下降的表现差不多：健忘老人情感丰富，痴呆老人"与世无争麻木不仁"；健忘老人部分遗忘，痴呆老人完全记不得；健忘老人能生活自理，痴呆老人丧失自理能力。

（三）预后

阿尔茨海默病只能延缓，不可逆转。血管性痴呆治疗及时，可以有一定程度的康复，不及时治疗或治疗效果不理想，痴呆也不可逆转。

◎ 第四节　中老年人的心理健康维护

一、什么样的中老年人是心理健康的

（一）智力和认知的健康

中老年人认知功能完整，是心理健康的基础。

（二）情绪和行为的健康

愉快而稳定的情绪是心理健康的重要标志，当情绪波动时能以适当的方式宣泄负性情绪，恢复心理平衡。

（三）人际关系的健康

积极参与社区环境中的社会交往，自发维护家庭内部人际关系良性互动，待人以宽，不吝付出，诚实可靠，乐于互助，对人热情，能不断开拓新的人际关系，是心理健康水准较高的表现之一。

（四）适应能力的健康

中老年人面临离退休、子女离家、身体疾病和经济问题等生活事件带来的改变和压力，能积极面对变化，主动学习新的技能，不中断人际交往，并根据变化调整自身行为，是适应能力健康的表现。

二、针对不同群体实施不同的干预措施

以人为本为基本原则，尊重、理解、关心与鼓励中老年人，针对不同的中老年群体进行不同的干预措施，具体包括：①健康促进：面向普通人群，目标是促进心理健康和幸福感；②预防性干预：针对高风险人群，目标是降低发生心理障碍的危险性；③心理治疗：针对已出现心理障碍的个体，目标是减轻障碍。

心理健康群体可以进行心理健康维护和自我调适，亚健康群体可以进行心理健康维护、自我调适、心理咨询与心理治疗。已经被诊断为情绪问题等心理障碍的群体可以进行自我调适、心理咨询与心理治疗，必要时接受药物治疗。已经被诊断为精神疾病的群体在接受药物治疗或其他治疗的基础上，接受心理咨询与心理治疗。

三、心理服务机构的分布和类别

（一）养老机构中的老年心理服务依据

根据我国《老年人社会福利机构基本规范（2001年版）》的明文规定，要求各养老机构重视老年人的心理健康维护工作，日常工作中必须包含老年心理服务内容。

工作人员需关注老年人的情绪感受，定期访谈，并积极为老年人创造增进社会交往的机会。养老机构需要丰富老年人的精神生活，帮助老年人处理入住机构后的心理不适应问题等。

（二）医疗机构中的心理服务

精神卫生机构和综合性医院心理科是我国最早提供心理服务的部门，其老年心理服务的品质也得到群众的普遍认可。在现阶段，国内老年心理健康服务主要依靠精神科、临床心理科、老年科和康复科的医护人员加以提供。分支机构包括综合医院的心理科、精神科、神经内科、康复科及老年病房、精神病院、心理卫生中心、心理危机干预中心等。

由于医疗机构中的心理工作者多属精神科医师或心理治疗师，理论知识体系和实践操作能力较强。所以在医疗机构中，老年人可以接受心理咨询、心理治疗和心理测量服务，或者得到精神障碍的诊断、治疗和康复服务，如果遭受突发重大事件，还可以接受创伤处理和危机干预。

其优势表现在：医学工作者具有完备的躯体疾病和生理功能的知识体系，能更为准确地辨别老年群体心理问题的生理因素和社会心理问题；具有全面而层次清晰的干预处理技术手段，从心理治疗、物理治疗到药物治疗层层推进；设施设备相对完善，检查项目齐全，工作人员实践经验丰富，等等。

其缺点表现在：受传统医学模式的影响，医学工作者对老年群体心理问题的深层社会因素的理解相对不足，对老年心理问题的解决方式有时会过度依赖药物，缺乏足够的时间去重视老年人内心深处的真实心理需求。

（三）心理咨询机构中的心理服务

心理咨询的服务对象是公众，面向的是每一位在社会中生存着的正常人。近期心理咨询行业内部的调查结果显示：寻求心理咨询的人群年龄主要集中在青少年期和成年期，老年期的求助者数量最少。

老年人得到心理咨询服务困难的原因有以下三点。

1. 老年人的认识水平限制

当遇到心理困扰时，老年人缺乏求助于心理咨询的经验，也不知道还有解决问题的其他求助途径，所以往往是任由问题逐渐积累而不能寻求咨询。即使知道社会上有心理咨询机构的存在，也因为对心理咨询抱有偏见而拒绝求助；觉得为自己的隐私去咨询会很尴尬难堪；认为咨询就只是聊天没有实际用处；觉得自己已经没有希望而放任自流。

2. 老年人的身体条件限制

即使老年人愿意为自身的问题求助于心理咨询机构，但是身体功能的现状会制约这种愿望的实现。相对于老年人的身体健康问题而言，心理问题往往被有意无意地放在次要的位置上，老年人本身无法顾及，家属和照料者的认识也难以统一，只好暂时先放在一边。

3. 老年人的经济条件限制

我国现阶段的老年人具有节俭和朴素的生活习惯。然而，心理咨询多数是收取费用的，对于老年群体来说，认识和理解的程度仍有待提高。大多数老年人很难认可与人交谈几十分钟对自己会有多大帮助，更不可能愿意为此付费，这同时也增加了接受心理咨询服务的难度。

四、中老年人情绪的自我调适

一次聚会上，几位老人分别介绍了自己调节情绪的方法：

老王说："每当我苦恼时，总让自己去想些使自己高兴的事，比如逛公园。"

老李说："我觉得委屈时常找老朋友们说一说，控制不住时就独自大哭一场。"

老张说："每次做一些重要的事情时，我都做好充分的准备，事到临头我就不紧张。"

老王用的是注意转移法：把注意力从引发自己情绪不佳的事情上移开，如转移话题、做感兴趣的事等，使情绪有缓解机会，让自己摆脱消极情绪的影响。

老李用的是合理发泄法：找一个合适的场合，以合适的方式将消极情绪发泄出去，如大哭一场、向人诉说、跑步等。

老张用的是主动控制法：通过自我暗示、自我激励、心理换位、升华等方法用意志去控制不良情绪。

"塞翁失马"故事中的塞翁用的是换位思考法：改变对引起不良情绪的事物的看法，以改变我们的不良情绪。学会换个角度看问题，换位思考。

"卧薪尝胆"中的越王勾践用的是自我激励法：俗话说"乐极生悲"，过喜或过忧都不合适，所以要学会用意志控制自己的情绪，不使自己失态，贻误大事。

1941 年的秋天，徐悲鸿为给抗战募捐远赴马来西亚的槟榔屿举办艺展，当时国内的抗日战争正处于与日寇战略相持的关键时期。第二次长沙会战中，我方一度失利，日寇占领了长沙，消息传至槟城，徐悲鸿心急如焚、彻夜难眠，于是趁着月色，饱蘸浓墨，一幅纵长 326 厘米、横宽 112 厘米的《奔马图》一气呵成，并在画面右下角题款"辛巳八月十日第二次长沙会战，忧心如焚，或者仍有前次之结果之，企予望之，悲鸿时客槟城"，以抒发作者忧国忧民的愤慨之情。徐悲鸿用的是情绪升华法：将苦闷、愤怒等消极情绪与头脑中的闪光点、社会责任感联系起来，从而振作精神，激励我们奋发向上。

当中老年人遭遇生活事件，出现不良情绪的时候，可以结合自己的个性特点，充分运用注意转移、合理发泄、换位思考、自我激励和情绪升华等主动控制情绪的方法。

五、倾听和共情增进人际支持

"我这几天一直失眠，情绪糟糕极了，我完了，什么都没有了。心口隐隐发痛，我怀疑自己得了心脏病，但医生说我的心脏没有问题，可我不相信。"

当听到中老年人这样表达自己的焦虑时，你会如何回应他？

A. 既然医生说你的心脏没有问题，就不必瞎想。

B. 你身体这么好怎么可能得心脏病。

C. 现在好多医院的医生都不认真，你得再去检查一下，不怕一万就怕万一呀。

D. 你怀疑自己得了心脏病，对医生的检查你不相信，你十分担心，睡不好觉。

以上四个回应中，只有 D 的反应最合适，但选择 D 的人不会太多，因为实际生活中，大部分人都有好为人师的倾向。不过，真正的沟通一定是双方都明白彼此的意图，把对方所说的意思反馈给对方，是最简单而又十分有效的诀窍。要做到这样，需要充分运用倾听与共情的方法与人沟通，从而建立良好的人际关系。

倾听，属于有效沟通的必要部分，目的是思想达成一致和感情的通畅。倾听不仅仅是要用耳朵来听说话者的言辞，还需要一个人全身心地去感受对方的谈话过程中表达的言语信息和非言语信息。

倾听需要克服以自我为中心，不要总是谈论自己；克服自以为是，不要总想占主导地位；尊重对方，要让对方把话说完；不要激动，不要匆忙下结论，不要急于评价对方的观点，不要急切地表达建议，不要因为与对方有不同的见解而产生激烈的争执。要仔细地听对方说些什么，不要把精力放在思考怎样反驳对方所说的某一个具体的小的观点上；反思自己是否有偏见或成见，偏见或成见很容易影响自己去听别人说。不要让自己的思维跳跃得比说话者还快，不要试图理解对方还没有说出来的意思。

共情是"试着穿上别人的鞋子"，设身处地地理解别人，被共情的一方会感到自己被理解、悦纳，从而会感到愉快、满足，促进积极的人际关系的建立，也能促进被共情者的自我表达、自我探索。

上面的回应 D "你怀疑自己得了心脏病，对医生的检查你不相信，你十分担心，睡不好觉"，就充分反映了倾听与共情，被回应者会感受到充分的理解与支持。中老年人在日常生活中，可以充分感受自己是否通过倾听与共情，对他人进行理解与支持，自己是否被他人倾听与共情，让自己感到被理解与支持。

【思考题】

1. 感觉老化会对中老年人心理产生哪些影响？

2. 中老年人记忆力减退的特点是什么？

3. 影响中老年人心理变化的因素有哪些？

4. 中老年人如何进行自我的情绪管理？

5. 中老年人在人际交往中会出现哪些常见的问题？

6. 中老年期抑郁症有什么特点？如何应对？

7. 你认为中老年人心理健康的标准是什么？

8. 你在生活中常用的情绪调节方法是什么？

【参考文献】

[1] 李欣. 老年心理维护与服务 ［M］. 北京：北京大学出版社，2013.

[2] 张志杰，王铭维. 老年心理学 ［M］. 重庆：西南师范大学出版社，2015.

[3] 肖健，沈德灿，等. 老年心理学 ［M］. 北京：中国社会出版社，2009.

[4] 陈刚. 中年人的心理健康：一个被忽视的领域 ［M］. 杭州：浙江大学出版社，2005.

第九章
中老年人家庭安全用药指导

学习目标

❀ 识记：

1. 中老年人家庭常备药品种类、适应证、用药注意事项及其用药管理的指导要点。

2. 影响中老年人家庭用药安全的常见因素。

3. 中老年人常见药物不良反应的种类和特点。

❀ 理解：

1. 中老年人常见药物不良反应的预防措施。

2. 中老年人用药的药物选择和应用原则。

❀ 运用：

能运用所学的中老年人家庭用药能力评估和安全用药护理知识和技能，指导中老年人安全用药，提高中老年人家庭用药依从性。

　　伴随年龄增大，中老年人各项生理机能和认知能力都出现逐步减退的趋势，其对药物的吸收、代谢和排泄的生理能力也逐步降低，导致其安全用药能力也逐步降低。此外，老年人常患有多种疾病，常需要同时应用多种药物进行治疗，其发生药物不良反应的可能性相应增加。不论是疾病恢复还是养生保健，相对于其他场所，居家环境是中老年人的主要生活场所。因而，中老年人家庭安全用药护理和用药指导非常重要。

◉ 第一节 中老年人家庭常备药品管理指导

一、中老年人家庭常备药品的种类和适应证

（一）感冒类药物

中医将感冒分为风寒、风热和暑湿三种类型。由于疾病类型不同，选用的药物也就不同。针对风寒型感冒的治疗，应以辛温解表及宣肺散寒为主，一般常备的药物有感冒清热颗粒、正柴胡饮颗粒、感冒软胶囊等。对于风热型感冒，应以辛凉清解及肃肺泻热为主，常备的中成药有银翘解毒颗粒、夏桑菊感冒冲剂、羚翘解毒丸、银柴合剂、清热解毒颗粒和双黄连口服液等。对于暑湿感冒，则当解表祛湿、化湿和中，常备如藿香正气水、十滴水等。

（二）止咳化痰药

感冒后咳嗽、痰多，蜜炼川贝枇杷膏、祛痰灵等中成药在这些方面的疗效比较好。

（三）消食类药物

人吃五谷杂粮，难免会引起胃肠道疾病。家中要常备山楂丸、健胃消食片等消食药。虽然消食药比较安全，但对于伴有呕吐、腹痛症状者，用药前应及时向医师咨询。

（四）通便类药物

治疗便秘的非处方中成药很多，如复方芦荟胶囊、麻仁润肠丸等。选用中成药治疗便秘必须辨证施治，所以长期便秘患者最好使用医生推荐药物。

（五）清热解毒类药物

中老年人常备的清热解毒药主要有：①黄连上清片：核心成分是黄连，黄连是一个苦寒的药，有清热泻火的作用。它主要使用在上部的火热病症，比如

目赤肿痛、咽喉肿痛、口腔溃疡等。但是，黄连苦寒，如果没有火热病症就不能吃，因为寒凉药物伤胃。②板蓝根冲剂：主要用于感冒、畏寒、咽喉肿痛等症。由于本品属于中药，药效发挥较慢，故不适宜高热、重感冒的中老年人服用。③银翘解毒片：银翘片是治风热感冒的，可辛凉解表，清热解毒。多用于治疗风热感冒，发热头痛、咳嗽、口干、咽喉疼痛。其他类型的感冒不适合服用银翘片，比如身上没有汗、发热畏寒、鼻塞、有清鼻涕的风寒感冒，用了就会适得其反。

（六）急救类药物

心脑血管药物：除了需遵医嘱服用的药物外，平时不妨多备点硝酸甘油，一旦觉得有胸闷、心脏不适，或是出现了心绞痛，便立即舌下含服。

二、中老年人家庭常备药品选购的一般原则

中老年人家庭药品选购应遵循以下几个原则：①选药要正确；②选疗效高毒性低的药；③到有"药品经营许可证"的药店购药，并要求药店开具票据；④不要盲从广告。

三、中老年人家庭常备药品应用注意事项

（1）有过敏体质的人，对抗生素、磺胺类、镇静催眠药、解热止痛药等，要特别谨慎。

（2）有呼吸衰竭者，在用止咳化痰药的同时，不能再服催眠药。

（3）有慢性胃炎或胃、十二指肠溃疡者，要避免用阿司匹林或消炎痛等药物。

（4）高血压、冠心病患者，若发生头痛、头晕等症，首先应测量血压，而不要盲目地自行服药，或加大剂量。

（5）心律失常者的病情错综复杂，需经医师确诊后指导用药。绝不能根据药品的广告或说明书自行选用。

（6）用药过程中，切忌以下几点：①症状好转则停药，时断时续；②一听

别人介绍则换药，更换过频；③自觉症状突出则擅自加药，堆积疗法；④私自乱服补药，虚实不分，阴阳不分；⑤应用大量糖皮质激素却突然停药，等等。

（7）注意药物说明书的标注：①"禁用"是指药物使用后，一定会产生不良反应；②"忌用"是指使用后，很可能发生不良反应；③"慎用"是指可以使用，但需密切注意有无不良反应；④一旦出现不良反应，应立即停用。

四、中老年人家庭常备用药管理

（1）注意药品的标签：①最好保留原标签；②装在棕色瓶中；③标明药品名称、用法、用量、药品的作用和慎用、禁忌证和药品有效期；④外用药品用红色标签或红笔书写，以便区分，防止误用。

（2）注意药品的存放：①避光、干燥、密封、阴凉处，不要放在潮湿、高温和阳光直射的地方；②内用药与外用药不要混放；③中药材不宜放在冰箱中贮存。

（3）注意药物的有效期：①最好一周清理一次药柜，发现药物过期或变质，立即丢弃；②常用药物应及时补充。

（4）定期清理药品：国家明文规定的淘汰药品、过期药品、霉变药品和标签不全的药品等及时丢掉，更换新药。

◎ 第二节　中老年人家庭用药常见不良反应

一、中老年人家庭安全用药的影响因素

（一）中老年人自身因素

（1）年龄、生理性变化。随着年龄增加，中老年人各个脏器功能相对减退，药物代谢动力学方面对药物的代谢、排泄能力相对降低，药物消除半衰期延长，血药浓度增高；药物效应动力学方面由于药物作用的靶组织功能、受体数目和功能及酶活性的改变等原因，中老年人对药物的敏感性改变，耐受性

降低。

（2）因疾病导致的视力、听力、认知和记忆障碍，影响中老年人安全用药能力。

（3）缺乏药物相关专业知识。

（4）中老年人容易存在不良用药心理导致用药依从性较差，容易自作主张、用药盲目和随意，常见的中老年人用药心理包括：求贵心理、求新心理、求多心理、求补药心理和求偏方心理等。

（二）社会支持因素

家庭经济条件、家庭成员状况、陪伴者情况等。

（三）专业连续性服务不到位

老年人出院后回到社区服务中心或家庭，专业人员匮乏，得不到连续的专业服务和指导，且老年人常集多病于一身，多种给药方式并存，药物用法各异，不同疾病联合用药安全难以保证。

（四）药品生产与流通因素

一药多名，同一药物的不同剂型、规格、用法等问题均会导致社区居家老人的不安全用药。

二、中老年人家庭用药常见不良反应的种类、特点

药物不良反应（adverse drug reaction，ADR）是指在常规剂量情况下，由于药物和药物相互作用而发生与防治目的无关的、不利或有害的反应，包括药物副作用、毒性作用、变态反应、继发反应和特异性遗传素质有关的反应等。中老年人由于药动力学的改变，各系统、器官功能及代偿能力逐渐衰退，机体耐受性降低，患病率上升，对药物的敏感性发生变化，药物不良反应发生率增高。

（一）中老年人常见药物不良反应（以老年人为主）

1. 体位性低血压

即直立性低血压。老年人血管运动中枢的调节功能弱于年轻人，压力感受易发生功能障碍，平时就会因为体位的突然改变而引起头晕等症状。在使用血

管扩张药、降压药、利尿药和三环抗抑郁药等药物时，更容易发生直立性低血压，因而使用这些药物时应特别注意体位改变时的人身安全。

2. 精神症状

中枢神经系统，尤其是大脑，最易受药物作用影响。老年人中枢神经系统对某些药物的敏感性增高，可引起精神错乱、焦虑、抑郁和痴呆等精神症状，见表9-1。

表9-1　常见引起老年人精神症状的药物

药物	精神异常表现
吩噻嗪类、洋地黄、降压药和吲哚美辛	老年抑郁症
苯海索（中枢抗胆碱药，别名安坦）	精神错乱
中枢抗胆碱药、左旋多巴或金刚烷胺	老年痴呆患者的痴呆症状加重
长期使用咖啡因、氨茶碱、麻黄碱等	精神不安、焦虑或失眠
长期服用巴比妥类镇静催眠药	惊厥，身体及精神依赖，停药后出现戒断症

来源：张洪泉. 老年药理学与药物治疗学［M］. 北京：人民卫生出版社，2010.

3. 耳毒性

老年人内耳毛细胞数目减少，听力有所下降，容易受药物的影响，进一步产生前庭症状和听力下降。主要表现为：①第8对脑神经（听神经）损害，年老体弱者应用氨基糖苷类抗生素和多黏菌素时可出现；②前庭损害，主要症状有眩晕、头痛、恶心和共济失调，多见于卡那霉素、链霉素和庆大霉素；③耳蜗损害，主要症状有耳鸣、耳聋，多见于卡那霉素、阿米卡星等。由于毛细胞损害后难以再生，故可产生永久性耳聋，所以老年人使用氨基糖苷类抗生素时应减量，或避免使用此类抗生素和其他影响内耳功能的药物。

4. 尿潴留

老年人使用具有副交感神经阻滞作用的三环类抗抑郁药和抗帕金森病药时可引起尿潴留，男性、年龄越大发生尿潴留的概率越高，特别是患前列腺增生症及膀胱颈纤维病变的男性老年人尤易发生。用药时间越长，剂量越大，尿潴留发生率越高。主要表现为尿潴留的临床症状，如膀胱充盈、下腹部胀痛，体检时可见耻骨上球形隆起，触摸时表面光滑有弹性，叩诊有实音或浊音。超声检查可见大量液平波反射。停用可疑药物后尿潴留缓解或消失。因此，老年人使用三环类抗抑郁药时应以小剂量分次服用开始，逐渐加量。呋塞米、依他尼酸等强效利尿药应用于患有前列腺增生的老年人，也可引起尿潴留，应注意观察。

5. 药物中毒

老年人体内各器官的生理功能呈减退趋势，60 岁以上老年人肝脏血流比年轻时下降40%，解毒功能降低；60 岁时肾脏排泄毒物的功能比 25 岁时下降20%，70~80 岁时下降 40% ~50%；同时老年人窦房结内起搏细胞数目减少，心脏传导系统功能障碍，心功能减退，心排量减少。因此，老年人用药容易产生肝、肾和心脏毒性反应。

（二）老年人药物不良反应的特点

老年人药物不良反应的特点是发生率高，程度和后果严重，表现特殊。

1. 发生率高

研究表明，老年人 ADR 发生率15% ~27%，比成年人高 3 倍以上，且老年女性（29.9%）高于男性（18.91%）。ADR 的发生率与年龄成正比。其原因主要包括：

（1）生理因素：肝、肾功能衰退，药物代谢灭活和消除延缓，半衰期延长，用药反应剂量个体差异大。

（2）病理因素：老年人常患多种疾病，脏器功能减退，对药物耐受性差，同时对疾病或不适的感受性降低，从而易发生 ADR。

（3）药物因素：研究表明，药物不良反应的发生率与用药种类呈正相关。据统计，老年人因常患多种疾病，联合用药机会多，发生 ADR 的概率相应增多。据统计，同时用药 5 种以下者 ADR 发生率为 6% ~8%，用药 6~10 种则升到 40%，同时用药 15 种以上时，发生率升至 70% 以上。

（4）服药依从性差：服药依从性（drug compliance）是指患者服药行为与医嘱的符合程度。老年人未按医嘱准确服药的比例高达 40%，表现为服用药量过大或过小，不规则服药，擅自停药或停药过快，处方药与非处方药合并使用，使用违禁药，服药时未限制饮酒吸烟，等等。其原因可能与年龄增长，理解记忆力减退，对遵医嘱用药的认识不足，需同时使用多种药物，无力购买药物，家属和照顾者的支持、关心不够等因素有关。

2. 程度重、死亡率高

老年人发生药物不良反应的程度往往较高，后果也较严重。如老年人使用药物后发生直立性低血压，引起晕厥、跌倒，甚至死亡。调查显示：在我国因药物不良反应而住院治疗的老年人占1/3，因药物因素而死亡的老年人占半数。

3. 表现特殊

（1）症状常不典型，与原发病不易鉴别：老年人 ADR 的表现常不典型，如直立性低血压、精神症状、便秘、尿潴留或尿失禁、共济失调致跌倒等，易与老年病症状相混淆。

（2）药物矛盾反应多见：老年人用药后易出现与用药治疗效果相反的特殊不良反应。例如，用硝苯地平治疗心绞痛，反而诱发心绞痛；应用激素抗过敏，反而引起过敏反应，等等。

◉ 第三节　中老年人家庭安全用药护理和用药指导

WHO 将合理用药（rational use of drug）定义为："患者接受的药物适合他们的临床需要，药物的剂量符合他们个体需要，疗程足够，药价对患者及其社区最为低廉。"WHO 建议将合理用药作为国家药物政策的组成部分之一。合理用药包括安全、有效、经济和适当四个基本要素。由于中老年人各器官储备功能及身体内环境调节能力相对衰退，对药物的耐受程度下降，故中老年人用药时，一定要权衡利弊，确保用药对患者有益，即受益原则（用药时受益/风险 > 1）作为中老年人用药的总指导原则。

一、中老年人家庭用药的药物选择和应用原则

（一）选药原则

1. 做到六先六后

（1）先明确诊断，后对症用药：用药必须有明确的指征，用药前应了解中

老年人的健康史、既往用药史以及目前用药情况，分析引起中老年人机体异常的原因，做出正确诊断，选择疗效确切、毒副作用小的药物。

（2）先非药物疗法，后药物疗法：重视非药物疗法，包括物理疗法、饮食疗法、心理疗法、运动疗法以及音乐疗法等，可作为中老年人治疗疾病时的首选。如老人便秘时，若能通过进食纤维素丰富的食物、腹肌锻炼纠正改善，则无须用药。除急症和器质性病变外，中老年人应尽量不用药物。

（3）先老药，后新药：用药时应首选老药，避免使用新药。因新药的临床预实验往往未将中老年人纳入，新药可能对其有意外的毒副作用，老药则相对安全有效。

（4）先外用药，后内服药：为了减少对中老年人机体的毒害作用，能用外用药治疗的疾病（如皮肤病、扭伤）最好不用内服药物治疗。

（5）先内服药，后注射药：中老年人心、肝、肾等脏器功能减退，为安全起见，能用内服药使疾病缓解者，最好不用注射剂。

（6）先中药，后西药：中药大多数属于天然药物，毒副作用明显低于化学药物，对中老年人来说相对更安全。

2. **药物合理联用，种类宜少勿多**

中老年人用药须抓主要矛盾，尽可能减少服用药物的种类。必须联合用药时，应遵循少而精、先重急、后轻缓的基本原则，尽量选用疗效协同、毒副反应相拮抗、一举两得的药物（如阿托品和吗啡联用，可减轻后者所引起的平滑肌痉挛而加强镇痛作用），避免合用有相同作用或相同副作用的药物（如红霉素加阿司匹林，联合应用后毒性增强，易致耳鸣、听觉减弱等），适当使用长效制剂，以减少用药次数，用药种类以不超过5种为宜。

3. **慎用或不用高危险药物**

中老年人由于各器官组织结构与生理功能出现退行性改变，服用某些药物中毒的危险性增加，因此应注意避免使用特别敏感的药物。如苯巴比妥类镇静催眠药、洋地黄类、止痛药、颠茄生物碱、东莨菪碱等胃肠解痉药，经肾脏排泄的庆大霉素、卡那霉素等有耳肾毒性的药物，降压药中的胍乙啶、利血平等，降血糖药中的氯磺丙脲等。

4. 不滥用维生素、滋补药或抗衰老药

根据中老年人的健康状态和病情，按照辨证施补、合理配伍的原则，科学地选用滋补药、保健药。严格掌握中老年人应用维生素的适应证，注意维生素与其他药物间的相互作用。

（二）应用原则

1. 小剂量原则

中老年人在应用常规剂量药物治疗时其药物效应和毒副作用有可能增加，因此用药小剂量原则是中老年人开始和维持治疗的重要策略，用药剂量可以为成人量的 1/2、2/3 或 3/4。

2. 从小递增，剂量个体化原则

由于衰老、病理损害、平时用药情况不同等个体差异，不同中老年人用药时的有效剂量可相差数倍至数十倍，为安全起见，用药可从小剂量（成人剂量的 1/5～1/4）开始，用药过程中密切观察分析药物的疗效与反应，以获得更大疗效和更小副作用为准则，缓慢增量至最佳剂量，同时应考虑老年患者的个体差异，做到用药剂量个体化。

3. 简洁原则

根据中老年人的服药能力、生活习惯，用药方案应尽量简洁明了：①尽可能减少用药种类和给药次数，避免间歇或交替服药；②药物剂型应适合中老年人服用，如有吞咽困难的中老年人不宜选用片剂、胶囊剂，最好选用液体剂型（冲剂、口服液等），必要时也可选用注射给药。因胃肠功能改变可影响缓释药物的吸收，因此胃肠功能不稳定的中老年人不宜服用缓释剂；③药物标识（名称、用法和用量等）必须清楚醒目；④药物包装开启要容易、方便，便于中老年人服用，提高用药依从性。

4. 择时原则

根据疾病、药动学和药效学的昼夜节律变化，结合中老年人的作息时间特点，选择最合适的用药时间进行治疗（表 9-2），以达到提高疗效和减少毒副作用的目的。

5．暂时停药原则

中老年人长期用药十分常见，应随时了解中老年人的病情和服药情况，注意观察有无潜在的感染、代谢改变或任何新的症状，定期监测血药浓度和肝、肾功能。当怀疑 ADR 时，应在监护下停药一段时间对于服药的中老年人出现新症状，包括躯体、认识或情感方面的症状，应考虑 ADR（需停药）或病情进展（需加药），但停药受益明显多于加药受益，所以暂停用药原则作为现代老年病学中最简单、最有效的干预措施之一，值得高度重视。

表9-2　中老年人常用药物的最佳用药时间

药物名称	用药时间
降压药	治疗非杓型高血压应在早、晚分别服用长效降压药
	治疗杓型高血压应在早晨服用长效降压药
抗心绞痛药	治疗变异型心绞痛主张睡前用长效钙拮抗剂
	治疗劳力型心绞痛应早晨用长效硝酸盐、β 受体拮抗剂及拮抗剂
降糖药	格列本脲、格列喹酮在饭前半小时用药
	二甲双胍应在饭后用药
	阿卡波糖与食物同服
利尿药	氢氯噻嗪应在早晨用药
铁剂	晚餐后半小时服用
阿司匹林	早餐后服用
平喘药	睡前服用
强心苷类	地高辛上午 8—10 时服用

二、中老年人家庭安全用药护理和用药指导

中老年人各器官功能及身体内环境稳定性随年龄增长而衰退，且常罹患多种疾病需联合用药，因而发生用药不良反应的可能性明显高于年轻人。同时，中老年人记忆力减退，学习新事物的能力下降，对药物的治疗目的、服药时间、服药方法常不能正确理解，使加强用药安全管理显得更为重要。

（一）中老年人用药评估

1. 评估中老年人用药情况

（1）详细评估用药史：仔细询问中老年人以往及现在的用药情况，包括药物名称、剂量、用法、服用时间、效果，有无药物过敏史，有无引起副作用的药物，对使用药物的了解情况，建立完整的用药记录。

（2）动态监测内脏功能：仔细评估中老年人各脏器的功能状况，如肝、肾功能生化指标，作为判断所用药物是否合理的参考依据。如肾功能减退者，应避免使用卡那霉素、新霉素等有肾脏毒性作用的药物或经肾脏排泄的药物。肝功能不良者使用地西泮、磺胺类药物时应调整剂量或选用对肝脏损害较轻的药物。长期使用药物者建议每隔 1~2 个月复查肝、肾功能。

2. 定期评估服药能力

中老年人能否自行安全用药与其感官、神经、运动、消化系统的功能状况以及思维能力等有关，因此应定期对中老年人的服药能力进行评估并做好记录，评估内容包括：视力、听力、阅读力、理解力、记忆力、口腔状态、吞咽功能及手足运动功能等情况，以判断其认识用药目的、区别药物种类、自行取药、准时准量用药、坚持用药、及时发现不良反应、识别停药时机的综合能力，拟定适合中老年人的给药途径、辅助手段和观察方法。

3. 评估心理社会状况

①了解中老年人家庭及经济状况，家属的支持情况；②个人文化程度，饮食习惯，有无烟、酒、茶嗜好；③对目前治疗方案的了解、认识程度和满意度，药物保存是否合适；④对药物有无依赖、期望、反感、恐惧或其他心理反应等。

（二）中老年人家庭安全用药指导

1. 指导中老年人进行用药的自我管理

（1）严格遵医嘱用药：注意服药时间和服药间隔，坚持按时按量服药。须在医护人员的指导下调整药物剂量或方案，不得擅自增、减药量或停药，不随意混用某些药物等。

（2）尽量不用或少用药物：能用非药物方式缓解症状或痛苦时，不用药物。

（3）不滥用滋补药、保健药、抗衰老药和维生素等：中老年人服用保健药的主要目的是增强体质，预防疾病，提高生活质量和自理能力，健康地安度晚年。身体健康的中老年人通过合理的饮食、乐观的心态、适宜的运动和良好的生活习惯即可延年益寿，因此一般不需要服用滋补药。体弱多病者，可在医护人员的指导下适当应用保健药，但不可盲目服用或过度服用，以免适得其反。

（4）服药技巧：服用药片较多时，可分次吞服，以免发生误咽。药物刺激性大或异味较重时，可将其溶于水，用吸管饮服，用后可饮果汁，以减轻不适感。吞咽片剂或胶囊有困难时，可选用液体剂型，如冲剂、口服液等。

2. 指导家属学会病情观察和药物管理

（1）及时观察用药后反应：指导家属多关心老人，注意观察老人服药后的反应和病情变化。一旦发现异常，应立即停药，保存好残余药，送老人入院就诊。

（2）帮助保管药品：定期帮助中老年人整理药柜，弃除过期变质药品，保留常用药和正在服用的药物。

3. 预防和控制药物不良反应的发生

（1）合理选用药物：①遵循中老年人药物选用的基本原则，在明确诊断的基础上，选择疗效肯定最小有效剂量的药物；②对于治疗窗窄的抗心律失常药、抗癫痫药等进行治疗药物监测，以便更准确地根据个体差异调整用药剂量，指导临床用药和减少不良反应；③多种疾病综合治疗时，应根据病情的轻重缓急合理用药，一般先使用急重病症的治疗药物病情基本控制后，再兼顾治疗其他方面疾病的药物，以减少联合应用多种药物增加 ADR 发生的可能性；④采用正确的给药途径，适当减慢给药速度，以减少毒副作用。

（2）制订个体化给药方案：根据中老年人的生理特点，各器官的功能状况，结合其所患疾病的种类、严重程度，适用药物的代谢、分布和排泄特点，制订个体化的用药方案。

（3）严格控制预防用药：掌握预防用药指征，切忌随意滥用药物。

（4）纠正用药误区：对于部分长期患病用药的老人，应注意不可凭经验随便用药或加大用药剂量，这种做法对体质较差或患有多种慢性病的老人尤为危险。同时告诫中老年人不可听信广告用药，迷信名、贵、新药或保健品等。

（5）控制嗜好和饮食：用药期间应控制烟、酒、糖、茶等嗜好，以免影响药物疗效。应严格按照各种药品的说明书注意饮食忌口，以免与药物发生反应，如含钠或碳酸钙的制酸剂不可与牛奶或其他富含维生素 D 的食物一起服用，以免刺激胃液过度分泌或造成血钙或血磷过高。

4. 提高中老年人用药的依从性

（1）建立伙伴式的护患关系，引导老人主动参与治疗：鼓励老人表达意愿，提出问题，参与治疗方案的讨论和制订。若老人欲调整治疗方案或停止治疗，鼓励其陈述理由，并可根据其意愿和实际情况做出酌情调整，逐渐使老人对治疗具有参与感、充满信心，形成医疗意向。治疗过程中，应关注老人心理状况，是否存在不自觉否定疾病、"忘记"有病、对药物治疗有错误认识或恐惧感、不肯服药等情况，在充分的讨论和说明基础上，帮助解除疑虑，以顺利执行治疗方案。

（2）用药方案和指导简单易记：①用药方案力求简单易懂，减少服药种类、次数，缩短疗程，选择适合中老年人的药物剂型，统一服药时间，使老人容易理解、记忆和规范自己的遵医嘱行为；②以通俗易懂、简洁明了的话语或中老年人能接受的方式解释用药的必要性、用量、用法、疗程、副作用和注意事项等，并附以书面说明；③在药品标签上以醒目的颜色和大字标明药品的名称、剂量和用法；④若经济因素是导致老人服药依从性下降的主要原因，可考虑换用相对价廉的药物。

（3）实施行为监测：将老人的服药行为与日常生活习惯联系起来，如将药物放在固定、易见处（建议家属为老人设置专用的药盒或小药箱，颜色鲜艳，开关方便），使用闹铃等方法提醒老人按时服药。教会和鼓励老人写服药日记或病情自我观察记录。

（4）促进家庭有效应对：中老年人的家属或照顾者应督促和协助中老年人遵医嘱按时按量服药，帮助检查用药是否无误等；对于服药有困难或自理能力差的老年人，可提前配好老人所用药物，分放于不同颜色的药袋或药瓶中，分别贴好"早、中、晚服用"的标签，也可以建立服用药品的日程表或备忘卡。必要时提前帮助老人打开药品包装或瓶盖等。

（5）完善随访工作：老年患者服药的依从性必须持续不间断地强化，因此需做好跟踪、随访工作。可根据中老年人的不同情况采用定期的电话随访、预约随访等，医患定期联络可提高老年患者的服药依从性。

【思考题】

王大爷，62岁，小学文化。患有糖尿病高血压，同时口服降糖药、抗高血压药，3天前觉尿频、尿急、尿痛，自行服用诺氟沙星和呋喃妥因，症状无改善，且出现全身瘙痒、皮疹，来院就诊断：尿路感染，糖尿病，高血压，药物过敏。

请思考：

（1）你认为王大爷的用药行为反映了什么问题？

（2）应如何做好王大爷的安全用药指导，可采取哪些措施？

【参考文献】

［1］孙建萍，张先庚. 老年护理学［M］. 4版. 北京：人民卫生出版社，2018.

［2］化前珍，胡秀英. 老年护理学［M］. 4版. 北京：人民卫生出版社，2017.

［3］林彦君，孟光兴. 老年人安全用药知信行现状及影响因素研究［J］. 临床医药文献杂志，2018（28）：13－15.

［4］郭志钢，王涵，吕霁航，等. 老年人安全用药情况国内外对比研究［J］. 长春中医药大学学报，2019（1）：185－187，192.

第十章
常见中老年人慢性疾病的预防保健

学习目标

✿ 识记：

常见慢性病概念及临床表现。

✿ 理解：

常见慢性病的保健与护理措施。

✿ 运用：

能够进行常见慢性病的预防与家庭护理。

第一节　肺　炎

一、概述

肺炎是指终末气道、肺泡和肺间质的炎症，可由多种病因引起，如感染、理化因素、免疫损伤等。肺炎是呼吸系统常见病，尽管新的强效抗生素和有效的疫苗不断投入临床使用，但其发病率和病死率仍很高。随着年龄增长，由于全身和呼吸道局部的防御和免疫功能逐渐降低，心肺肝肾等重要脏器的功能储备减弱，或罹患多种慢性严重疾病、营养不良等，老年人肺炎的发病率也逐渐升高，严重影响老年人的生活质量。

感染是肺炎最常见的病因，具体可分为细菌感染（最常见）、病毒感染和真菌感染。其他病因还包括理化因素（如吸入毒气，食物或呕吐等）以及其他因素（如免疫损伤等）。

二、临床表现

感染性的肺炎一般表现为发热、畏寒、咳嗽和咳痰等症状，部分患者会出现恶心、呕吐、腹胀、腹泻和黄疸等消化道症状。肺炎链球菌炎症还会表现为胸痛，因肺炎累及胸膜所致，在咳嗽或深吸气时加重。下叶肺炎可刺激膈肌，疼痛可放射至肩部或下腹部。葡萄球菌肺炎典型的表现为起病急和病情变化迅速，体温高达 39～40 ℃，呈稽留热型，呼吸困难，精神萎靡等。过敏性肺炎典型表现为进行性呼吸困难、干咳、不适、虚弱、厌食、易疲劳和体重减轻。理化性肺炎常表现为血压、血氧降低等。

三、保健与护理

机体免疫力低是肺炎的最根本原因，接触病原体是直接原因。因此，肺炎的预防措施应主要从提高机体免疫力和避免接触病原体两方面着手。

（1）提高免疫力。应提倡健康饮食、规律作息，加强体育锻炼，保持心情愉悦。避免淋雨、过度疲劳、醉酒、感冒等诱因。天气变化时及时增减衣服，避免受寒。出汗后及时更换衣物。长期卧床者应注意经常变换体位、翻身、拍背，随时咳出气道内痰液。必要时可接种流感疫苗、肺炎疫苗等，以预防发病。

（2）避免前往拥挤的公共场所，避免与患有呼吸道感染的患者接触，必要时佩戴口罩。

（3）避免吸烟或吸二手烟，吸烟者尽早戒烟。

（4）病情自我观察。老年人发生肺炎后症状常常比较隐匿，因此及时发现不适，尽早就诊非常重要。如发生不明原因的咳嗽、咳痰、发热、胸闷、疲乏等表现，应尽早前往卫生机构就诊。

◎ 第二节　慢性胃炎

一、概述

胃炎是指任何原因引起的胃黏膜炎症。按临床发病急缓可分为急性和慢性两大类。急性胃炎是指胃黏膜的急性炎症，有充血、水肿、糜烂、出血等改变，甚至有一过性溃疡形成。慢性胃炎是胃黏膜的慢性炎症性病变，常有黏膜色泽不均、颗粒状增殖及黏膜皱襞异常等。根据病理组织学改变和病变在胃的分布部位，慢性胃炎可分为慢性非萎缩性胃炎、慢性萎缩性胃炎和特殊性胃炎三大类。

幽门螺杆菌（Hp）感染是慢性胃炎最主要的病因，绝大多数慢性活动性胃炎患者胃黏膜中可检出幽门螺杆菌，根除幽门螺杆菌可使胃黏膜炎症消退，幽门螺杆菌在胃内的分布与胃内炎症分布一致。流行病学研究显示，饮食中高盐和缺乏新鲜蔬菜水果与胃黏膜萎缩、肠化生以及胃癌的发生密切相关。较长时间饮浓茶、烈酒、咖啡，食用过热、过冷、过于粗糙的食物，可反复损伤胃黏膜，引起胃炎。服用对胃黏膜有损伤的药物包括非甾体类抗炎药，如阿司匹林、吲哚美辛等，以及某些抗肿瘤药物、抗生素、口服氯化钾或铁剂等，也可以引起胃黏膜炎症。各种原因引起的十二指肠液反流，会减弱胃黏膜的屏障功能，胃黏膜退行性变，可使黏膜营养不良、分泌能下降，从而降低胃黏膜屏障功能。此外，某些疾病如心力衰竭、肝硬化门静脉高压、尿毒症以及营养不良也可以使胃黏膜受损而发生胃炎。

二、临床表现

慢性胃炎病程迁延，进展缓慢，缺乏特异性症状，并且症状的轻重与胃黏膜的病变程度往往不平行。70%～80%的患者无任何症状，部分有上腹痛或不适、食欲不振、餐后饱胀、嗳气、反酸、恶心和呕吐等非特异性的消化不良的表现，症状常与进食或食物种类有关，少数可有上消化道出血，严重慢性萎缩性胃炎可有贫血、消瘦、腹泻等。自身免疫性胃炎患者可出现明显畏食、贫血和体重减轻。体征多不明显，有时可有上腹部轻压痛。

(一) 腹痛

疼痛多无规律性，与饮食无关，一般为弥漫性上腹部灼痛、隐痛、胀痛，极少数患者可出现明显的上腹部绞痛，并向背部放射，有时会误诊为心绞痛。

(二) 腹胀

由于消化不良、食物滞留和排空延缓而产生腹胀，特别是在进食不易消化的食物后出现定位不明的腹胀不适感。

(三) 嗳气

由于唾液和空气不断被吞入胃内，以及胃酸缺乏和胃内发酵产气等因素使胃内气体积存，导致嗳气发生。

(四) 恶心呕吐

胃黏膜受到理化或生物因素的刺激，以及胃动力学障碍等原因，常可导致恶心与呕吐。

(五) 食欲不振

慢性胃炎患者多食欲不振，食欲时好时坏，部分患者会日渐消瘦，有时被误诊为胃癌。

(六) 消化道出血

较严重病者可出现黑便，呕血相对少见。

三、保健与护理

(一) 饮食护理

加强饮食卫生并养成良好的饮食习惯，按时进餐，少食多餐，细嚼慢咽。选择易消化、无刺激的食物，少吃酸性和过甜的食物及饮料，忌烟酒、浓茶、咖啡等。慢性胃炎急性发作期一般可给予米汤、半流质的温热饮食，如少量出血可给予牛奶、米汤等，以中和胃酸，有利于黏膜的修复；呕吐、呕血时应禁食，并立即就医；恢复期可食富含营养易消化的饮食，避免食辛辣、生冷等刺激性食物。嗜酒者应戒酒，防止乙醇损伤胃黏膜，注意饮食卫生。

（二）休息与活动

急性发作时应卧床休息，并注意腹部保暖，可采用转移注意力、做深呼吸等方法来减轻焦虑、缓解疼痛，也可采用局部热敷、按摩等方法，以解除胃痉挛减轻疼痛。病情缓解时，进行适当锻炼，以增强机体抗病能力。生活要有规律，避免过度劳累，注意劳逸结合。

（三）药物护理

对 Hp 感染引起的胃炎，特别是活动期，应予根除治疗。目前根除治疗多采用一种质子泵抑制剂或一种胶体铋剂加上两种抗菌药物的方案，如常用胶体次枸橼酸铋与阿莫西林及甲硝唑 3 种药物联用，疗程为 10 日或 14 日。此外，根据病因给予对症处理。如因非甾体类抗炎药引起，应停药并给予抗酸药；如因胆汁反流引起，可用氢氧化铝凝胶来吸附，或予以硫糖铝及胃动力药，以中和胆盐，防止反流；有胃动力改变者，可服用多潘立酮、西沙必利等。

（四）避免诱因

慎用、忌用对胃黏膜有损伤的药物，长期滥用此类药物可导致胃黏膜损伤，引起慢性胃炎及胃溃疡。积极治疗口咽部感染灶，勿将痰液、鼻涕等带菌分泌物吞咽入胃内。

◎ 第三节　冠心病

一、概述

冠状动脉粥样硬化性心脏病，简称冠心病，是指冠状动脉粥样硬化使血管腔狭窄、阻塞和（或）因冠状动脉功能性改变（痉挛）导致心肌缺血缺氧或坏死而引起的心脏病，又称"缺血性心脏病"。本病是多种因素所致的冠状动脉粥样硬化，常见危险因素有年龄 40 岁以上人群；血脂异常；高血压；吸烟；糖尿病和糖耐量异常；肥胖；缺少体力活动；进食过多动物脂肪、胆固醇、糖和钠盐；遗传因素；A 型性格。

冠心病根据发病特点和治疗原则可将本病分为慢性冠状动脉病和急性冠脉综合征两大类。前者包括稳定型心绞痛、冠脉正常的心绞痛、无症状性心肌缺血和缺血性心力衰竭。后者是由于冠状动脉粥样硬化斑块破裂、血栓形成或血管持续痉挛而引起急性或亚急性心肌缺血和（或）坏死的临床综合征，是内科临床急症之一，主要包括不稳定型心绞痛、心肌梗死和冠心病猝死。本节重点介绍稳定型心绞痛，亦称劳力性心绞痛。稳定型心绞痛是在冠状动脉狭窄的基础上，由于心肌负荷增加而引起心肌急剧的、暂时的缺血与缺氧的临床综合征。

二、临床表现

本病的临床重要特征是在数周至数月内，疼痛发作的程度、频率、性质和诱因无明显变化。

1. 疼痛特点

症状表现为以发作性胸痛为主要临床表现，典型疼痛的特点为：

（1）部位：主要在胸骨体中、上段之后，或心前区，界限不是很清楚，常放射至左肩、左臂内侧达无名指和小指，或至颈、咽或下颌部。

（2）性质：常为压迫样、憋闷感或紧缩样感，也可有烧灼感，但与针刺或刀割样锐性痛不同，偶伴濒死感。有些病人仅觉胸闷而非胸痛。发作时，病人往往不自觉地停止原来的活动，直至症状缓解。

（3）诱因：体力劳动、情绪激动、饱餐、寒冷、吸烟、心动过速、休克等。疼痛的发生往往是在劳力或情绪激动时，而不是之后。

（4）持续时间：疼痛出现后常逐渐加重，持续 3~5 分钟，一般休息或舌下含服硝酸甘油可缓解。

平时无明显体征。在心绞痛发作时，可出现面色苍白、出冷汗、心率增快、血压升高等症，心尖部听诊有时出现第四或第三心音奔马律；可有暂时性心尖部收缩期杂音。

2. 疼痛的分级

根据加拿大心血管协会分级，可将心绞痛严重程度分为 4 级。

Ⅰ级：一般体力活动（如步行和登楼）不受限，仅在强、快或持续用力时发生心绞痛。

Ⅱ级：一般体力活动轻度受限。快步、饭后、寒冷或刮风中、精神应激或醒后数小时内发作心绞痛。

Ⅲ级：一般体力活动明显受限，一般情况下平地步行 200 米，或登楼一层引起心绞痛。

Ⅳ级：轻微活动或休息时即可发生心绞痛。

三、保健与护理

冠心病病情稳定后需要居家长期服药治疗，因此开展家庭保健在患者的康复中非常重要。冠心病家庭保健主要包括以下方面：饮食护理、运动锻炼、建立良好的生活方式、保持情绪稳定、用药护理、早期识别和急救护理等 6 个方面。

（一）饮食护理

低胆固醇、低盐、低脂，少吃或不吃甜食；避免进食油炸食品；低脂饮食。冠心病患者的低脂饮食管理应注重合理的饮食搭配：①肉类应以鱼虾类为主。②食用油以核桃油、亚麻籽油、菜籽油为首选，切不可一刀切而停止摄入所有脂类。应选择含不饱和脂肪酸高的脂类食物，减少摄入饱和脂肪酸及反式脂肪酸如奶油、高温油炸品。③控制脂类摄入的同时也控制碳水化合物，并增加果蔬类、纤维素类的摄入以平衡能量需要。④食盐的摄入量每日以 6 ~ 8 g 为宜。⑤低热量饮食，节制饭量、控制体重，多吃些豆制品、新鲜水果、蔬菜。

（二）运动锻炼

建议冠心病患者在日常锻炼强度（如工作间歇步行、家务劳动）的基础上，每周至少 5 天进行 30 ~ 60 分钟中等强度的有氧锻炼，如健步走，以增强心肺功能。推荐首诊时发现具有缺血风险的患者参与医学监督项目（如心脏康复）和由医生指导下基于家庭的锻炼项目。冠心病患者在运动时需要尽量穿着宽松、透气、舒适的衣物。

冠心病患者如果需要在餐后进行运动，最好能在餐后 30 分钟以后进行，进餐不要过多，这样才可能避免发生冠脉缺血。另外，如果患者运动后大量出汗，应该避免立即洗澡，一定要休息半小时以后，待身体平复、心情平稳后才进行。

冬春季节是各种疾病发生和流行的季节，冬季早晚温差大，春天时风时雨的天气，均易诱发心绞痛。因此，病人应随天气变化及时增减衣物，注意保暖，避免冷风刺激，不在清晨迎风跑步、骑车；冬季室外活动最好不在清晨，应在上午 10:00—11:00 或下午 15:00 阳光充足时为宜。

（三）建立良好的生活方式

生活行为方式是影响冠心病的发生、发展及转归的重要因素之一，注意生活规律，控制情绪，放松精神，愉快生活，保持心情平和，保证睡眠质量；戒烟限酒，不饮浓茶、咖啡；养成定时排便的习惯，保持大便通畅，避免便秘，以免用力排便而加重病情。

（四）保持情绪稳定

冠心病病程长，反复发作，患者顾虑多，但当病情稳定后，其心理状态较好，一旦回到家中，没了医护人员的照顾，总觉得失去了保护，易产生焦虑、担心。也有些患者出院后心情愉快，频繁接待亲友和同事。疲劳和兴奋的心情都有可能使病情加重。冠心病患者无论何时何地，都要使自己的情绪稳定在最佳状态。室外活动、接待亲友、轻微的家务劳动，均应控制在适度的范围。

（五）用药护理

药物的保存，如血管扩张药（硝酸甘油）见光易分解，应放在棕色瓶内存放在干燥处，以免受潮失效，药瓶开封后，每 6 个月更换 1 次，以确保疗效。其他药物也均应有醒目的标签，放置在固定的位置，且不可两种不同的药物混放在瓶内，更不能出现瓶签与瓶内药物不符的情况。

学会观察特殊药物的不良反应，在院外长期服用洋地黄类药物的患者，应注意观察下列症状：①胃肠道功能紊乱，如厌食、恶心、呕吐；②神经症状，头痛、失眠；③心率减慢（60次/分以下）或有异常心律；④视力障碍，或出现黄视，如有上述症状，应迅速停药，说明可能有洋地黄中毒，应迅速到医院就医。

（六）冠心病的早期识别和急救护理

冠心病发作时应立即停止活动或舌下含服硝酸甘油。如服用硝酸甘油后不缓解，或心绞痛发作比以往频繁、程度加重、疼痛时间延长，应立即到医院就诊，警惕心肌梗死的发生。不典型心绞痛发作时可能表现为牙痛、上腹痛等，为防止误诊，可先按心绞痛发作处理并及时就医。

◎ 第四节　心肌梗死

一、概述

心梗是急性心肌梗死（AMI）的简称，是指急性心肌缺血性坏死，为在冠状动脉病变的基础上，心肌严重而持久的急性缺血缺氧所导致的部分心肌细胞坏死，常可危及生命。心梗是冠心病的一种类型，是冠心病的严重后果，死亡率高。中国心梗患者高达200万人，且随着人民生活水平的提高、饮食结构的改变、人类寿命的延长，发病率逐渐呈上升趋势。

急性心肌梗死主要发病原因是血管硬化斑块破裂引起出血，从而形成血栓堵塞心肌血管。血管硬化斑块破裂通常是有诱因的，常见有过度的疲劳或紧张、情绪的剧烈变化、暴饮暴食、突然的寒冷刺激、便秘、疾病的并发症等。此外还跟年龄、家族遗传史、吸烟酗酒等不良习惯有关。研究还显示，上午6：00—12：00交感神经活性增加，机体应激反应增强，心肌收缩力、心率、血压增高，冠状动脉张力增高，易发生心肌梗死。

二、临床表现

心肌梗死发作时患者会出现胸闷、胸痛等情况，这与心绞痛类似，但是症状更加严重。该病会突发胸前区闷痛不适，压榨感、濒死感，向左肩部放射，持续时间超过半小时。患者通常还会伴有低血压、呕吐、心悸、冷汗以及晕厥等症状。心绞痛与心肌梗死的一个最主要区别，就是心肌梗死在服用硝酸甘油之后胸痛不能得到有效缓解，但是心绞痛可以。心肌梗死可能会引发一些并发症，其中心律失常最为常见，此外还可能会导致心博骤停，严重时引发猝死。心肌梗死在发生之前通常会有部分先兆。

（一）先兆

50%～81%的患者在发病前数天有乏力、胸部不适、活动时心悸、气急、烦躁、心绞痛等前驱症状，以新发生心绞痛或原有心绞痛加重最为突出。心绞痛发作比以往频繁、性质较剧烈、持续时间长，硝酸甘油疗效差，诱发因素不明显。

（二）症状

当出现以下症状时，应高度怀疑心肌梗死，应尽快到医院就诊，排除心肌梗死。

（1）疼痛：多为胸前区压榨样痛或紧缩感，也可表现为颈部紧缩感、牙痛、上腹痛等不典型疼痛，甚至可以放射至左肩痛和手指痛。

（2）心慌心悸：突然发生心律失常，患者可表现为心悸、头晕，严重者甚至意识丧失等，如果出现恶性室性心律失常，往往是心脏性猝死的主要原因。

（3）低血压或休克：多表现为头晕、乏力，严重休克可于数小时内致死。

（4）心力衰竭：主要表现为呼吸困难、咳嗽、烦躁，甚至不能平卧等。

（5）消化道症状：部分病人在发病早期，可伴有恶心、呕吐、上腹胀痛等不适。

三、保健与护理

（一）饮食

保持健康的饮食习惯，多吃新鲜水果和蔬菜。限盐少油，粗粮细粮交替吃，合理膳食保持健康。心梗患者应限制脂肪总量，以新鲜蔬果、鱼类和谷物为主要食品。适量饮水，保持大便通畅。

（二）运动

适当的运动能增强机体的抵抗力，最好选择快走、慢跑、打太极、健身操等低强度的运动项目。避免剧烈运动，以运动后不出现过度疲劳或明显不适为宜。适当的运动有利于恢复血管的弹性。运动中如出现不适，要立即停下来就地休息。

（三）休息

一定要保持充足的睡眠，让身体有足够的休息时间。同时要注意保持心态的平和，避免情绪波动。

（四）服药

在医师的指导下，服用药物防控心肌梗死等心血管疾病。一定要按医嘱服药，并注意观察是否出现不良反应，一旦出现不适要及时就医。

（五）生活细节

久蹲后不要突然起身，要缓慢站起，给身体一个缓冲的时间。早上起床的时候也不要猛起，要缓慢起身。尽量避免极限运动和剧烈运动，并在运动时关注自己的心率变化。

◉ 第五节　糖尿病

一、概述

糖尿病是由遗传和环境因素共同作用引起的一组以慢性高血糖为特征的代谢性疾病。糖尿病是最为常见的慢性病之一，2013 年我国慢性病及其危险因素监测显示，18 岁及以上人群糖尿病患病率为 10.4%（见表 10 - 1）。2 型糖尿病是由遗传和环境因素共同作用而形成，目前病因和发病机制认识不足，可能是一种特异性疾病。常见的环境因素包括年龄增长、不良生活方式、营养过剩、体力活动不足、化学毒物、子宫内环境等。

表 10 - 1　我国 7 次全国性糖尿病流行病学调查情况汇总

调查年份 （诊断标准）	调查人数 /万人	年龄 /岁	糖尿病患病 率/%	IGT 患病率 /%	筛选 方法
1980（兰州标准）	30	全人群	0.67	—	尿糖 + 馒头餐 2hPG 筛选高危人群
1986 （WHO 1985）	10	25 ~ 64	1.04	0.68	馒头餐 2hPG 筛选高危人群
1994 （WHO 1985）	21	25 ~ 64	2.28	2.12	馒头餐 2hPG 筛选高危人群
2002 （WHO 1999）	10	≥18	城市 4.5， 农村 1.8	1.6(IFG 2.7)	FPG 筛选高危 人群
2007—2008 （WHO 1999）	4.6	≥20	9.7	15.5	OGTT
2010 （WHO 1999）	10	≥18	9.7	—	OGTT
2013 （WHO 1999）	17	≥18	10.4	—	OGTT

注：WHO：世界卫生组织；OGTT：口服葡萄糖耐量试验；IGT：糖耐量异常；IFG：空腹血糖受损；FPG：空腹血糖；2hPG：餐后 2 h 血糖；血糖 1 mmol/L = 18 mg/dL。①诊断标准为空腹血浆血糖≥130 mg/dL 或（和）餐后 2 h 血糖≥200 mg/dL 或（和）OGTT 曲线上 3 点超过诊断标准 0′125、30′190、60′180、120′140、180′125，其中 0′、30′、60′、120′、180′为时间点（分），30′或 60′为 1 点；125、190、180、140 为血糖值（mg/dL），血糖测定为邻甲苯胺法，葡萄糖为 100 gl；②糖尿病前期，包括 IFG、IGT 或二者兼有（IFG/IGT）；③2013 年数据除汉族以外，还包括其他少数民族人群；—：无数据。

来源：中华医学会糖尿病学分会. 中国 2 型糖尿病防治指南（2017 年版）［J］. 中华糖尿病杂志，2018，10（1）：4 - 67.

二、临床表现

糖尿病的表现为代谢紊乱症状群的表现。最典型的临床表现为"三多一少"：多尿、多饮、多食、体重减轻。此外，患者常有皮肤瘙痒，女性患者可因尿糖刺激局部皮肤，出现外阴瘙痒。其他症状有四肢酸痛、麻木、腰痛、性欲减退、阳痿不育、月经失调、便秘、视力模糊等。严重时，会发生急、慢性并发症。急性并发症如酮症酸中毒或高渗昏迷；慢性并发症包括心脏、肾脏、眼睛、神经系统疾病及感染，继而危及生命。

三、保健与护理

糖尿病治疗的近期目标是控制高血糖、预防急性并发症；远期目标是预防慢性并发症，提高患者的生活质量。为了这一目标，糖尿病的治疗方案从单纯干预降糖，转变为以生活方式干预为基础的多重危险因素综合管理。家庭管理是糖尿病综合管理的重要保障。主要包括 7 个方面：饮食护理、运动锻炼、药物使用指导、自我监测血糖、预防低血糖、预防糖尿病足和其他并发症的预防。

（一）饮食护理

饮食控制是糖尿病治疗的基础，在糖尿病病程中各个阶段都有不可替代的作用。家庭是饮食控制的关键。家属要了解控制饮食的重要性，做好糖尿病患者饮食控制的监督员及备餐员。

1. 控制总热量

首先根据病人性别、年龄、理想体重［理想体重（kg）= 身高（cm）-105］、工作性质、生活习惯计算每天所需总热量。成年人休息状态下每天每公斤理想体重给予热量 25 ~ 30 kcal，轻体力劳动 30 ~ 35 kcal，中度体力劳动 35 ~ 40 kcal，重体力劳动 40 kcal 以上。儿童、孕妇、乳母、营养不良和消瘦、伴有消耗性疾病者每天每公斤体重酌情增加 5 kcal，肥胖者酌情减少，使体重逐渐恢复至理想体重的 ±5%。

糖尿病患者所需要的热量按照三餐分配，一般早餐占 1/5，中餐占 2/5，晚餐占 2/5，或各占 1/3。对于注射胰岛素或口服降糖药的患者，建议少吃多餐。可每天加餐 2～3 次，加餐食物应是正餐分出的部分。保证一天总热量不变，食物应搭配均衡。谷类、肉类、水果、蔬菜应全面，并且定时定量。

2. 食物交换份法

家属应了解食物搭配及食品能量转化法，合理选择食物种类，制定个性化食谱。所谓的食物交换份是根据一般计量习惯，把各类食物按照其来源和性质分为谷薯类、蔬菜类、水果类、豆乳类、肉蛋类、油脂类。同类食物在一定重量内所含的蛋白质、脂肪、碳水化合物和能量相似，可任意交换。为了方便了解和控制食物摄入的总能量，规定每一份食物交换份所含的能量均为 90 kcal（约 377 kJ）。如果每日饮食中按合理比例包含以上 6 大类食物，则可达到膳食平衡。尤其是对于伴有肥胖的糖尿病患者，准确计算其进食量更是进行营养指导的前提。糖尿病食物交换份详见表 10 - 2。

表 10 - 2　糖尿病食物交换份

食物种类	每份重量/g	能量/kcal	蛋白质/g	脂肪/g	碳水化合物/g
谷薯类	25	90	2.0	—	20.0
蔬菜类	500	90	5.0		17.0
水果类	200	90	1.0		21.0
大豆类	25	90	9.0	4.0	4.0
乳类	160	90	5.0	5.0	6.0
蛋类	50	90	9.0	6.0	—
瘦肉类	50	90	9.0	6.0	—
油脂类	10	90	—	10.0	
坚果类	15	90	4.0	7.0	2.0

注：每份重量为可食部分，主食均指生重的质量。

3. 食物手测量交换份法则

食物交换份法的应用虽然很广泛，但其在实践中以重量单位来衡量食物，需要借助称重工具、图标或卡尺等，操作较为烦琐，所以很多患者反映很难做好食物称量环节，且与家人共同进餐时无法估计食量，中老年人也反映无法记住每日的主食量、蔬菜量等，这些原因导致患者的饮食依从性差。食物手测量交换份法则方便估算食物的摄入量，即用手的不同形状和部位与各种食物交换份以及不同容量的餐具进行比对，从而把手作为食物摄入的估量器，方便估算食物的摄入量。

人群拳头体积与身高、体重有关，通过手的不同部位可以估算自己的饮食摄入量。常见食物的手测量交换份可描述为：3 份主食（75 g 生米）1 拳头，1 两米饭（1 两熟重）1 拳头，1 份水果单手捧（1 个拳头大小的苹果、梨等），1 份叶菜两只手，1 份坚果两手抓，5 份蛋白五掌心，1 份素油 1 拇指。

此外，老年人和家属应注意掌握生活中不同种类常见食物的分量；常用计量单位（将克换算为两、斤等），对于不容易把握的计量单位 g，可使用生活中常用的物品来做量具，如 10 g 油等于 1 汤匙，6 g 食盐大概是 1 个啤酒瓶盖平铺的量。

（二）运动锻炼

运动锻炼是糖尿病防治的重要措施，适当的运动可以促进营养物质代谢，改善心脑血管功能，降低胰岛素抵抗，减缓并发症的发生，同时可以使患者身心愉悦，从而提高生活质量。运动方式以有氧运动为主，根据个人性格爱好及身体状况选择合适的锻炼项目，如散步、骑自行车、打太极拳、慢跑等。运动强度以活动后患者心率达到个体 60% 的最大耗氧量，可以根据公式计算：心率 = 170 − 年龄。适宜运动后应有微汗，自我感觉轻松愉快，虽感疲乏，肌肉酸痛，但食欲睡眠状态良好，疲乏症状休息后可消失。患者可根据自身情况和运动后的状况随时调整运动量。运动不宜在空腹状态下进行，以免发生低血糖。可选择饭后 1 小时进行，持续 30 ~ 40 分钟，可根据患者自身情况逐渐延长时间。运动期间注意补充水分，并随身携带糖果，当出现心慌、头晕等低血糖症状时及时食用并暂停运动。尽量选择空旷、人多的地方进行运动，并随身携带写有姓名、住址、电话和疾病的卡片，以便意外发生时能够及时得到帮助。运动结束后至少做 5 分钟的整理运动，使心率缓慢恢复。在运动过程中还要注意患者双足的保护，选择合适的鞋袜，运动后检查双足，适当按摩促进血液循环。

（三）药物使用指导

1. 口服降糖药物的指导

教育患者按时按剂量服药，不可随意增量或减量，观察患者血糖、糖化血红蛋白、尿糖、尿量和体重的变化，观察药物疗效和药物剂量及药物的不良反应。磺脲类药物主要不良反应有厌食、胃酸分泌增多腹部烧灼感，同时服用制酸剂可减轻或防止发生。服用剂量过大或饮食不配合可发生低血糖反应。偶有药物过敏、粒细胞减少、贫血、皮肤瘙痒和皮疹等。双胍类药物主要不良反应为食欲减退、恶心、呕吐、腹痛、口干苦、金属味、腹泻等，偶有过敏反应。口服降糖药物对肝、肾功能减退者不宜使用。葡萄糖苷酶抑制剂主要不良反应有腹胀、腹痛、腹泻或便秘。

2. 胰岛素注射指导

注射胰岛素患者应教会其及家属注射方法，提醒其按时注射并在注射后记录，以免漏用或重复使用。注射时严格无菌操作，每次注射均需更换针头，按计划更换注射部位，以免造成局部皮下脂肪萎缩或增生、局部硬结。未开封胰岛素必须放冰箱 4~8 ℃冷藏保存，开封后正在使用的胰岛素无须放入冰箱，室温下可保存 30 天左右。但要避免过热和剧烈晃动，以免蛋白质变性失效。注射剂量应严格按照医嘱调整，不可随意增减，以免发生意外。

（四）自我监测血糖

学会自测血糖，利于监控病情。自测不宜过于频繁，也不可长时间不做。查血糖一般每月 1 次，等血糖稳定，就可以 3 个月查一次。自测血糖可以使用微量血糖仪，在手指尖采一滴血，放在指定位置，仪器便会显示出血糖值。使用口服降糖药的患者应每周监测 2~4 次空腹或餐后 2 小时血糖；使用胰岛素治疗的患者应根据胰岛素治疗方案选择合适的频次进行血糖监测。注意餐后 2 小时血糖应从就餐开始计时，至 120 分钟测量血糖。指血采集时，要酒精挥发后再采血，进针深度足以使指血自然流出，切勿用力挤压。

（五）预防低血糖

糖尿病患者血糖低于 3.9 mmol/L 即为低血糖，但也有个别患者血糖不低于此值也会有症状。指导患者熟悉常见诱因并注意避免。空腹低血糖常由于胰岛素过多或者胰岛素拮抗激素缺乏，比如口服药物过量，或者口服药物和注射胰岛素同时使用等。餐后低血糖多发生在夜间，多见于 2 型糖尿病患者餐后胰岛素分泌高峰延迟。低血糖发作时症状多有心悸、出冷汗、面色苍白、四肢湿冷、头晕、视物不清、步态不稳等。教会患者识别症状，一旦发生应尽快给予口服糖类食品缓解症状。同时告知患者及家属不能随意调整药物剂量，餐前用药后应及时进食，避免剧烈运动。

（六）预防糖尿病足

告知患者每天检查双足，观察足部皮肤状况，有无感染及皮肤颜色、温度的改变。每天用温水清洗足部，水温适度，与体温接近即可，避免烫伤。及时修剪趾甲，但要避免太短，与脚趾平齐即可。选择合适鞋袜，鞋子应宽大柔软，袜子应选择柔软、弹性好、透气性强的棉质袜子。冬天注意保暖，每天通过散步和按摩促进足部血液循环。避免赤脚走路，穿拖鞋走路时防止踢伤。关键要控制血糖水平，消除糖尿病足的危险因素。

（七）其他并发症的预防

1. 血管病变

糖尿病常见的并发症有大血管病变和微血管病变。大血管病变主要表现为动脉粥样硬化，如冠心病、心梗、脑梗等。微血管病变并发症主要表现为肾脏病变、视网膜病变等。糖尿病患者在控制高血糖的同时还应积极控制引起大血管病变的其他因素，如高血脂、高血压等。定期监测血糖、血脂、血压、血小板、血黏稠度、体重等指标。老年糖尿病患者血压严格控制在 130/80 mmHg 以下，血脂中的低密度脂蛋白胆固醇应控制在 2.6 mmoL 以下，严格控制体重，将体质指数（BMI）保持在 22 ~ 25 之间。

2. 糖尿病肾病

糖尿病肾病是致终末期肾病的原因。尚未出现肾脏损害的糖尿病患者应注意控制血糖，保持血压正常，避免使用可能损伤肾脏的药物，如抗生素、解热镇痛药物、造影剂等。已出现糖尿病肾病者，饮食上应限制蛋白质摄入，每天摄入量以 0.5 ~ 1.0 g（kg/d）为宜。对已经有大量蛋白尿、水肿和肾功能不全的病人，应以摄入少量优质蛋白为主。食物选择上以动物蛋白如瘦肉、鱼肉、奶制品为主，也可选择豆制品，可以提供必需的氨基酸、钙、各种维生素、异黄酮等有益健康的物质。只是选用豆制品时应适当减少肉蛋类，防止蛋白质总量超标。在低蛋白饮食时，必须保证总能量充足，以维持正常生理需要。可以选择一些含热量高而蛋白质含量低的主食类食物，如粉丝、芋头、土豆、藕粉、白薯、菱角粉、山药、南瓜、荸荠粉等；也可食用高淀粉类食物，如麦淀粉、山芋淀粉等。

3. 糖尿病眼病

糖尿病眼病是患者致盲的主要原因。及时治疗非常关键，对糖尿病早期患者应注意预防。应定期进行眼底检查。当发现有眼底视网膜微血管病变时，就应听从医嘱尽早使用胰岛素。此外患者平时应注意用眼卫生，避免长时间看电视、手机、熬夜等。也可通过做眼保健操，促进眼部血液循环，降低发病率。

2 型糖尿病的综合控制目标，应综合考虑患者的年龄、病程、预期寿命、并发症或合并症、病情严重程度等，制定相应的目标值，可参考表 10 - 3。糖尿病患者应定期随诊，以监测家庭自我管理的效果。

表 10 - 3　中国 2 型糖尿病综合控制目标

指标		控制目标
血糖/mmol·L^{-1*}	空腹	4.4 ~ 7.0
	非空腹	< 10.0
糖化血红蛋白/%		< 7.0
血压/mmHg		< 130/80
总胆固醇/mmol·L^{-1}		< 4.5
高密度脂蛋白胆固醇/mmol·L^{-1}	男性	> 1.0
	女性	> 1.3
三酰甘油/mmol·L^{-1}		< 1.7
低密度脂蛋白胆固醇/mmol·L^{-1}	未合并动脉粥样硬化性心血管疾病	< 2.6
	合并动脉粥样硬化性心血管疾病	< 1.8

续上表

指标	控制目标
体质指数	＜24.0

注：1 mmHg = 0.133 kPa；＊毛细血管血糖。

来源：中华医学会糖尿病学分会. 中国 2 型糖尿病防治指南（2017 年版）［J］. 中华糖尿病杂志，2018，10（1）：4–67.

◎ 第六节　脑卒中

一、概述

脑卒中（stroke），也称为脑中风、脑血管意外或急性脑血管疾病，指各种原因引起的脑血管急性缺血或出血导致的脑功能障碍综合征。脑卒中发病率高、复发率高、致残率高、病死率高（分别居我国农村和城市死因的第一位和第三位）。据统计，我国每年新发脑卒中约 200 万人，死亡 150 万人，存活患者 600 万～700 万人，其中约 3/4 的患者遗留不同程度的致残，给个人和家庭带来了沉重的经济、照顾和精神心理负担，影响生活质量。

该病常见于老年人，分脑缺血和脑出血两种情况，前者发病率更高，后者病情更为凶险，病死率高。患者抢救成功后，常遗留一定程度的后遗症。常见的临床表现包括意识障碍、运动障碍、感觉障碍、言语障碍、吞咽障碍、认知障碍等，生活常常不能自理，需要持续的康复治疗，对患者及其家庭的生活质量带来严峻的挑战。

此外，如果短暂的脑部缺血导致一过性的脑部功能障碍，症状在 24 小时内恢复，且检查不出有任何异常，则称为短暂性脑缺血发作（Transient Ischemic Attack，TIA）。TIA 是脑卒中的特级警报，尽管症状和不适的表现在 24 小时内恢复，也需要立即前往医院就诊，明确高危因素，预防复发，并避免发展为真正的脑卒中。

二、临床表现

脑卒中发生后是否能得到及时正确的处理，是患者治疗效果的重要影响因素。因此，尽快识别脑卒中并及时送达有卒中诊治资质的医疗机构是至关重要的。当突然出现以下任一症状时，应考虑脑卒中：一侧面部麻木或口角歪斜；一侧肢体（伴或不伴面部）无力或麻木；说话不清或理解语音困难；双眼向一侧凝视；一侧或双眼视力丧失或模糊；眩晕伴呕吐；既往少见的严重头痛、呕吐；意识障碍或抽搐；突然跌倒或突然眼前一片黑蒙等。

当遇到以上情形时，应立即拨打"120"，并在等待救护车到来前，做到以下几点：①记录发作的时间；②仰卧，头肩部垫高，减少脑部血管压力；③头偏向一侧，避免痰液或呕吐物导致呛咳或窒息；④如患者口中有呕吐物，应设法抠出，保持呼吸通畅；⑤可解开患者纽扣、腰带、裤带、内衣等，取出假牙。注意不要给患者喂水喂药。

时间就是生命，应尽快救治，不要存在侥幸心理或舍近求远而拖延救治。

三、保健与护理

尽管近年来脑卒中的诊疗技术已有很大进展，但绝大部分脑卒中的病理生理过程仍无法逆转。因此，脑卒中的预防重于一切。目前，可干预的脑卒中高危因素有：高血压、高血脂、心脏病、糖尿病、吸烟、酗酒、低体力活动量、高盐饮食、超重等。下面，我们针对几项最重要的因素进行介绍。

（一）降压推荐

成年人血压正常范围是 140/90 mmHg 以下。高血压是脑卒中最重要的危险因素。研究结果显示，在控制其他危险因素后，收缩压每升高 10 mmHg，脑卒中的相对发病危险增加 49%；舒张压每升高 5 mmHg，脑卒中的相对发病危险增加 46%。脑卒中防治指南推荐，应建立成年人首诊测压制度，及早发现高血压患者。有高血压病史者，推荐家庭自测血压。早期或轻度高血压［收缩压 140～159 mmHg 和（或）舒张压 90～99 mmHg］首先采用调整生活方式治疗，

3 个月效果仍不佳者，应加用降压药治疗；中度以上高血压患者［收缩压高于160 mmHg 和（或）舒张压大于 100 mmHg］除改进饮食和生活习惯外，应进行持续、合理的药物治疗。降压的目标应达到：普通患者降至 140/90 mmHg 以下；伴糖尿病或肾病患者，应降至 130/80 mmHg 以下；年龄超过 65 岁者，可适当放宽要求，收缩压降至 150 mmHg 即可；伴有心脑血管狭窄的情况，请遵医嘱控制血压。

（二）控糖推荐

成年人正常空腹血糖（指停止进食后至少 4 小时）应低于 6.1 mmol/L，餐后两小时血糖应低于 7.8 mmol/L。研究结果表明，糖尿病可使脑卒中的风险增加 1 倍以上，而大约 20% 的糖尿病患者最终将死于脑卒中；糖尿病合并高血压可以明显增加脑卒中的发生。脑卒中防治指南推荐：①有脑血管病高危因素的人应定期监测血糖，必要时测定糖化血红蛋白、糖化血浆白蛋白或糖耐量试验。②糖尿病患者应改进生活方式，控制饮食，加强体育锻炼；2～3 个月血糖控制仍不满意者，应使用口服降糖药或胰岛素治疗。③糖尿病合并高血压的患者应严格控制血压在 140/90 mmHg 以下，可根据耐受性进一步降低至130/80 mmHg。

（三）运动推荐

研究结果表明，积极参加身体锻炼的人群脑卒中和死亡的风险较不参加运动的人群减少 25%～30%，女性从运动中获益则更明显。脑卒中防治指南推荐：①选择合适自己的运动方式；中老年人进行体力活动前，应考虑心脏应激检查，个性化制定方案。②健康成人应每周 3～4 次、每次至少持续 40 分钟中等或中等强度以上的有氧运动（如快走、慢跑、骑自行车等）。

（四）控制体重推荐

肥胖与高血压、糖尿病、心脏病有关；肥胖者缺血性脑卒中发病的相对危险度为 2.0。脑卒中防治指南推荐：①在超重或肥胖者中，推荐减轻体重、降低血压，以降低脑卒中风险；②超重或肥胖者可通过健康生活方式、良好饮食习惯、增加身体活动等方式控制体重；③理想状态下，应保持 BMI 指数［体重

（公斤）/身高（米）^{2}] 在 18.5~24.9 之间，或者腰臀比 <1。

（五）降脂推荐

总胆固醇每升高 1 mmol/L，脑卒中风险增加 25%。脑卒中防治指南推荐：①40 岁以上男性和绝经后女性应每年进行血脂检查；脑卒中高危人群建议每 6 个月检测血脂。②血脂异常者，应改变生活方式；无效者遵医嘱采用他汀类药物治疗。

（六）控烟推荐

吸烟使缺血性脑卒中的风险增加 1 倍，蛛网膜下腔出血的风险增加 2 倍；被动吸烟的危害更大，发生脑卒中的风险是主动吸烟的 2 倍。脑卒中防治指南推荐：①吸烟者应戒烟，社区中采用综合性干预措施，如心理辅导、尼古丁替代疗法、口服戒烟药物等帮助戒烟；②不吸烟者要避免被动吸烟；③继续加强宣传教育，提高其危害性的认识，应促进政府制定公共场所禁止吸烟的法规，在各种公共场所设定禁烟区和特定吸烟区。

（七）饮食推荐

水果、蔬菜、鱼类摄入对脑卒中有保护作用。控制钠摄入和增加钾的摄入，对脑卒中有保护作用。脑卒中防治指南推荐：①每日饮食应多样化，能量和营养素摄入均衡合理；②推荐食盐摄入 ≤6 g/d，钾摄入 ≥4.7 g/d。③增加水果、蔬菜和低脂奶制品的摄入并减少饱和脂肪酸的摄入；少吃糖类和甜食。

（八）防治心脏病推荐

心房颤动患者脑卒中发生率为 12.1%，比无房颤者风险高 4~5 倍；其他类型的心脏病，如冠心病、心力衰竭、瓣膜性心脏病等，都显著增加脑卒中的风险。因此，脑卒中防治指南推荐：①40 岁以上成人应定期体检，早期发现房颤；65 岁以上需进行房颤筛查。②有房颤者，根据医生的充分评估选择抗凝治疗。③其他心脏病患者，也应在专科医师的指导下进行规范的治疗。

（九）戒酒推荐

有研究表明，轻中度饮酒（白酒不超过 1 两，啤酒不超过 640 mL，葡萄酒不超过 150 mL）可能具有一定的脑血管系统保护作用，过量饮酒则脑出血风险增加。脑卒中防治指南推荐：①饮酒者不提倡大量饮酒，应适度；每日不超过25 g，女性减半。②不饮酒者不提倡用少量饮酒来预防脑卒中。

【思考题】

1. 出现咳嗽咳痰可否自行在药店购买抗生素治疗，为什么？
2. 慢性胃炎的饮食原则是什么？
3. 冠心病心绞痛时应如何急救？
4. 引起心肌梗死的因素有哪些？
5. 如何早期识别急性心肌梗死？
6. 如何制定个体化的糖尿病饮食方案？
7. 糖尿病患者运动时要注意什么？
8. 糖尿病患者发生低血糖时应如何应对？
9. 当发现家人有中风的可能时，为什么不推荐自驾车将其送往医院？

【参考文献】

[1] 陆慰萱. 呼吸系统疾病诊断与诊断评析 [M]. 上海：上海科学技术出版社，2004.

[2] 尤黎明，吴瑛. 内科护理学 [M]. 6 版. 北京：人民卫生出版社，2017.

[3] 郭云良，金丽英，刘天蔚. 老年医学 [M]. 北京：科学技术文献出版社，2017.

[4] 郭秀君，李嫦英. 老年家庭护理 [M]. 南京：东南大学出版社，2016.

[5] 尤黎明，吴瑛. 内科护理学 [M]. 5 版. 北京：人民卫生出版社，2014.

[6] 盖飞，孙云凤，刘叶. 浅谈冠心病患者的家庭护理 [J]. 医学信息，2013（21）：433-433.

[7] 高润霖. 进一步改善稳定性冠心病的诊治：浅谈"中国稳定性冠心病

诊断与治疗指南"亮点 [J]. 中华心血管病杂志, 2018, 46 (11): 833 – 836.

[8] 中华医学会心血管病学分会介入心脏病学组, 中华医学会心血管病学分会动脉粥样硬化与冠心病学组, 中国医师协会心血管内科医师分会血栓防治专业委员会, 等. 稳定性冠心病诊断与治疗指南 [J]. 中华心血管病杂志, 2018, 46 (9): 680 – 694.

[9] 中国康复医学会心脏康复专业委员会. 稳定性冠心病的康复治疗要点 [J]. 健康指南: 中老年, 2016 (7): 10 – 11.

[10] 许志远. 冠心病、心绞痛、心梗三者傻傻分不清? [J]. 特别健康, 2019 (20): 1.

[11] 范国洽, 郝慧斌, 杨昱, 等. 2013 版《中国 2 型糖尿病防治指南》解读 [J]. 中国临床医生杂志, 2015 (10): 92 – 94.

[12] 刘金钢. "中国肥胖和 2 型糖尿病外科治疗指南 (2014)" 的重点解读 [J]. 外科理论与实践, 2015 (5): 372 – 374.

[13] 李巍巍. 中国血糖监测临床应用指南 (2015 年版) [J]. 解放军医药杂志, 2015 (11): 117.

[14] 葛勤敏, 潘曙明. 规范血酮监测以减少糖尿病酮症酸中毒误诊误治:《中国糖尿病血酮监测专家共识》解读 [J]. 临床误诊误治, 2015 (3): 1 – 4.

[15] 郭艺芳. 从 2015 年 ADA 新指南看我国糖尿病患者心血管危险因素的防控 [J]. 重庆医科大学学报, 2015 (7): 909 – 910.

[16] 中华医学会糖尿病分会. 中国 1 型糖尿病诊治指南胰岛素治疗、医学营养治疗、运动治疗、其他治疗方法 [J]. 中国医学前沿杂志 (电子版), 2013 (11): 48 – 56.

[17] 缪中荣. 漫画脑卒中 [M]. 北京: 人民卫生出版社, 2015.

[18] 王文志, 龚涛. 中国脑血管病一级预防指南 2015 [J]. 中华神经科杂志, 2015, 48 (8): 629 – 643.

第十一章
日常常用救护技术

❀ **识记：**

日常家庭与户外急救初步处理的方法。

❀ **理解：**

1. 海姆立克腹部冲击法的原理。

2. 烧伤深度划分标准。

3. 中暑的分类。

❀ **运用：**

能运用所学的知识进行初步急救。

◎ 第一节　日常家庭急救技术

一、气道异物梗塞

（一）识别

气道异物梗塞表现的症状为手捏喉咙，脸色发紫，面容窘迫、恐惧等。"海姆立克腹部冲击法"是针对气管完全梗阻导致窒息的一种急救技术。海姆立克腹部冲击法的原理：利用冲击腹部膈肌下软组织被突然的冲击，产生向上的力，压迫两肺下部，从而驱使肺部残留空气形成一股气流。这股带有冲击性、方向性、长驱直入气管的气流，就能将堵住气管、喉部的食物硬块等异物驱除，使人获救。

（二）急救与处理

1. 自救

（1）用力咳嗽法：如果患者还能讲话或咳嗽，表明气道没有被完全阻塞，尽量让患者自己咳出较好；先吸一口气，然后用力咳嗽，有时就可把异物从气道内咳出。

（2）上腹部手拳冲击法：将右手拇指关节突出点顶住上腹部（脐上两横指），相当于剑突与脐之间腹中线部位，左手紧握右手，然后用力向内做 4~6 次连续快速冲击。

（3）对着台角或椅角处撞击，4~6 次连续快速撞击。

2. 互救

患者意识清醒，但无法自己咳出噎住的食物时，可用以下两个方法。

（1）腹部冲击法。

顺着患者的上腹部向上迅速施压，靠产生的冲击气流将食物挤出气道；如果患者已呼之不应，应立刻扳开他的嘴，用食指贴着其口角一侧，伸入到口腔深部向外做钩扫动作，直至清除食物为止。技巧口诀"剪刀、石头、布"如下。

剪刀：患者肚脐上 2 指定位；

石头：施救者手握住拳头顶住 2 指位置；

布：用另一只手包住"石头"，快速向后上方冲击 5 次，直到患者把异物咳出。

（2）拍击（背）法。

抢救者站在患者侧后位，患者头要低于躯干，一手放置于患者胸部，另一手掌根部对准患者肩胛区脊柱上，用力给予连续 4~6 次急促拍击。

3. 婴幼儿急救

将婴儿身体俯伏在施救者的前臂上，头部朝下。施救者用一只手掌支撑婴儿下颌及头部，使头部轻度后仰，略张开口，保持气道通畅；用另一手掌掌跟在婴儿的背部两肩胛骨之间拍击 5~6 次，大约每秒拍击一次。拍击后，注意检查口腔中是否有异物呕出，可用小手指掏取口腔中的异物。若异物不能顺利吐出来时，也可采用海姆立克腹部冲击法。

二、烧烫伤

（一）识别

烧伤深度我国多采用三度四分法。

1. Ⅰ度烧伤

Ⅰ度烧伤称红斑烧伤，只伤及表皮，表现为轻度浮肿，热痛，表皮干燥，无水疱，需 3~7 天痊愈，不留疤痕。

2. Ⅱ度烧伤

Ⅱ度烧伤又称水疱性烧伤。

（1）浅Ⅱ度烧伤，烧伤可达真皮，表现为剧痛，感觉过敏，有水疱，创面发红，潮湿、水肿，需 8~14 天痊愈，有色素沉着。

（2）深Ⅱ度烧伤，真皮深层受损，表现为痛觉迟钝，可有水疱，创面苍白潮湿，有红色斑点，需 20~30 天或更长时间才能治愈。

3. Ⅲ度烧伤

Ⅲ度烧伤又叫焦痂性烧伤，烧伤可深达肌肉或骨骼，表现为痛觉消失，皮肤无弹性，干燥，无水疱，似皮革，创面焦黄甚至炭化。

此外，烧伤面积越大，深度越深，危害性越大。头面部烧伤易出现失明，水肿严重；颈部烧伤严重者易压迫气管，出现呼吸困难及窒息；手及关节烧伤易出现畸形，影响工作和生活。

（二）急救与处理

发生了烧烫伤后，迅速脱离热源，根据创面不同的特征，判断烧伤深度，烧烫伤严重时（深Ⅱ度以上）要拨打"120"。无论烧烫伤的程度如何，谨记五步急救法：一冲、二脱、三泡、四盖、五送。

（1）冲：将伤处用清洁冷水冲洗或浸于清洁冷水中，时间为 15～30 分钟，如无法浸水，可用冷湿的布敷于伤处，直到不痛为止。这样做的目的是使深层组织降温，减少渗出和水肿，缓解疼痛。

（2）脱：用冷水冲洗完毕，等冷却后才可小心地将贴身衣物或饰品脱去，若被粘住，不可硬脱，可用剪刀小心剪开。这样做的目的是避免皮肤组织粘住戒指、手表、皮带及衣物等，以防止肢体肿胀后无法去除，而造成血运不畅，出现更严重的损伤。

（3）泡：将患处在冷水中继续浸泡 10～15 分钟，若患者发生颤抖现象、意识不清或叫不醒时，就立即停止浸泡赶快送往医院。这样做的目的是使患处继续降温、止痛。

（4）盖：用干净布类，如床单、被套、衣物、毛巾等轻轻盖住烧烫伤部位，如果皮肤起水疱，不要随意刺破。这样可以保护创面，预防感染。

（5）送：尽快、就近送到规范、专业的医疗机构救治。避免用有色药物（碘酊、龙胆紫）涂抹创面，也避免用酱油、牙膏、蜜糖等涂抹伤口，以免增加伤口处理难度。

（三）烧烫伤紧急处理注意事项

（1）第一时间拨打"120"急救电话，在急救车到来之前，检查患者的呼吸道、呼吸情况和脉搏，做好心肺复苏的急救准备。遇到烧、烫伤，不要急着往医院跑，首先应脱离热源。

（2）烧、烫伤后最好不要自行涂一些药物或食品。如麻油、酱油、护肤膏、牙膏、红药水、中草药等，轻则污染创面，重则引起化学反应，加重伤情。

（3）严重烧伤、烫伤者不可让其喝白开水及矿泉水，喝淡盐水或口服补液盐，应少量多次，50 mL/次。

（4）小水疱不要将水疱挑破，大水疱消毒后用无菌注射器将囊液抽尽，疱皮尽量保留，在短时间内起到保护创面作用。

（5）烧烫伤手臂时，及时去掉手表、手镯、戒指等，防止伤处肿胀，影响血液循环而发生坏死；就近尽快送到正规的医疗机构救治。

三、煤气中毒

（一）识别

（1）轻度中毒：头晕、头痛、眼花、耳鸣、恶心、呕吐、心慌、全身乏力。

（2）中度中毒：除轻度症状外，还有多汗、烦躁、走路不稳、皮肤苍白、判断力降低、视力减退和幻觉。

（3）重度中毒：出现抽搐、昏迷等症状，常伴有皮肤、口唇呈樱桃红色。

（二）急救与处理

（1）打开门窗，使新鲜空气进入室内。

（2）尽快让中毒者脱离中毒环境，迅速将其转移到空气新鲜的地方。

（3）拨打"120"，强调是煤气中毒。

（4）在最短时间内检查中毒者的呼吸、脉搏和意识，迅速判断中毒程度，确认是否需要心肺复苏。

（5）如现场有吸氧装置的，对有自主呼吸、神志清醒的中毒者进行吸氧治疗，氧流量为10升/分钟，并持续至医务人员的到来或送入医院。

（6）让神志清醒的中毒者安静休息，在寒冷天气注意保暖。

（7）施救成功指标：恢复自主呼吸和心跳；面色苍白或樱桃红色转为正常红润；头痛、头晕、恶心、呕吐等症状解除。

注意事项：救助者应用湿毛巾捂住口鼻，关闭煤气总闸，打开门窗。严禁在现场打电话、点火、开启电源等，以免引起燃烧、爆炸。

四、食物中毒

（一）识别

食物中毒会出现恶心、呕吐和腹泻，同时伴有腹部疼痛，极为容易出现脱水症状，从而导致休克。

（二）急救与处理

（1）如果进食时间在 1～2 小时内，可以用筷子或手指压迫舌根或刺激咽喉后壁引起呕吐，如此反复多次即可。轻症患者呕吐后可服用温开水或淡盐水，然后卧床休息，最好是侧卧，以防止呕吐物堵塞呼吸道。重症患者要禁食 8～12 小时，可静脉输液，待病情好转后，再进些米汤、稀粥、面条等易消化食物。

（2）如果食物吃下去的时间超过 2 小时，而且患者精神尚好，则可服用些泻药，促使中毒食物尽快排出体外。

注意事项：经上述方法急救，中毒者症状还未见好转，或中毒较重，应立即拨打"120"送去医院救治。要保留食物样本或呕吐物，以提供给医院进行检查。

五、酒精中毒

（一）识别

酒精中毒的患者会出现酒味浓、面红或苍白、语无伦次、步态不稳、恶心、呕吐、昏睡甚至昏迷。

（1）轻度中毒：兴奋、面红，轻微眩晕，走路不稳，说话滔滔不绝，口齿不清或语无伦次，有时则沉默寡言，自行入睡。

（2）重度中毒：神志不清、面色苍白、呼吸缓慢、有鼾声、大小便失禁。

（二）急救与处理

（1）停止饮酒。

（2）用刺激咽喉的方法引起呕吐（昏睡者不适合此法）。

（3）让中毒者卧床休息，注意保暖。如卧位时呕吐，应将他的头部侧向一边，让呕吐物顺利流出。

（4）可给中毒者吃梨子、马蹄、西瓜等，不宜用浓茶或咖啡解酒。

（5）如酒精中毒严重，甚至出现昏迷时，快速送往医院。

◎ 第二节　户外常用急救技术

一、软组织损伤

（一）识别

软组织损伤是皮肤、肌肉筋膜、韧带、血管、神经等组织的损伤。根据伤部皮肤和黏膜是否完整，分为开放性损伤（擦伤、撕裂伤、刺伤和切伤）和闭合性（挫伤和肌肉韧带扭伤）两类。

（二）急救与处理

1. 擦伤

①擦伤是皮肤受到外力摩擦所致，皮肤被磨破出血或者组织液渗出，创口浅、面积小的擦伤，可用生理盐水或凉白开洗净创口，周围用75%酒精棉球沿伤口边缘向外擦拭，创口上涂碘酊或者双氧水，等干即可，勿包扎。不要在创口上涂红药水或者紫药水，创口大且严重时要用消毒纱布贴好以覆盖伤口。关节附近的擦伤也不宜使用暴露疗法，以免皮肤干裂而多影响关节运动。②创口内若有煤渣、细沙等异物，要用生理盐水或凉白开冲洗干净，必要时要用硬毛刷将异物刷去。创口除用双氧水消毒、创口周围皮肤用酒精棉球消毒外，还要用凡士林纱条覆盖创面或撒上消炎粉，最后用消毒敷料覆盖并包扎。

2. 撕裂伤

皮肤撕裂伤多发生于头部，尤其以额头和面部较多见，如篮球中眉弓部被他人肘部碰撞，引起眉际皮肤撕裂。若撕裂伤口小，经止血，消毒处理后，可用创可贴；伤口较大则需缝合，必要时要使用抗生素治疗。

3. 刺伤和切伤

田径运动中被钉鞋或标枪刺伤，冬季滑冰时被冰刀切伤，其处理方法基本上与上相同。刺伤多由于针、锥、钉。木刺等刺破皮肤引起，伤口一般小而深。处理方法如下：①将刺拔出。若刺入物较干净刺入又不深时，可立即拔除，并使伤口自然流血（少量），可以起到冲洗伤口的作用。若刺小不易拔出时，可用 75% 酒精、碘酊涂擦伤口周围，并用缝针在开水中烫一下或酒精棉擦拭后，进行拔刺，最后再涂碘酊。②包扎。用消毒纱布包扎，2~3 天可自愈。如果刺伤很深，又因为钉子生锈或不易拔出时，则不要勉强拔除，以免折断留下残根。应立即用干净布覆盖伤处，送医院处理，必要时注射破伤风抗毒素，预防感染破伤风（注意：凡被不洁物致伤且伤口小而深时，应注射破伤风抗毒素）。

4. 闭合性软组织损伤

包括挫伤和肌肉韧带扭伤。处理应以制动、早期冷敷（24 小时内）、后期热敷为主。

二、扭伤

（一）识别

扭伤是指四肢关节或躯体部位的软组织（如肌肉、肌腱、韧带等）损伤，而无骨折、脱臼、皮肉破损等。临床主要表现为损伤部位疼痛、肿胀和关节活动受限，多发于腰、踝、膝、肩、腕、肘、髋等部位。在运动中较为常见。

（二）急救与处理

1. 应急处置

应急处置也被称为"RICE"原则，主要包括以下几方面。

（1）制动（Rest）。

立即停止运动，让患部处于不动的状态，可控制肿胀和炎症，可以把出血量控制在最小限度内。

（2）冷敷（Ice）。

冷敷可使毛细血管收缩，减轻局部充血，可使神经末梢的敏感性降低而减轻疼痛，降温退热，还可减少局部血流，防止炎症和化脓扩散。

（3）加压（Compression）。

加压包扎既可使患部内出血及瘀血减轻，还可以防止浸出的体液渗入到组织内部，并能促进其吸收。

（4）抬高（Elevation）。

把患部提到高于心脏的位置。可以减轻内出血、减少通向损伤部位的血液及静脉回流，患部的肿胀及瘀血因此得以减轻。

2. 急救措施

（1）在运动中扭伤手指，应立即停止运动。首先予以冷敷，最好用冰块（云南白药喷雾剂也有冰冻效果），没有条件时，可用冰水代替。将手指泡在冰水中15分钟左右，然后用冷湿布包敷，再用胶布把手指固定在伸直位置。检查手指的活动度，如果手指的伸直弯曲都受限或者末节手指呈下垂样，可能是发生了撕脱性骨折，一定要去医院诊治。

（2）若踝关节扭伤，急救时可以用毛巾包裹冰块外敷局部，持续15~20分钟，在24小时内间隔冷敷3~5次。24小时后皮肤破损不严重可以用热毛巾外敷，同时制动休息，用枕头把小腿垫高，促进静脉回流，瘀血消散。另外可用茶水、黄酒、蛋清等调敷云南白药，2~3次/日敷伤处，外加包扎，促进瘀血消散。

（3）腰部扭伤也需静养。应在局部冷敷，尽量采取舒服体位，或者侧卧，或者仰平卧屈曲（睡木板床），膝下垫上毛毯之类的物品。止痛后，如有条件可找医生上门治疗。

三、抽筋

（一）识别

肌肉痉挛是肌肉不自主的强制性收缩，俗称抽筋。运动过程中痉挛最容易发生在小腿腓肠肌，其次为足底部的屈趾肌。其病因与发病机理如下。

（1）低温刺激。在低温环境中运动、训练，肌肉可因低温寒冷的刺激而兴奋增高。

（2）电解质的过多丢失。电解质（Ca^{2+}、Na^+、Cl^-）随汗液大量流失，造成体内电解质平衡失调，肌肉兴奋性增高而发生肌肉痉挛。

（3）肌肉的收缩频率过快。

（4）肌肉损伤。运动所致肌肉损伤后，Ca^{2+}进入细胞，使细胞内Ca^{2+}增多，从而造成肌肉纤维收缩失控，引起了局部肌肉痉挛。同时，损伤性疼痛也会引起肌肉痉挛。

（二）急救与处理

（1）拉伸痉挛的肌肉是常用的缓解办法，例如，手指抽筋时将手握成拳头，然后用力张开，再迅速握拳，如此反复进行。手臂抽筋时，将手握成拳头并尽量屈肘，然后再用力伸开，如此反复进行。小腿腓肠肌痉挛时，可取坐位或仰卧位，伸直膝关节，缓慢用力地将足部背伸。牵引过程中注意用力宜缓，切忌暴力，以防肌肉拉伤。同时在痉挛肌肉部位进行按摩，手法以揉捏、重力按压为主。

（2）腓肠肌或足趾痉挛时，用同侧手掌压在痉挛侧髌骨上，另一侧手握住痉挛侧足趾，在促使膝关节伸直的同时，缓慢用力向身体方向拉，可连续重复，大腿肌肉痉挛时，可先弯曲痉挛侧膝关节，然后双手抱住小腿，用力使之向大腿靠近，再用力向前伸直。上肢肌肉痉挛，可做反复用力屈伸肘关节及用力握拳、张开等动作。

四、虫咬伤

（一）识别

虫咬伤指的是昆虫对人体的损害，不同昆虫所含毒液不一样，对人体损害的严重程度及临床表现也差异很大，轻者为轻度红斑、丘疹或风团，伴有不同程度的瘙痒、烧灼及疼痛感，重者可出现皮肤广泛损伤或坏死、关节痛等，严重的甚至会引起全身中毒症状，导致过敏性休克而死亡。

（二）防治与处理

1. 昆虫叮咬

（1）防治：在野外，应该穿长袖衣服和长裤，并扎紧袖口和领口，在皮肤暴露的部位涂搽防蚊药。不要在潮湿的树荫和草地上坐卧。宿营时，烧些艾叶、青蒿和野菊花等来驱赶昆虫。

（2）急救与处理：被昆虫叮咬后，可以用氨水、肥皂水、清凉油等涂抹在患处消毒止痒。

2. 蚂蟥叮咬

（1）防治：蚂蟥是危害很大的虫类。在野外时，在鞋面上涂些肥皂、防蚊油或大蒜汁，可以防止蚂蟥上爬。

（2）急救与处理：如遇到蚂蟥叮咬，不要硬拔，可用手拍或用肥皂液、食醋、酒精或盐水滴在它的头部，又或者用燃烧的香烟烫，让其自动脱落，然后压迫伤口止血，并用碘酒涂搽伤口以防感染。如果创伤严重就立即送往医院注射破伤风抗毒素。

3. 蜜蜂蜇

（1）防治：离草丛和灌木丛远些，因为那里往往是蜂类的家园。发现蜂巢应绕行，一定不要做出过于"亲近"的表现。最好穿戴浅色光滑的衣物，因为蜂类的视觉系统对深色物体在浅色背景下的移动非常敏感。如果有人误惹了蜂群而招致攻击，有效的办法是用衣物保护好自己的头颈，反向逃跑或原地趴下，千万不要试图反击，以免招致更多的攻击。

（2）急救与处理：如果不幸已被蜂蜇，可用针或镊子挑出蜂刺，但不要挤压，以免剩余的毒素进入体内。然后用肥皂水、苏打水或氨水等弱碱性溶液涂抹在被蜇伤处中和毒性。还可以用湿毛巾包冰袋敷在伤处，减轻肿痛。蜜蜂蜇过后皮肤如果感到疼痛、发痒，可以咨询医生，在医生的指导下应用抗过敏的药物，若被黄蜂蜇到，用酸性溶液如食醋涂抹。

五、蛇咬伤

（一）识别

判断是不是毒蛇咬伤。

（1）毒蛇咬伤：伤口牙痕粗大且呈圆孔针尖状或伴有两排锯齿浅小牙痕。局部伤口可出现水肿、渗血、坏死，全身症状明显。

（2）无毒蛇咬伤：牙痕呈锯齿状，细而成排。局部症状不明显，几乎没有全身症状。

若不能判断是不是毒蛇咬伤应按毒蛇咬伤观察和处理。

（二）急救与处理

（1）拨打"120"。

（2）移离现场，保持冷静，不能让伤者奔跑，以免加快血液循环导致蛇毒扩散，限制被咬伤肢体的活动，让受伤部位保持在低于心脏水平，以延缓蛇毒被吸收。

（3）减少蛇毒扩散的方法：①用两指宽的绷带、布条绑紧在伤口上方的近心端上（伤口上方 2~10 厘米，每隔 15 分钟放松 1~2 分钟）。由近心端开始向远心端捆扎，包扎到伤口周围即可。捆扎时绷带与皮肤之间要可放下一个手指为宜，以免过紧导致组织缺血坏死。②立即找小刀或其他锋利的东西刺破毒牙痕迹，并挤压排出毒血。

（4）用生理盐水或肥皂水清洗伤口，有条件可用 1∶5 000 高锰酸钾溶液清洗。有毒牙残留应尽快去除。

（5）最好将咬人的蛇打死以供医生诊断参考。

（6）用担架送去医院。积极联系沟通，找到有蛇毒血清的医院去治疗。

（7）预防：当野外旅行、工作时，尤其在夜间最好穿长裤、蹬长靴或用厚帆布绑腿。持木棍或手杖在前方左右拨草将蛇赶走，夜间行走时要携带照明工具，防止踩踏到蛇体招致咬伤。选择宿营地时，要避开草丛、石缝、树丛、竹林等阴暗潮湿的地方。还应常备解蛇毒药品以防不测。

六、中暑

（一）识别

中暑是在暑热季节、高温和（或）高湿环境下，由于体温调节中枢功能障碍、汗腺功能衰竭和水电解质丢失过多而引起的以中枢神经和（或）心血管功能障碍为主要表现的急性疾病。根据临床表现及严重程度，中暑可分为轻微中暑、高热型中暑、痉挛型中暑。

1. 轻微中暑

出现大量出汗、口渴、头昏、耳鸣、胸闷、恶心、全身疲乏、四肢无力、注意力不集中等症状，或体温略有升高。

2. 高热型中暑

人体受高温及阳光直接照射，使体温调节机能失常而发生排汗困难，因而体温急剧上升。如长时间曝晒于高温日光下，可引起脑膜高度充血而影响中枢神经系统失去了体温调节作用。发生症状患者感觉闷热难受，体温升高（往往超过40 ℃）。皮肤潮红但干燥无汗，继而意识模糊、头晕虚弱、畏光、恶心呕吐、血压降低、脉搏快而弱，终至昏迷，可于数小时内死亡。

3. 痉挛型中暑

这是比较常出现的中暑问题，因暴露于热环境下，身体所散发汗液使体内盐分损耗过多所致。比如军训时排汗过多，身体的微量元素大量流失所致。主要为各部骨骼肌肉发生疼痛性收缩、皮肤潮湿寒冷、全身抽搐、体温正常或稍增高。

（二）急救与处理

1. 轻微中暑急救与处理

将患者迅速带离高热环境，移至阴凉通风处休息，解开衣领，为其扇风，用风油精擦其额部或太阳穴，并给予清凉饮料、浓茶、淡盐水和十滴水、人丹、解暑片（每次1~4片）或藿香正气丸（每次1粒）等解暑药物。轻微中暑一般在短时间内中暑症状可消失。

2. 高热型中暑急救与处理

①迅速将患者移往阴凉通风处，放低头部，抬高双腿，以保证脑部供血。解除其负荷，松开衣服，并使其安静休息。②降温处理：可采用电风扇吹风等散热方法；在头部用冰袋或冷水湿敷；当身体出现高热时，用冷水或冰水擦身（擦至皮肤发红）或用40%的酒精擦身。亦可在额、颈、腋下和腹股沟等处放置冷湿毛巾或冰袋。③症状重或昏迷患者，可按压人中、合谷等穴位刺激其苏醒并迅速送院处理。④如发现患者呼吸困难，应立即施行人工呼吸。在实施必要的急救措施的同时，立即拨打"120"电话，急送医院抢救。⑤患者清醒后，应请医生或送至附近医疗机构检诊以利做进一步治疗。⑥补充水分：患者意识清醒才可经口饮水，意识不清者予以静脉点滴。

3. 痉挛型中暑急救与处理

①立即给予适量的盐水；②不能饮用水的患者或意识不清的患者，可进行生理盐水滴注，亦可用消毒棉签润湿后将食盐水沿口唇滴入；③其他与高热型中暑相同。

七、溺水

（一）识别

当人溺水时，大量的水、泥沙、杂物经过口、鼻灌入落水者的肺部，会引起呼吸道阻塞、缺氧和昏迷直至死亡。这一过程发展十分迅速，往往只需 4~6 分钟就会导致死亡，所以对溺水者的抢救，必须争分夺秒。

（二）急救与处理

（1）将溺水者救出水面后，判断意识。没有意识应立即清除口腔内、鼻腔内的淤泥和杂物，取下活动的假牙，以免坠入气管。保持呼吸道通畅。解开衣领带、腰带等，使呼吸运动不受外力束缚。同时找其他人拨打"120"急救电话。

（2）溺水者呼吸、心跳已停止，在保持呼吸道畅通的情况下，立刻进行心肺复苏术。溺水者有心跳呼吸，但有明显呼吸道阻塞，先控水处理，控水时间不要过长，在不影响心肺复苏的条件下进行（在淡水中救出没有意识可直接心肺复苏）。

（3）控水：抢救者右腿膝部跪在地上，左腿膝部屈曲，将溺水者腹部横放在救护者左膝上，使溺水者头部下垂，抢救者右手按压溺水者背部，让溺水者充分吐出口腔内、呼吸道内以及胃内的水（不必过于执着控水，时间为 1~2 分钟，重点不是控水，而是心肺复苏）。

如果心肺复苏成功，患者还未苏醒，可以拿衣物等保暖物包裹溺水者，并按压其合谷或人中等穴位。

八、地震逃生

（一）识别

地震是一种十分可怕的自然灾难，要防御这种灾难，需要我们每个人平时细心关注周围的事物，从一些细微的现象中，正确识别地震，避免地震危害。

（二）急救与处理

地震时是跑还是躲，我国多数专家认为：震时就近躲避，震后迅速撤离到安全地方，是应急避震较好的办法。避震应选择室内结实、能掩护身体的物体下（旁）、易于形成三角空间的地方，空间小、有支撑的地方，室外开阔、安全的地方。身体应采取的姿势：伏而待定，蹲下或坐下，尽量蜷曲身体，降低身体重心。

（1）抓住桌腿等牢固的物体。保护头颈、眼睛，掩住口鼻。

（2）震后余震还会不断发生，所处环境还可能进一步恶化，要尽量改善自己所处的环境，稳定下来，设法脱险。避开人流，不要乱挤乱拥，不要随便点火，因为空气中有易燃易爆气体。

（3）设法避开身体上方不结实的倒塌物、悬挂物或其他危险物。

（4）搬开身边可移动的碎砖瓦等杂物，扩大活动空间。注意，搬不动时千万不要勉强，防止周围杂物进一步倒塌。

（5）设法用砖石、木棍等支撑残垣断壁，以防余震时再被埋压。

（6）不要随便动用室内设施，包括电源、水源等，也不要使用明火。

【思考题】

1. 异物卡喉时，应该如何急救？

2. 发生烧烫伤时，应该如何处理？

3. 中暑的急救方法是什么？

【参考文献】

[1] 红十字国际委员会. 应急救护手册 [Z]. 2014.

[2] 张波，桂莉. 急危重症护理学 [M]. 北京：人民卫生出版社，2017.

第十二章
常用院外救护技术

学习目标

❀ 识记：

常用院外救护技术的概念与实施方法。

❀ 理解：

常用院外救护技术的注意事项。

❀ 运用：

能够根据具体情况，实施正确的院外救护技术。

第一节　心肺复苏

一、概述

心肺复苏（cardiopulmonary resuscitation，CPR）是对由于外伤、疾病、中毒、意外低温、淹溺和电击等各种原因，导致呼吸、心搏骤停，必须紧急采取重建和促进心脏、呼吸有效功能恢复的一系列措施。在事发的现场，及时实施有效的心肺复苏，为急救赢得时间，为患者的进一步治疗奠定基础。本节主要讲述成人徒手心肺复苏。

二、目的

针对心搏、呼吸停止所采取抢救措施，应用胸外按压或其他方法形成暂时的人工循环并恢复心脏自主搏动和血液循环，用人工呼吸代替自主呼吸并恢复自主呼吸，达到恢复苏醒和挽救生命的目的。

三、实施方法

（一）判断

1．周围环境

观察患者所处环境有无危险，如高压电线、水源、车流、地面情况等，为实施抢救提供安全的环境；同时，疏散围观群众，保证良好通气。

2．意识

位于患者右侧，双膝跪地，双膝与肩同宽，尽量靠近患者身体，轻拍双肩，呼唤，凑近耳旁约5厘米，对着双耳大声呼唤"你怎么啦?"，同时拍打患者的双肩，如无反应，即可确认意识丧失。

3．呼吸脉搏

使患者去枕平卧在地面或者硬板床上，上肢位于身体两侧，头、颈与躯干保持在同一轴面上，解开衣领及裤带，暴露胸壁，观察胸腹部5~10秒钟有无起伏，同时右手触摸颈动脉有无搏动。

（二）呼救及获取体外自动除颤仪（AED）

1．呼救

高声呼叫"快来人呀，准备抢救"，并指定旁人拨打"120"急救电话。记录抢救开始的时间，为后续救治工作提供必要信息。

2．获取体外自动除颤仪

在条件允许下（机场、大型商场），指导旁人取AED，并按配备说明使用，提高抢救成功率。

（三）胸外心脏按压

1. 按压部位

胸部正中，胸骨的下半部，快速定位双乳头连线的中点。

2. 按压手势

快速定位后，马上将右手搭在左手的手背上，双手重叠并十指交叉、相互紧扣。只能用左/右手的掌根部与患者的胸骨接触，其余5个指头全部翘抬起来，不可将按压力量作用于患者的两侧肋骨上。

3. 按压姿势

操作者双膝跪地，以髋关节为支点，用上半身的重量垂直往下压（杠杆原理），而不是靠两个手臂的力量发力，双臂绷直，肩、肘、腕关节成一条直线，与患者的胸壁成直角。

4. 按压深度

使患者的胸骨下陷5~6厘米，每次按压后手臂的力量都要松开，保证压力释放、充分放松，让胸骨完全回弹。掌根不能离开胸壁。

5. 按压频率

100~120次/分，按压与放松的时间保持相等。

（四）人工呼吸

（1）清除口腔、气道内分泌物或异物，有义齿者取下。

（2）开放气道。采用仰头抬颏/颌法，手指不要压向颏下软组织深处，避免阻塞气道。

（3）口对口人工呼吸。在患者的口鼻盖一单层纱块，保持患者气道成开放状态，按于前额的一手拇指和食指捏住患者鼻孔，操作者张口并贴紧患者口周吹气，不能漏气，使胸廓适当扩张，吹气毕，松开患者鼻孔，进行第二次吹气，按压与通气的比例为30：2。

（五）胸外心脏按压与人工呼吸的配合

实施30次胸外心脏按压后，给予2次人工呼吸，此为一个周期。实施五个周期后，检查被救者是否复苏成功，如成功则停止，否则继续按此周期比例实施心肺复苏。

（六）复苏成功指标

若复苏成功，患者会出现：①咳嗽或呻吟；②面色、嘴唇、甲床由发绀转为红润；③四肢动作；④瞳孔由扩大转为缩小；⑤自主呼吸；⑥脉搏可触及。

四、注意事项

（1）患者仰卧，争分夺秒就地抢救。

检查脉搏不应超过10秒钟。在发现无呼吸或不正常呼吸（叹息样呼吸）的心跳骤停成人患者，应立即呼叫"120"，马上行心肺复苏，减少耗费时间的动作。

（2）按压部位要准确，用力合适，以防止胸骨、肋骨压折。

保证每次按压后胸廓回弹，保证姿势正确。为避免心脏按压时呕吐物逆流至气道，患者头部应适当放低并略偏向一侧。

（3）清除口咽分泌物、异物，保证气道通畅。

注意呼吸复苏失败最常见的原因是呼吸道阻塞和口对口接触不严密。预防胃胀气，进入胃的气体量过大则会引起胃胀气。胃胀气严重时，一方面使膈肌抬高影响肺通气量，另一方面，胃胀气可导致呕吐、反流和误吸造成严重后果。防止胃胀气的发生，吹气时间要长，每次超过1秒钟，气流速度要慢，应有明显的胸廓隆起。

◎ 第二节　止血技术

正常成年人全身的血液量占体重的7%～8%。如因损伤而引起的大出血，不及时采取有效的止血措施，将会短时间内导致伤员休克甚至危及伤员的生命，因此止血术是外伤急救技术之首选。本节介绍指压止血法和止血带止血法。

一、指压止血法

1. 目的

手指、手掌或拳头压迫伤口近心端动脉，以阻断动脉血运，达到临时止血的目的。

2．实施方法

（1）头顶及颞部出血：使用拇指或食指在耳前正对下颌关节处，用力压迫（颞动脉）。

（2）肋部及颜面部出血：用拇指或食指在下颌角前约半寸外，将动脉（颌外动脉）血管压于下颌骨上。

（3）头、颈部大出血：是在气管外侧，胸锁乳深肌前缘，将伤侧颈动脉向后压于第五颈椎上，但禁止双侧同时压迫。此法为其他方法无效时才能使用。

（4）腋窝、肩部及上肢出血：用拇指在锁骨上凹摸到动脉跳动处（锁骨下动脉），其余四指放在病人颈后，以拇指向下内方压向第一肋骨。

（5）前臂及上臂下部的出血：在出血上臂的前面或后面，用拇指或四指压迫上臂内侧动脉血管（肱动脉）。

（6）手掌出血：使用双手拇指分别用力按压出血侧手掌根部的桡动脉和尺动脉。

（7）大腿出血：使用拳头或者两手拇指重叠按压大腿根部中点的肱动脉。

（8）小腿出血：使用拇指重叠按压腘窝处的腘动脉。

（9）足部出血：使用拇指按压足背最高点附近的足背动脉。

3．注意事项

（1）指压止血是暂时的止血方法，需要综合使用其他止血方法。

（2）不能同时按压两侧颈总动脉，否则将会出现生命危险。

（3）伤口需要进行加压包扎处理。

二、止血带止血法

1．目的

止血带止血法是指使用橡皮带或其他特制止血带，在出血处近心端处进行压迫，以达到止血的目的。在紧急抢救情况下，布条、鞋带等均可充当止血带。

2．实施方法

（1）抬高患肢，使出血的速度减缓。

（2）压迫出血处，使用干净的布类用力压迫出血伤口，减少出血。

（3）在出血处近心端扎止血带，选择合适的物品充当止血带，在出血处上方，放置一块布类保护肢体，绑上止血带止血，以伤口处不出血为宜（如使用鞋带，则可系个活结，在活结下方放一支笔或细木棍。旋转笔使鞋带缩紧以达到止血的目的，随后将笔插入活结中，收紧活结，将笔与肢体方向平行固定好）。

（4）将患肢固定并维持上举或抬高的位置。

3．注意事项

（1）部位准确：止血带应扎在伤口的近心端，并尽量靠近伤口。

（2）压力适当：以不出血为宜。

（3）保护皮肤：止血带不能直接扎在皮肤上，应先用衬垫再扎止血带，以防勒伤皮肤。切忌用绳索或铁丝直接扎在皮肤上。

（4）控制时间：上止血带的总时长不能超过5小时。

（5）定时放松：每30～60分钟放松一次，放松时可用指压法临时止血，每次松开2～3分钟，再次结扎时要在稍高处，不可在同一平面上反复扎。

（6）标记明显：要在伤员的胸前或额部做明显标记，并注明止血带的时间，以便后续处理。

◎ 第三节　包扎技术

一、概述

日常生活中，当身体出现伤口时，常常需要使用包扎技术保护伤口。毛巾、布类均可用作包扎材料，本节介绍医用绷带。绷带包扎的基本原则是由伤员肢体的远心端向近心端包扎，用力均匀。根据受伤部位选择合适的方法，其中常用的绷带包扎基本方法有环形包扎法、蛇形包扎法、螺旋形包扎法、螺旋反折包扎法、"8"字形包扎法、回返式包扎法等。

二、目的

外伤救护工作中，通过采取合理有效的包扎方法，可以保护伤口，减少感染，固定敷料夹板，扶托受伤的肢体，减轻伤员痛苦，防止发生刺伤血管、神经等严重并发症，加压包扎还有压迫止血的作用。

三、实施方法

1. 环形包扎

适用于包扎的开始和结束。开始包扎时，先将绷带一角稍拉出成三角形，然后旋转绷带一圈，将此三角反折，用另一圈绷带覆盖。环形包扎的实施可形容为原地踏步式缠绕绷带。

2. 蛇形包扎法

适用于固定夹板，运走绷带如蛇行走，绷带不需要覆盖前一圈。

3. 螺旋形包扎法

适用于直径大小基本相同的部位，如上臂、手指、躯干、大腿等。运走绷带需要覆盖前一圈的2/3，做到没有皮肤露出来。

4. 螺旋反折包扎法

适用于直径大小不等的部位，如前臂和小腿等。运走绷带除了需要覆盖前一圈的2/3外，每一圈还需要在同一处反折绷带以达到收紧绷带的目的。注意反折绷带需要避开骨隆突处。

5. "8"字形包扎法

适用于关节处，如肘部、肩部、髋部、膝部、足跟等，以维持功能位。以关节处为中心，上下有序进行"8"字形围绕。

6. 回返式包扎法

适用于头部、肢体末端。从中间开始来回两侧反折包裹，直至全部覆盖末端，再使用环形包扎固定反折端。

四、注意事项

（1）包扎伤口前，必要时先简单清创，严格遵守无菌操作原则；不能轻易取出伤口内异物，不能回纳脱出的内脏。

（2）包扎方向应遵循从远心端向近心端的原则。

（3）包扎四肢时，应将指（趾）端外露，以便观察局部血液循环。

（4）注意绷带需全部覆盖住敷料。

（5）包扎要牢固，松紧适宜，过紧会影响血液循环。

（6）不可在伤口上或骨隆突处反折及打结。

（7）解除绷带时，先解开胶布或固定结，然后两手互相传递松解。紧急时或绷带已经被伤口分泌物粘住，可用剪刀剪开。

第四节　骨折固定技术

一、概述

骨折导致患肢疼痛、肿胀、青紫、功能障碍、畸形、反常活动及骨擦音。

骨折固定最理想的材料是夹板，类型有木质、金属、充气性塑料夹板或树脂做成的可塑性夹板。但在紧急的情况下应注意因地制宜，就地取材，可采用竹板、树枝、木棒、纸皮甚至是患者的躯体及健侧肢体等作为临时固定。本节介绍闭合性四肢骨折的固定方法。

二、目的

骨折伤员在急救时进行及时、正确的固定，可有效制动，减轻伤员疼痛，避免再损伤血管、神经、骨骼及软组织，预防休克，方便转运伤员。

三、实施方法

(一) 评估

1. 受伤情况

伤员所处环境、存在何种致伤因素。

2. 患肢情况

是否存在疼痛、肿胀、活动障碍等，以及有无出血、皮肤裂开、骨折端突出皮肤等情况。

(二) 材料

1. 夹板

用作夹板的材料应满足：①长度超过骨折端的两个关节；②宽度超过伤肢1圈的2/3为宜；③接触皮肤侧平整（有棉布包裹最佳）；④坚固。

2. 其他

没有弹性的绑带（长度以能绕伤肢两圈并预留打结长度为宜）、棉布类等若干。

(三) 夹板固定

一人将夹板放置于患肢两侧，长夹板在外侧，短板在内侧；另一人使用绑带将夹板固定。扎带原则上应先绑中间，然后绑扎远心端，最后绑扎近心端。打结在夹板外侧，避免压迫皮肤。绑扎要松紧适宜，以能用绷带上下移动1厘米为宜，避免影响血液循环。

(四) 患肢固定

患处若是上肢，可使用绑带或三角巾固定在胸前；若是下肢则可与健侧下肢固定在一起。

四、注意事项

(1) 若有伤口和出血，应先止血、包扎，然后再固定骨折部位；如有休克，应先进行抗休克处理。

（2）临时骨折固定，是为了限制伤肢的活动。在处理开放性骨折时，刺出的骨折断端在未经清创时不可直接回纳于伤口内，以免造成感染。

（3）夹板固定时，其长度与宽度要和骨折的肢体相适应，长度必须超过骨折上下两个关节；固定时除骨折部位上下两端外，还要固定上下两个关节。

（4）夹板不可直接与皮肤接触，应以棉垫或其他软织物作为衬垫隔开，尤其在夹板两端、骨突处及悬空部位应加厚衬垫，防止局部组织受压或固定不稳。

（5）固定应松紧适宜，牢固可靠，以免影响血液循环。肢体骨折固定时，一定要将指（趾）骨端露出，以便随时观察末梢血液循环情况，如发现指（趾）端苍白、发冷、麻木、疼痛、浮肿或青紫时，说明血液循环不良，应立即松开检查并重新固定。

（6）检查衬垫放置处是否有压痛，避免压疮发生。

（7）固定后应避免不必要的搬动，不可强制伤员进行各种活动；搬动后注意检查夹板是否有移位。

【思考题】

1. 遇到什么情况需要实施心肺复苏？

2. 指压止血法常用的按压部位能否在自己身上找出来？请体验一下教材中提及的指压止血法。

3. 生活中，有什么物品可以代替止血带实施四肢动脉止血？

4. 伤口包扎时，有什么注意事项？

5. 怀疑骨折时，应该如何处理？

【参考文献】

[1] 张波, 桂莉. 急危重症护理学 [M]. 北京：人民卫生出版社, 2017.

[2] 李小寒, 尚少梅. 基础护理学 [M]. 北京：人民卫生出版社, 2014.

[3] 彭刚艺, 刘雪琴. 临床护理技术规范 [M]. 广州：广东科技出版社, 2013.

[4] 郭淑明, 贾爱芹. 临床护理操作培训手册 [M]. 北京：人民军医出版社, 2013.